互联网中医院医护人员培训系列教材

U0656566

中医养生学保健基础

总主编　何清湖

主　审　何清湖　刘明汉　张良圣

主　编　孙贵香　谷井文

全国百佳图书出版单位
中国中医药出版社
·北　京·

图书在版编目（CIP）数据

中医养生学保健基础 / 孙贵香，谷井文主编 .—北京：中国中医药出版社，2021.6（2021.9 重印）
互联网中医院医护人员培训系列教材
ISBN 978 – 7 – 5132 – 7016 – 8

Ⅰ . ①中…　Ⅱ .①孙…②谷…　Ⅲ .①养生（中医）—技术培训—教材
②中医学—保健—技术培训—教材　Ⅳ .① R212

中国版本图书馆 CIP 数据核字（2021）第 101090 号

中国中医药出版社出版

北京经济技术开发区科创十三街 31 号院二区 8 号楼
邮政编码　100176
传真　010-64405721
三河市同力彩印有限公司印刷
各地新华书店经销

开本 787×1092　1/16　印张 23.5　字数 467 千字
2021 年 6 月第 1 版　2021 年 9 月第 2 次印刷
书号　ISBN 978 – 7 – 5132 – 7016 – 8

定价　80.00 元
网址　www.cptcm.com

服 务 热 线　010-64405720
购 书 热 线　010-89535836
维 权 打 假　010-64405753

微信服务号　zgzyycbs
微商城网址　https://kdt.im/LIdUGr
官 方 微 博　http://e.weibo.com/cptcm
天猫旗舰店网址　https://zgzyycbs.tmall.com

如有印装质量问题请与本社出版部联系（010-64405510）

中医药是我国优秀传统文化的瑰宝，是具有中华民族原创特色的医疗资源，但我国优质医疗资源不足，分布不均，一定程度上造成了"人民日益增长的美好生活需要和不平衡不充分的发展之间的矛盾"，而中医医疗资源更加有限。近年来，国家出台了一系列相关政策和法律法规，使中医药事业的发展迈向了新的台阶。特别是《中华人民共和国中医药法》的颁布，正式确立了中医药的法律地位，为中医药事业的快速发展奠定了坚实的基础。2020 年初爆发的新型冠状病毒肺炎疫情，也让大家体会到了中医药的作用。

在中医药资源有限的背景下，2017 年，《国家中医药管理局关于推进中医药健康服务与互联网融合发展的指导意见》中明确提出，要深化中医医疗与互联网结合，优化中医医疗服务流程，创新中医医疗服务模式，推进中医远程医疗服务；2018 年，国务院办公厅印发《关于促进"互联网＋医疗健康"发展的意见》中进一步明确提出，要健全"互联网＋医疗健康"服务体系。如今，利用成熟的互联网平台，构建完善的"互联网＋中医药"的服务内容、流程、模式、管理、监控体系，以及与之配套的人才培训、科普宣传等一系列领域都亟待探索。本套互联网中医院医护人员培训系列教材在湖南中医药大学、湖南中医药大学第一附属医院、谷医堂互联网医院等专家团队的共同努力下，结合互联网中医教育实践中的经验和遇到的问题编纂而成。本套教材旨在系统构建互联网中医院医护人员在全新的医疗服务环境中具备的专业知识和综合能力体系，突出中医药特色与优势，兼顾西医学相关内容，适应互联网中医药服务的新要求。本套教材的编写注重中医药的基本理论、基本知识、基本技能，具有科学性、实用性、前瞻性、系统性与启发性，兼具科普性。读者对象主要为互联网中医院的医护人员、医学助理，从事互联网医疗的相关管理人员，大专院校学生及其相关人员，对中医药医疗保健感兴趣的人员。

互联网中医院医护人员培训系列教材第一批教材包括 5 门课程，具体如下。

一是《医学助理培训指南》。该教材主要内容包括医务人员职业道德及礼仪规范、中医健康管理服务规范细则、心肺复苏基础知识、不孕不育基础知识、肥胖症基础知识、肝胆疾病基础知识，以及互联网医院相关的法律法规等内容。

二是《中医健康管理师培训指南》。该教材主要内容包括中医健康管理的相关理论与概念、中医健康管理服务的基本内容、中医健康管理服务范式、慢性病与重点人群的中医健康管理等内容。

三是《中医养生学保健基础》。该教材主要内容包括中医养生的相关概念，不同证型、体质、亚健康状态的中医养生方法，以及常见药食同源中药、养生保健常用中药、养生保健常用膏方、常见疾病及其调治等内容。

四是《二十四节气养生》。该教材以二十四节气的特点为基点，以中医基础理论为依托，内容涵盖饮食、起居、经络穴位、运动养生、情志等方面，详细介绍了药膳、艾灸、足浴、敷贴等养生方法。

五是《体重管理培训指南》。该教材以中医基础理论及临床营养学理论为指导，对体重异常人群的发生原因、机制，以及调理原则、方法进行系统论述，科学指导体重异常人群进行增重或减肥实践。

在互联网中医院医护人员培训系列教材的编撰过程中，得到中医药领域诸多专家的大力支持，以及湖南中医药大学、湖南中医药大学第一附属医院、谷医堂互联网医院等单位的热情参与。由于"互联网＋中医"领域是一个尚待探索和完善的全新领域，加上编者的水平与知识所限，时间匆促，不足之处真诚希望各位专家、读者多提宝贵意见，以便我们在后续修订时不断进步；对尚未涵盖的内容，后续会不断增补，以期为"互联网＋中医"的实践提供有价值的参考依据。

何清湖

2020 年 11 月

编写说明

　　随着科学技术的进步和人们生活水平的提高，人们对医学的要求不只是局限于征服疾病，还希望能在养生保健方面得到全方位地照护。《中医养生学保健基础》是致力于研究中医养生保健的概念、特点、原则、辨证施养、辨体施养、亚健康干预等，并对各种养生保健方法进行详细阐释的实用性教材。同时，本书是互联网中医院医护人员培训系列教材之一，有利于规范中医养生保健服务人员的专业素质和能力，对提升养生保健专业队伍的水平起到一定的作用。

　　本书主要介绍中医养生保健的历史源流、基本原则、方法及特点，以及中医辨证方法、常见中医证型及调治方法、体质学说与体质养生、亚健康与中医干预方法、常见的药食同源中药、养生保健常用中药、养生保健常用膏方、常见疾病及其调治等内容。

　　本书在编写过程中，得到了中医药领域诸多专家和湖南中医药大学、湖南中医药大学第一附属医院、谷医堂互联网医院等单位的大力支持，在此一并表示衷心感谢！敬请广大师生在本书的使用过程中提出宝贵意见，以便再版时进一步提高。

《中医养生学保健基础》编委会

2021 年 6 月

第一章　中医养生学保健概论

第二章 中医辨证与调治

第三章　体质学说与体质养生

第四章　亚健康与中医干预方法

第五章　常用中药

第六章 养生保健常用膏方

第七章 常见疾病及其调治

第一章　中医养生学保健概论

中医养生学保健的形成和发展经历了漫长的岁月，在历代养生家、医家和广大劳动人民长期的防病保健实践下，养生与保健的内容得到了不断的丰富和发展。随着时间的推移，一套较为完整、系统的中医养生学保健理论体系逐步形成，对中华民族，乃至全世界的健康养生都产生了一定的影响。

第一节　中医养生学保健的历史源流

中医养生与保健学说起源很早，据《史记》记载，早在尧舜时期人们就知道用舞蹈预防关节疾病；《老子》《庄子》《吕氏春秋》等著作中，亦有不少关于养生与保健理论和方法的论述，但较为系统的养生与保健理论，当始于《黄帝内经》。《黄帝内经》总结了先秦时期医药学丰富的实践经验，集先秦诸子理论及医药学实践之大成，为中医养生学的形成奠定了理论基础，其主要内容如下。

一、关于生命起源的认识

《黄帝内经》认为生命与自然界息息相关，《素问·宝命全形论》指出"夫人生于地，悬命于天，天地合气，命之曰人"，认为人虽然出生于"地"，但是人的生命来源于"天"，人是经由"天地合气"所生成的，也就是说，人是"天"与"地"共同作用下的产物。因此，《黄帝内经》认为自然界的阴阳精气是生命之源。

二、天人相应，顺应自然

《黄帝内经》把人与自然界看成一个整体，自然界的种种变化，都会影响人体的生命活动。因而，强调在人的日常生命活动中，要顺应自然的变化，避免外邪侵袭而致病。如《灵枢·本神》指出"顺四时而适寒暑"，告诫人们要以平和的心态和平衡的身体状况去顺应四季气候的变化。《素问·四气调神大论》则提出了"春夏养阳，秋冬养阴"的四时顺养原则。春夏阳令也，春时阳生，夏时阳盛，春时阳始生，风寒之邪尚为患，故春时应注意御寒保暖，以养人体之阳；夏时阳极盛，大热伤人体之阳，纳凉饮冷亦伤阳，故夏时既要善处阴凉以避大热，又要避免过食冷饮以防伤阳。秋冬阴令也，秋时阴收，冬时阴藏，秋冬之时燥邪为患，易伤阴，故秋冬之时应尽量避免燥邪以防伤阴；秋时渐寒，冬时寒盛，要避免过食辛辣和过量饮酒，以防辛辣滋腻湿热之品伤阴。此外，《素问·上古天真论》明确指出"虚邪贼风，避之有时"，对于人体有害的虚邪、贼风，如四时不正常的气候和外界致病因素应及时避开，防止其对人体造成伤害。由此，《黄帝内经》开辟了中医防病养生的先河。

三、关于生命规律的阐述

《黄帝内经》对人体的生、长、壮、老发展规律的观察，不仅注意到不同年龄阶段的变化，还注意到男女性别上的生理差异。《灵枢·天年》云"人生十岁，五脏始定，血气已通，其气在下，故好走……"揭示了人体以十岁为一阶段的递变规律；《素问·上古天真论》曰"丈夫八岁，肾气实，发长齿更……女子七岁，肾气盛，齿更发长……"指出男子每八岁为一个生理阶段，女子每七岁为一个生理阶段，揭示了男子以八计数、女子以七计数的生理阶段递变规律，并对人体不同阶段的生理变化特点进行了详细地阐述。

四、关于衰老的认识

《黄帝内经》对衰老的发展过程及衰老的表现进行了详细的论述，并指出情志、起居、饮食、纵欲、过劳等方面的失制是导致早衰的重要原因，提出养生的根本在于"法于阴阳，和于术数"。《素问·上古天真论》云："食饮有节，起居有常，不妄作劳，故能形与神俱，而尽终其天年，度百岁乃去。"故而人体的日常行事作息与天地的正常运行一致，就能使身体与精神协调一致，而尽终其天年，从而初步建立了抗老防衰及老年病防治的理论基础。

五、提出养生原则和方法

《黄帝内经》还明确提出了许多重要的养生原则和行之有效的养生方法。其中，养生原则包括调和阴阳、濡养脏腑、疏通气血、形神兼养、顺应自然等，养生方法如调情志、慎起居、适寒温、和五味、节房事、导引、按跷、针灸等，至今仍值得后世学习和效仿。而且，《黄帝内经》还特别强调"治未病"这一预防为主的原则，书中将养生和预防疾病有机地结合在一起，这对指导后世日常的养生保健具有重要的意义。

第二节 中医养生学保健的基本原则

《灵枢·本神》云："故智者之养生也，必顺四时而适寒暑，和喜怒而安居处，节阴阳而调刚柔。如是则僻邪不至，长生久视。"这里的智者就是指懂得并实行养生之道的人；视，活也；久视，即长寿。因此，正确的养生方法，必定是顺应四季的时令，以适应气候的寒暑变化；不过于喜怒，并能良好地适应周围的环境；节制阴阳的偏胜偏衰，调和刚柔，使之相济。像这样，就能使病邪无从侵袭，从而延长生命，不易衰老。通过对前人关于中医养生保健经验的总结和归纳，形成了一些用以指导养生实践的基本原则。

一、协调脏腑

五脏间的协调，是通过相互依赖，相互制约，生克制化的关系来实现的。五脏之间有生有制，则可维持动态平衡，保证各项生理活动的顺利进行。从养生保健角度而言，协调脏腑是通过一系列养生保健手段和措施来实现的。协调的含义大致有二：一是强化脏腑的协同作用，增强机体新陈代谢的活力；二是纠偏，当脏腑间偶有失和，及时予以调整，以纠正其偏差。这两方面的内容，作为养生的指导原则之一，始终贯彻在各种养生方法之中，如四时养生中强调春养肝、夏养心、长夏养脾、秋养肺、冬养肾；精神养生中强调情志舒畅，避免五志过极伤害五脏；饮食养生中强调五谷为养、五味调和、不可过偏等，都是遵循协调脏腑这一指导原则而具体实施的。

二、畅通经络

经络是气血运行的通道，只有经络通畅，气血才能营运于全身，使脏腑相通，阴阳交贯，内外相通，从而养脏腑、生气血、布津液、传糟粕、御精神，以确保生命活动顺利进行，新陈代谢旺盛。经络以通为用，经络的通畅与机体的生命活动息息相关，一旦经络阻滞，则影响脏腑协调，阻碍气血运行。因此，《素问·调经论》云："五脏之道，皆出于经隧，以行血气，血气不和，百病乃变化而生。"

三、清静养神

《素问·上古天真论》有言"精神内守，病安从来"，清静养神是以养神为目的，以清静为大法，只有清静，神气方可内守。静则百虑不思，神不过用，身心的安静有助于神气的内守。清静养神原则的运用归纳起来，大体有三：一是以清静为本，无忧无虑，静神而不用，即所谓"恬淡虚无之态"，其气即可绵绵而生；二是少思少虑，用神而有度，不过分耗伤心神，使神不过用，即《类修要诀》所谓"以养其神"；三是常乐观，和喜怒，无邪念妄想，用神而不躁动，专一而不杂，可安神定气，即《黄帝内经》所谓"恬愉为务"。

四、节欲葆精

葆，通保，为保持、保养之意。精在生命活动中起着十分重要的作用，要想身体健康而无病，保持旺盛的生命力，养精是十分重要的内容。《类经》云"善养生者，必宝其精，精盈则气盛，气盛则神全，神全则身健，身健则病少，神气坚强，老而益壮，皆本乎精也"，葆精的意义于此可见。葆精的另一方面含义，在于保养肾精，即狭义的"精"。男女生殖之精，是人体先天生命之源泉，不宜过分泄漏，如果纵情泄欲，会使精液枯竭，真气耗散，而致未老先衰。《千金要方·养性》曰"精竭则身惫，故欲不节则精耗，精耗则气衰，气衰则病至，病至则身危"，告诫人们保养肾精是关系到机体健康和生命安危的大事。

五、调息养气

养气主要从两方面入手，一是保养元气，一是调畅气机。元气充足，则生命有活力；气机通畅，则机体健康。保养元气，首先是顺四时、慎起居，人体顺应四时变化，则阳气得到保护，不致耗伤，即《素问·生气通天论》所云："苍天之气清静，则志意治，顺之则阳气固，虽有贼邪，弗能害也。"此外，保养正气，多以培补后天、固护先天为基础，通过饮食营养以培补后天脾胃，使水谷精微充盛，以供养气；节欲固精，避免劳伤，则是固护先天元气的方法。调畅气机，多以调息为主，《类经·摄生类》曰："善养生者导息，此言养气当从呼吸也。"呼吸吐纳，可调理气息，畅通气机；宗气宣发，营卫周流，可促使气血流通，经脉通畅。通过不同的方法，活动筋骨，激发经气，畅通经络，以促进气血周流，达到增强真气运行的作用，促进新陈代谢。

六、综合调养

人是统一的有机整体，无论哪一个环节出现障碍，都会影响整体生命活动的正常运行。所以，养生必须从全局着眼，注意到生命活动的各个环节，全面考虑，综合调养。综合调养的内容，包括人与自然的关系，以及脏腑、经络、精神情志、气血等方面。具体来说，大致有顺四时、慎起居、调饮食、戒色欲、调情志、动形体，以及针灸、推拿按摩、药物养生等诸方面内容。从各个方面，对机体进行全面调理保养，使机体内外协调，适应自然变化，增强抗病能力，避免出现失调、偏颇，达到人与自然、体内脏腑气血阴阳的平衡统一。在具体运用时，要注意以下几点。

（一）养宜适度

养生能从一定程度上增进健康，有助于益寿延年。但在实际调养过程中，也要适度。所谓适度，就是要恰到好处。简言之，就是养不可太过，也不可不及。应该按照生命活动的规律，做到合其常度，才能真正达到"尽终其天年"的目的。

（二）养勿过偏

综合调养亦应注意不要过偏。食补、药补、静养都是养生的有效措施，但用之过偏而忽略了其他方面，会影响健康。食补太过则营养过剩，药补太过则会发生阴阳偏盛；过分静养，只逸不劳则动静失调，使机体新陈代谢失调。综合调养主张动静结合、劳逸结合、补泻结合、形神共养，要从全身着眼，综合调养，不可失之过偏。

（三）审因施养

综合调养在强调全面、协调、适度的同时，也强调有针对性。所谓审因施养，就是指要根据实际情况，具体问题具体分析，不可一概而论。一般来说，可因人、因时、因地不同而分别施养，不能千人一面，统而论之。

七、持之以恒

恒，就是持久、经常之意。养生保健不仅方法要合适，而且要坚持不懈，才能不断改善体质，只有持之以恒地调摄，才能最终达到目的。

（一）养生贯穿一生

在人的一生中，各种因素都会影响到健康，养生必须贯穿人生的始终。

（二）练功贵在精专

中医养生保健的方法很多，要根据自己各方面的情况，合理选择。选定之后，就要专一精练，切忌见异思迁，朝秦暮楚。古人云：药无贵贱，中病者良；法无优劣，契机者妙。因为每一种功法都有自身的规律，专一精练能强化生命运动的节律，提高生命运动的有序化程度。

（三）养生重在生活化

提倡养生生活化，就是要积极主动地把养生方法融入日常生活的各个方面。人的作、息、坐、卧、衣、食、住、行等，必须符合人体的生理特点、自然和社会的规律，才能给我们的工作、学习和健康带来更多的益处。总之，养生是人类之需，社会之需，日常生活中处处都可以养生，只要把养生保健的思想深深扎根生活之中，掌握正确的健身方法，就可起到防病养身，祛病延年，提高健康水平的目的。

第三节 中医养生学保健的具体方法

一、五脏养生保健法

以五脏为中心的整体观，是中医藏象学说的主要特点。五脏生理功能的正常运行和相互之间的平衡协调是维持机体内外环境相对稳定的重要环节。脏腑功能健全的人，抵抗疾病的能力强，患病后也容易治疗和康复，因此保护体内重要脏器是养生保健的基本出发点。

（一）心的保健法

《黄帝内经》云"心者，君主之官，神明出焉"，又强调"心者，生之本，神之变也，其华在面，其充在血脉，为阳中之太阳，通于夏气"。心为"君主之官"，"五脏六腑之大主也"。心的生理功能主要有主血脉，主神志两个方面。心的健康与否，直接影响到人体的健康与寿命。在"心主血脉"的保健上，要注意科学配膳，《素问·五脏生成》云："心之合脉也……多食咸，则脉凝泣而变色"，《素问·生气通天论》曰"味过于咸，大骨气劳，短肌，心气抑"，指出了饮食过咸会给心脏带来不利影响。心脏饮食保健的基本要求是，营养丰富，清淡多样，切忌暴饮，戒过食刺激性食物。凡刺激性食物和兴奋性药物，都会给心脏带来一定的负担，故应戒烟少酒，不宜饮大量浓茶，辣椒、胡椒等物亦要适量。此外，应当适量减肥，体重过大会加重心脏负担，通过运动锻炼、饮食控制等，控制体重在合理范围内。在"心主神志"的保健上，要注意保持情志平和。情志平和，则气血宣畅，神明健旺，思考敏捷，对外界信息的反应灵敏。不良的心理状态会影响心的功能，对于生活中的重大变故，宜保持冷静的头脑，既不可漫不经心，又不必操之过急，以保证稳定的心理状态。此外，要热爱生活，建立融洽的人际关系，使精神生活得到纠正、补充，以保持稳定的情绪。

（二）肝的保健法

肝为"将军之官"，主疏泄，藏血，能调畅全身气机，是气机升降出入的枢纽，又是贮藏血液，调节血量的重要器官。肝有主升、主动的特点，能够调畅气机，促进脾胃的正常运转和调畅情志。在肝的保健上，要注意饮食平衡，保持五味不偏，宜食易消化的高蛋白和含纤维素多的食物，高纤维食物有助于保持大便通畅，有利于胆汁的分泌和排泄，这是保护肝脏疏泄功能的一项重要措施。还要注意，远离烟酒，多喝水以补充体液，增强血流循环，促进新陈代谢，利于消化吸收和排除废物，减少代谢产物和毒素对肝的损害。人的情志调畅与肝的疏泄功能密切相关，反复持久或过激的情志，都会直接影响肝的疏泄功能。"怒伤肝"，肝喜调达，在志为怒，抑郁、暴怒最易伤肝，导致肝气郁结或肝火旺盛。因此，要提高控制过极情绪和疏导不良情绪的能力，保持心情畅达平和。同时，可开展适合时令的户外活动，既能使人体气血畅通，促进吐故纳新，强身健体，又可怡情养肝，达到护肝保健的目的。

（三）脾胃保健法

脾胃是"仓廪之官"，主运化，可以运化水液，运化水谷，把吃进去的食物、水谷精微等营养物质输送给其他器官。脾胃功能正常，人的消化吸收功能健全，人体就能保持健康；如果脾胃功能减退，则会引起腹泻或大便干燥、食欲不振、倦怠、消瘦等病变。脾胃为后天之本，气血生化之源，在养生和防病方面有着重要意义。脾胃最重要的功能就是受纳、腐熟饮食，运化水谷精微，为整个人体的生命活动提供能源和动力。"口唇者，脾之官也"，脾开窍于口。饮食保健是脾胃保健的重点，要做到饮食有节、饮食卫生、进食保健等。脾胃的保健还要充分注意综合养护，积极参加各种有益的活动，提高身体素质；生活起居要有一定的规律，保证充足而良好的睡眠，生活、工作从容不迫而不过度紧张；适应自然环境的变化，注意腹部保暖；采用针灸保健、气功保健等；此外，处方用药要顾及脾胃，适当配合保护脾胃之品，并尽量避免损伤脾胃的药物。

（四）肺的保健法

肺为"相傅之官"，肺主气，司职呼吸。中医学认为，肺为五脏之华盖，亦称为"娇脏"，是非常娇弱的脏器。肺在呼吸活动中，与外界直接相通，外界的冷暖变化和各种致病微生物、灰尘等有害因素，都时刻影响着肺脏，肺脏的形态结构和功能退化，则更易受到外界有害因素的侵袭。正常情况下，肺气的上升下降使全身的气道通畅，身体内外的气得以交换，对体内水液的运行和排泄起调节作用。如果肺的功能失调，不仅代表肺本身的病变，还会导致痰饮、水肿等。肺的保健，首先应尽量避免吸入空气中的有毒物、有害物质。因此，要积极预防和控制空气污染，改善劳动环境、居住环境，对灰尘多的环境进行"净化"处理，搞好环境卫生，加强预防措施，如防尘器、防尘口罩、通风设备等。《黄帝内经》早就有"大饮则气逆"和"形寒饮冷则伤肺"之明诫。因此饮食保健上，一定要合理调摄，少吃辛辣，宜淡食少盐；饮食切勿过寒过热，尤其是寒凉饮冷。此外，寒冷季节或气温突变时，最易伤肺，应当防寒保暖，随气温变化而随时增减衣服，汗出之时要避风；室内温、湿度要适宜，通风良好，不宜直接吹风；胸宜常护，背宜常暖，暖则肺气不伤。

（五）肾的保健法

肾是"作强之官"，藏精，主命门之火。精是构成人体的基本物质，"精者，生之本也"，精气的盛衰对人的生长发育和生殖功能起着决定性的作用，能够濡养滋润各脏腑组织。肾内寓元阴元阳，主生殖和生长发育，为"先天之本"，肾又主水，主纳气，能够调节水液代谢，故称为水火之脏。肾的保健上，宜选择高蛋白、高维生素、低脂肪、低胆固醇、低盐的食物，因高脂和高胆固醇饮食易导致肾动脉硬化，而高盐饮食影响水液代谢。另外，适当配合一些碱性食物，可以缓和代谢性酸性产物的刺激，有益肾脏保健。体质虚弱者，可根据具体情况，辅以药物保健，如肾阳虚者可选用金匮肾气丸、右归丸等；肾阴虚者可选用六味地黄丸、左归丸等；阴阳两虚者，可选用全鹿丸、二仙汤等。药物保健，应做到阴阳协调，不可偏执。此外，要保持小便通畅，因小便通畅在维持体内水液代谢平衡中起着关键性的作用。

二、一日养生保健法

《黄帝内经》曰："故阳气者，一日而主外，平旦人气生，日中而阳气隆，日西而阳气已虚，气门乃闭。是故暮而收拒，无扰筋骨，无见雾露，反此三时，形乃困薄。"意思是早晨阳气升起的时候，人们应立即起来起床活动，以助阳气的生发；日暮阳气收拒的时候，就应及时休息安睡，以助阳气的蓄积。如果违反阳气运动的规律任意作息，身体就会困顿衰败。一日十二个时辰，每个时辰分属人体的十二个经络，按照中医养生特点分述如下。

一是子时，胆经当令，养生机之时，阳气开始生发，这时候一定要睡觉。二是丑时，肝经当令，肝气主升，将军之官，主谋略，这时候可养肝血。三是寅时，肺经当令，相傅之官，此时的人气血重新分配，必须在深度睡眠中度过。四是卯时，大肠经当令，肺和大肠相表里，这时候应该大便，排除体内垃圾。五是辰时，胃经当令，这时候一定要吃早饭，否则对身体伤害非常大。六是巳时，脾经当令，这时脾将摄入的食物运化成为身体所需精微物质，并交给小肠来吸收。七是午时，心经当令，与子时相对，心肾相交，要午睡，所以子午觉很重要。八是未时，小肠经当令，小肠开始吸收食物精华。九是申时，膀胱经当令，膀胱与肾互为表里，行走坐卧均养生，是学习的最佳时机。十是酉时，肾经当令，肾为志，肾最具创造力，五脏中肾最大，肾为元气所在。十一是戌时，心包经当令，喜乐出焉，娱乐之时，心之愉悦，心为君主之官，心包经代邪受过，这时可放松身心，适当娱乐，通过身体活动保障气的运行。十二是亥时，三焦经当令，上焦心肺、中焦脾胃、下焦肝肾，这个时候该休息了，生命进入一个新的轮回。

三、四季养生保健法

《吕氏春秋·尽数》云："天生阴阳寒暑燥湿，四时之化，万物之变，莫不为利，莫不为害。圣人察阴阳之宜，辨万物之利，以便生，故精神安乎形。而寿长焉。"就是说顺应自然规律并非被动地适应，而是采取积极主动的态度，首先要掌握自然界变化的规律，以防御外邪的侵袭。四季养生就是指顺应自然界春、夏、秋、冬的季节变化，通过调养护理的方法，达到保持健康的目的。万事万物都是阴阳的运动，都是阴与阳的合抱体，它们互相转化，互相制约，阴极则阳，阳极则阴，阴中有阳，阳中有阴，因而四季养生的关键在于顺应阴阳气化，随着自然界的阴阳消长而变化。

（一）春季养生

春天是阳长阴消的开始，所以应该养阳。《素问·四气调神大论》曰："春三月，此谓发陈。天地俱生，万物以荣。夜卧早起，广步于庭，被发缓形，以使志生，生而勿杀，予而勿夺，赏而勿罚，此春气之应，养生之道也。逆之则伤肝，夏为寒变，奉长者少。"春天主生发，万物生发，肝气内应，养生之道在于以养肝为主，原则是生而勿杀，以使志生。"养神志以欣欣向荣，逆之则伤肝，夏为寒变，奉长者少"，意思是伤了肝气，就会降低适应夏天的能力。

在饮食调养方面，春季要考虑阳气初生，宜食辛甘发散之品，不宜食酸收之味，饮食药膳以"升补"为主。《素问·脏气法时论》曰："肝主春，……肝苦急，急食甘以缓之，……肝欲散，急食辛以散之，用辛补之，酸泻之。"在五脏与五味的关系中，酸味入肝，具有收敛之性，不利于阳气的生长和肝气的疏泄，饮食调养要投脏腑所好，明确了这种关系，就知道了春宜省酸增甘以养脾气。依此可知，夏季就宜省苦增辛以养肺气，长夏当省甘增咸以养肾气，秋季则宜省辛增酸以养肝气，冬季则宜省咸增苦以养心气。也就是说，春季宜少食酸味，多食甜味，以补养脾气；夏季宜少食苦味，多食辣味以补养肺气；长夏（长夏是指从立秋到秋分的时段）少食苦味，多食咸味，以补养肾气；秋季少食辣味，多食酸味，以补养肝气；冬季少食咸味，多食苦味，以补养心气。这些理论是根据五行理论推衍而来，对于四季分明的地区可以作为参考，实际应用宜因人、因时、因地而异。

（二）夏季养生

《素问·四气调神大论》云："夏三月，此谓蕃秀。天地气交，万物华实。夜卧早起，无厌于日，使志无怒，使华英成秀，使气得泄，若所爱在外，此夏气之应，养长之道也。逆之则伤心，秋为痎疟，奉收者少，冬至重病。"夏天是阳长阴消的极期，夏天主长，万物茂盛，心气内应，养生应以养心为主，使气得泄；逆之则伤心，秋天就会得痿证，就会降低适应秋天的能力，所谓奉收者少。因为夏天属阳，阳主外，所以汗多，而夏季常常衣单被薄，即使体健之人也要谨防外感，一旦患病不可轻易运用发汗之剂，以免汗多伤心。夏季还应心情开怀，安闲自乐，切忌暴喜伤心。此时，晨可食葱少许，晚可饮红酒以通气血。在膳食调养中，当以低盐低脂多维清淡为主。

（三）秋季养生

秋天是阴长阳消的季节，所以要以养阴为主。秋天主收，万物收敛，肺气内应，养生应以养肺为主。《黄帝内经》云："秋三月，此谓容平。天气以急，地气以明。早卧早起，与鸡俱兴，使志安宁，以缓秋刑，收敛神气，使秋气平，无外其志，使肺气清，此秋气之应，养收之道也。逆之则伤肺，冬为飧泄，奉藏者少。"在这个季节，人们应该早睡早起，起床时间要比春季稍晚一些，大体以与鸡活动的时间一致为宜。秋冻要适度，所谓的秋冻，就是"秋不忙添衣"。初秋时，暑热未尽，凉风时至，衣被要逐渐添加，但不可一下加得过多，捂得太严；晚秋时，穿衣要少一些，有意识地让身体冻一冻，但要适度，以自己能接受为宜，避免因多穿衣服致使身热汗出，因汗液蒸发，阴津耗伤，阳气外泄，宜生肺病。此外，精神情绪要保持安定，收敛思绪，控制心情，遇事不急不躁，平静自然，使肺气保持通利调畅。

（四）冬季养生

冬季大地收藏，万物皆伏，肾气内应而主藏，养生应以养肾为主。《素问·四气调神大论》云："冬三月，此谓闭藏。水冰地坼，无扰乎阳，早卧晚起，必待日光，使志若伏若匿，若有私意，若已有得。去寒就温，无泄皮肤，使气亟夺，此冬气之应，养藏之道也。逆之则伤肾，春为痿厥，奉生者少。"冬季是万物生命潜藏的季节，人们此时要减少活动，不要扰动体内的阳气，要做到"早卧晚起"，早卧就是尽量收藏阳气，晚起是为了避免无谓的消耗。"必待日光"，就是说一定要等到天大亮才起来，老年人不宜过早锻炼。还要使自己的思想情绪平静，好像有所收获而不肯泄露机密那样，保持平静而不露声色。在冬季要做到"神藏"，不要使情志过激，要保持愉快、乐观的心态，不能因严冬之时枯木衰草、万物凋零而郁郁寡欢。有什么话、有什么打算，不要随便告诉别人，藏在心里就可以了；有很多东西，似乎已经得到，不要再去追究，不要去外面寻求，悄然安住有利于身心健康。

四、饮食养生保健法

药补不如食补，食物由脾胃化生精微，营养五脏六腑。若水谷摄入不当，就会损伤脾胃，导致多种疾病。因此，《素问·上古天真论》提出"饮食有节"的养生方法，维护脾胃化源，其内容包括节饮食、忌偏嗜、适寒温三个方面。

（一）节饮食

节，即节制。饮食要有节制，不可过饱，特别要防止暴饮暴食和过量。多饮伤神，厚味昏神，饱食闷神，过饱会引起肠胃疾患，正如《素问·痹论》言："饮食自倍，肠胃乃伤。"肠胃伤则后天水谷化源不足，易生百病，因而定量饮食，既能满足机体的营养需要，又无伐伤脾胃之弊。医家非常重视这种养生方法，如孙思邈的《备急千金要方》曰"不欲极饥而食，食不可过饱""常欲令如饱中饥，饥中饱耳"。节，还有"节律"含义，即饮食要有节律，要养成定时定量进食的习惯，以维护脾胃功能活动的正常，保持后天之本的生机旺盛不衰，对于防病抗衰老有积极意义。

（二）忌偏食

饮食五谷，本以养人，但五味偏嗜能偏助脏气，久则扰乱脏腑间的协调关系，导致脏腑病变，甚至引起早衰，故《素问·生气通天论》云："是故谨和五味，骨正筋柔，气血以流，腠理以密。如是则骨气以精，谨道如法，长有天命。"这就是要求人们要谨慎地调和饮食五味，切忌偏嗜，具体内容可分两个方面。

一是合理调配饮食的气味，保证各种营养物质的比例均衡，从而达到补精益气的目的，介绍各种谷类、果类、肉类、菜蔬的气味，《灵枢·五味》云："五谷，粳米甘，麻酸，大豆咸，麦苦，黄黍辛；五果，枣甘，李酸，栗咸，杏苦，桃辛；五畜，牛甘，犬酸，猪咸，羊苦，鸡辛；五菜，葵甘，韭酸，藿咸，薤苦，葱辛。"根据食物的不同气味，调和搭配服用，才无偏补之虞。对于素体虚弱者，《灵枢·五味》载有五脏病"五宜"的饮食方案，曰："脾病者，宜食粳米饭、牛肉、枣、葵；心病者，宜食麦、羊肉、杏、薤；肾病者，宜食大豆黄卷、猪肉、栗、藿；肝病者，宜食麻、犬肉、李、韭；肺病者，宜食黄黍、鸡肉、桃、葱。"这是借助本味滋补五脏的食疗之法，亦可根据病变性质和治疗需要调节饮食气味，配合治疗，或补救药物攻邪的弊端，如《素问·藏气法时论》云："毒药攻邪，五谷为养，五果为助，五畜为益，五菜为充。气味和而服之，以补精益气。"关于五味养生，自《黄帝内经》，后世有进一步地发展，如《金匮要略》《备急千金要方》等均有专门讨论，《本草求真》《太平圣惠方》载有食疗之品，唐代孟诜撰有《食疗本草》，专门记录可以食用、药用的本草。此后，食疗专著续有问世，在有些养生家和民间长寿老人的经验中，也有各种食疗养生的方法。目前，饮食疗法配合药疗，已成为中医治疗学中的一个重要方面，药食两用植物也逐渐走上了餐桌。

二是控制肥甘厚味的摄入，防止饮酒过度。适当的油蛋鱼肉类肥甘厚味，与谷食同餐，能滋补精血，但过食无度或久食不化，反会变为秽浊，甚至酿为消瘅、痿厥和卒中、偏枯等证。因此，《黄帝内经》反对恣食肥甘厚味，后世据此而主张饮食以清淡为主，特别是老人，年迈脾弱，运化不健，尤当注意。此外，热病和疫病患者，食宜清淡、适量，忌多食或进食肉类等难以消化的食物。在热病或疫病病情发展过程中，若病情稍愈，患者常欲进食，由于脾胃虚弱，易引起食复或热遗，甚至导致病情恶化，故《素问遗篇·刺法论》言"勿饱食""无食一切生物，宜甘宜淡"，《素问·热论》亦言"病热少愈，食肉则复，多食则遗，此其禁也"。酒为熟谷之液，性辛而类湿。微饮可助通气血，促进消化，多饮则致气逆，所以忌多饮也是养生的重要原则。如果"以酒为浆"，嗜酒无度，就会危害健康，故孙思邈曰："饮酒不欲使多，……久饮酒者，腐烂肠胃，渍髓蒸筋，伤神损寿。"

（三）适寒温

饮食要调适寒温，不寒不热才能为脾胃运化水谷提供必要的条件，正如《灵枢·师传》所言："食饮者，热无灼灼，寒无沧沧。寒热适中，故气将持，乃不致邪僻（不正）也。"灼灼，如火烧样热烫；沧沧，寒凉；气将持，指元气得以执持。饮食寒温适中，脾胃健运，则食以养人，元气充盛，寒热痰浊之邪不生，这也是饮食养生中不可忽视的一个方面。当然，饮食的寒温不单是指食物自身的温度，还应包括食物性味的寒热。

第四节　中医养生学保健的特点

中医养生学保健源于实践，是历代劳动人民智慧的结晶，它的出现与中华民族数千年来的传统文化相关，具有独特的东方魅力和民族特色。

一、独特的养生保健理论

中医养生学保健理论，以"天人相应"与"形神合一"的整体观念为出发点，很好地继承了中国古代哲学思想和中医学理论的精华，从整体的角度去认识生命与生命活动，及其与自然、社会之间的关系。该理论以保持生命活动的动静结合、平衡协调为养生保健的基本准则，把精、气、神作为养生保健的核心，讲究个体的生理与心理协调一致，并强调与自然、社会环境的协调，提出养生之道为顺应自然，主张"法于阴阳，和于术数""起居有常"，即根据时间、空间的不同和四时气候的改变来调整生命活动的节奏。

二、和谐适度的养生保健宗旨

中医养生学保健贯穿在日常的生活之中，衣、食、住、行、坐、卧等都讲究养生保健的整体协调，和谐适度是养生保健突出的一个宗旨。体内阴阳平衡，守其中正，保其冲和，则可健康长寿。在情绪上，要中和适度，不卑不亢；在饮食上，要有所节制，饥饱有常；在劳作上，以不倦为界，以防耗气伤津，注意节欲保精、睡眠适度等，都贯穿了这种思想。葛洪提出"养生以不伤为本"，而这种不伤的关键就在于遵循自然及生命过程的变化规律，适度掌握，注意调节。

三、综合辨证的养生保健调摄

中医养生学保健并不拘泥于一朝一夕，健康长寿亦不是一功一法就能实现，只有集多种调养方法之精华于个体的各方各面，持之以恒，审因施养，才能达到精神内守的目的。纵观历史长河，历代中医养生家都主张养生保健要因时、因地、因人制宜，全面配合。因此，中医养生学保健不但反对一个模式、千篇一律，提倡针对不同情况特点区别对待，而且还重视防病保健的全面综合性，不论是衣食住行、生活爱好、精神卫生等，都应该遵从动态整体平衡的思想辨证施养。

四、广泛的养生保健适应范围

中医养生学保健所适应的范围是非常广泛的，对于整体而言，不同性别、不同年龄、不同国家和地区的人们都有其相应的养生方法；对于个人而言，自出生到婴幼儿时期，再到老年时期，不同年龄段、不同时期都存在着特有的养生内容，中医养生学保健可以说贯穿每个人、每群人的一生。因此，中医养生学保健具有广泛性，应当引起我们的重视，要把中医养生学保健行为看作是人体生命活动的一个重要部分。

第二章 中医辨证与调治

第一节 中医辨证的理论依据

"证"是中医学的一个特有概念，是对疾病过程中所处一定阶段的病位、病因、病性、病势等所进行的病理性概括。证是致病因素与机体反应两方面情况的综合，是对疾病当前本质所下的结论。"证"实际包括证名、证候、证型等概念，是将疾病当前阶段的病位、病性等本质，概括成一个诊断名称，即"证名"，如心火亢盛证、肺热炽盛证、寒湿困脾证、肝阳上亢证、肾精亏虚证、心肾不交证、心脾两虚证、脾肾阳虚证、肝胃不和证、肝肾阴虚证、肝火犯肺证等。临床上有时又将证称为"证候"，但严格地说，证候应是指每个证所表现的、具有内在联系的症状及体征，即证的外候。临床较为常见、典型、证名规范的证，可称为"证型"。

辨证是在中医学理论的指导下，根据临床所收集到的四诊资料，通过分析综合，对疾病"证"进行诊断的思维过程。中医学认为，事物之间存在着相互作用和因果联系，人体是一个有机的整体，局部的病变可以产生全身性的病理反应，全身的病理变化又可表现于局部。因此，疾病变化的病理本质虽然藏之于"内"，但必有一定的症状、体征反映于"外"，局部的表现常可反映出整体的状况，整体的病变可以从多方面表现出来。通过审察其表现于外的各种疾病现象，在中医学理论的指导下进行分析、综合、对比、思考，便可求得对疾病本质的认识。《素问·阴阳应象大论》有言："以我知彼，以表知里，以观过与不及之理，见微得过，用之不殆。"就是说在认识事物时，应当采取知己知彼，从外测内，观察事物的太过或不及，通过微小的改变看出反常的所在，从而认识事物的本质。

一、司外揣内

外，指疾病表现于外的症状、体征；内，指脏腑等内在的病理本质。"有诸内者，必形诸外"，故《灵枢·论疾诊尺》言"从外知内"，即通过诊察其表现于外部的现象，便有可能测知内在的变化情况。《灵枢·外揣》云："远者司外揣内，近者司内揣外，是谓阴阳之极，天地之盖。"

《灵枢·本脏》曰："视其外应，以知其内脏，则知所病矣。"说明脏腑与体表是内外相应的，观察外部的表现，可以测知内脏的变化，从而了解内脏所发生的疾病。认识了内在的病理本质，便可解释显现于外的症状。例如，通过面红、口渴、舌赤、脉数等表现，可以诊断为实热证；通过面白、畏冷、尿清、脉迟等，可以推知为里寒证。故《丹溪心法》有言"欲知其内者，当以观乎外；诊于外者，斯以知其内，盖有诸内者形诸外"，这一认识与近代控制论的"黑箱"理论有着惊人的相似之处。

黑箱理论是控制论的一个重要概念，是指内部结构不能或是不便被直接观察，但可以从外部去认识，通过考察对象的输出输入及其动态过程，来研究对象的行为、功能等特性的科学方法。黑箱理论是认识和研究事物的有效方法，尤其对那些内部结构非常复杂的系统。推导联系，是黑箱理论中控制复杂系统的重要方法之一。尽管中医学没有通过精细的解剖学和生化理论来说明每一个器官的功能，可是经过大量的实践观察，发现能够通过黑箱理论这个快捷方式来解决问题，从而越过解剖学、生物化学、分子生物学，以及物理、化学等机制体制精细化研究，直接通过观察功能变化来判断脏腑的病理改变。黑黑的箱子，我们并不知道它的内部构造，可是我们能够使用它，如同我们学会驾驶之后，就可以开着车到任何地方，而不用去知道它的汽缸推动的原理，或是流体力学的风阻系数。

二、见微知著

《医学心悟·医中百误歌》提及"见微知著"。微，指微小、局部的变化；著，指明显、整体的情况。见微知著，是指机体的某些局部，常包含着整体的生理、病理信息，通过微小的变化，可以测知整体的情况。

如《灵枢·五色》将面部分为明堂、阙、庭、蕃、蔽等部，把上至首面、下至膝足、内而脏腑、外而胸背的整个人体皆分属于其中，言："此五脏六腑肢节之部也，各有部分。"这便是通过观察面部情况，推测全身病变的具体描述。又如，早在《素问·五脏别论》便有"气口何以独为五脏主"之说，《难经·一难》更强调"独取寸口，以决五脏六腑死生吉凶之法"，于是中医学通过详细审察寸口脉，来推断全身疾病的方法，一直沿用至今。

耳为宗脉之所聚，耳郭的不同部位能体现全身各部的变化；舌为心之苗，又为脾胃的外候，舌与其他脏腑也有密切联系，故舌的变化可以反映脏腑气血的盛衰及邪气的性质；五脏六腑之精气皆上注于目，目可反映人体的神气，能诊察脏腑的病变等。

临床实践证明，某些局部的改变，确实有诊断全身疾病的意义，如全息生物学认为人体的某些局部，可以看作是脏腑的"缩影"。全息生物学是研究全息胚生命现象的科学，是生物学的一个重要分支。从胚胎学观点看，由于在受精卵通过有丝分裂分化为体细胞的过程中，DNA经历了半保留复制过程，所以体细胞也获得了与受精卵相同的一套基因，它也有发育成一个新机体的潜能。这在植物界表现得十分明显，如在吊兰长出软藤的末端或枝节处，可以萌发出一棵棵完整的植株。又如切下一块长芽的马铃薯，便可培育出一棵新的马铃薯，而更有力的证据是用胡萝卜的一个分离细胞或细胞团能够成功地培养成一棵胡萝卜植株。在动物界也可发现许多证据，如出芽繁殖，全息学说认为，每一个机体包括成体都是由若干全息胚组成的，任何一个全息胚都是机体的一个独立的结构和功能单位；或者说，机体的一个相对完整而独立的部分，就是一个全息胚。在每个全息胚内部镶嵌着机体各种器官或部位的对应点，或者全息胚上可以勾画出机体各器官或部位的定位图谱。全息胚犹如整体的缩影，这些对应点分别代表着相应的器官或部位，甚至可以把它们看作是处于滞育状态的器官或部位。在全息内，各个对应点有不同的生物学特性，但是每一个对应点的特性都与其对应器官或部位的生物学特性相似。也可以把全息胚看作是处于某种滞育阶段的胚胎，因此，其内不仅含有全身的遗传信息和生理信息，而且在病理条件下，全身或局部的病理信息，也会相应地出现在全息胚或其对应点内。因此，面、目、舌、耳、脉等部位都是一个全息胚，它包含有人体各器官或部位的定位图谱，即反射区分布图。因此，通过观察、刺激反射区可以检查相应的病症。这一理论也是对中医学"见微知著"观点提供了一定的理论依据。

三、以常衡变

常指健康的、生理的状态；变指异常的、病理的状态。以常衡变是指在认识正常的基础上，发现太过、不及的异常变化。《素问·玉机真脏论》曰："五色脉变，揆度奇恒。"恒，指正常、常规；奇，指异常、变动；揆度，是观察比较、推测揣度的意思。要认识客观事物，必须通过观察比较，知常达变。

健康与疾病，正常与异常，不同的色泽，脉象的虚、实、细、洪等都是相对的，是通过观察比较而做出判别的。例如，通过正常面色，即红黄隐隐，明润含蓄，可区分病变面色；通过正常脉象，即三部有脉，和缓有力，可与异常脉象区分；通过正常声音，即发声自然，音调和畅，可辨别病变声音。诊断疾病时，一定要注意从正常中发现异常，从对比中找出差别，进而认识疾病的本质。这也就是所谓的以我知彼，以观太过不及之理的原理。

第二节　中医常用的辨证方法

中医辨证是在中医学理论的指导下，通过对症状、体征等病情资料的综合分析，先明确病位、病性等辨证纲领，再确定辨证具体要素，然后得出完整准确的证名诊断。八纲辨证是辨证的基本纲领，即各类辨证的共性总结，属于纲领证；病性辨证是辨别证候的性质，属于基础证；病位辨证是辨别证候的具体部位，属于具体证。

一、八纲辨证

八纲是疾病中表里、寒热、虚实、阴阳四对互相矛盾的八个辨证纲领。八纲辨证是根据诊法资料，运用八纲理论进行分析综合，从而辨别疾病部位的浅深（表、里）、病情的性质（寒、热）、邪正的盛衰（虚、实）及病证类别的阴阳，以作为辨证纲领的方法。

《黄帝内经》最早阐述八纲的内容，但并无"八纲"其名。《伤寒杂病论》将八纲运用于疾病的辨证论治。《景岳全书》的"阴阳篇"和"六变篇"，提出"二纲六变"即八纲辨证的内容。祝味菊的《伤寒质难》首次提出"八纲"名称。上海科学技术出版社1964年出版的《中医诊断学》正式对"八纲"进行专章论述，使得八纲辨证得以推广。

八纲是对辨证提出的基本原则性要求，如表里是辨别疾病病位的基本纲领、寒热是辨别疾病病性的基本纲领、虚实是辨别邪正盛衰的基本纲领、阴阳是辨别证候归类的基本纲领。因此，八纲是诊断疾病的关键，能够确定证候的类型，预测病变的趋势，提出治疗的方向。

八纲辨证具有执简驭繁、提纲挈领的作用。临床上，面对复杂多变的病情，通过八纲辨证均可予以大致地概括。八纲不仅能把各种证候简单、截然地划分为八个区域，而且通过八纲证候之间的相兼、错杂、真假、转化，可以组合成各类较为具体的类证纲领，从而扩大了对病情辨证的可行性、实用性，因而适用于临床各科疾病的诊断。其他辨证方法，则是对八纲辨证的进一步深化。

八纲反映了中医辨证逻辑思维的基本内容，根据疾病发生、发展及变化的规律，抓住了疾病的主要矛盾，对于临床正确认识疾病，具有重要的指导意义。但是，因八纲辨证比较笼统、抽象，对疾病的认识不够深刻、具体，临床必须结合其他辨证方法，对疾病进行深入地分析。

（一）表里辨证

表里是辨别疾病病位外内浅深的一对纲领。表里是相对的概念，有广义和狭义之别。广义是指疾病所处人体的部位和病势趋向。如表指躯壳、皮肤、腑、经络、三阳经、由里出表；里指内脏、筋骨、脏、脏腑、三阴经、由表入里。狭义特指病变所伤害的具体部位。如表指皮毛、肌腠、经络、息道，因其在外，故属表；里指脏腑、骨髓、气血、津精，因其在内，故属里。

表里辨证是辨别疾病部位浅深和病势趋向的过程。病在表提示轻浅，病在里提示深重。病势由表入里提示病势进，由里出表提示病势退。

1. 表证

表证，是指外邪如六淫、疫疬、虫毒等，经皮毛、口鼻侵入体表，正气抗邪所表现的轻浅证候。其特点是，起病急，病情轻，病程短，因外邪，辨证分析过程如下图所示（图2-1）。表证的辨证要点为有外感病史以及束表症状，如恶寒、发热、脉浮、苔薄白等。表证常见的证候包括，风寒束表证、风热犯表证、风湿遏表证、燥邪犯表证、暑湿袭表证、风袭表疏证等。

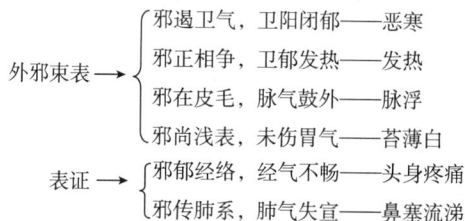

图 2-1　表证的辨证

2. 里证

里证是指病变部位在里，由脏腑、气血、精髓等受病所反映的证候。其特点是，相对表证而言，起病较缓，病程较长，病位较深，且无新起恶寒发热并见，辨证分析过程如下图所示（图2-2）。里证的辨证要点为，病位已不在表（无恶寒）或半表半里（寒热往来）；以脏腑、气血、精髓病变为主要表现。按八纲分类，里证的常见证候包括，里寒证、里热证、里实证、里虚证等。

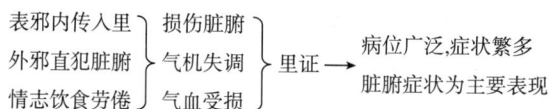

图 2-2　里证的辨证

3. 半表半里证

半表半里，是指外邪由表入里，病位处于表里进退变化之中所致的证候。其特点是，表证、里证的表现不显著；但是足少阳胆经病证明显。半表半里证的辨证要点为，往来寒热（半表半里）以及胸胁苦满（胆腑病变）。

4. 表里证的鉴别要点

表里证的鉴别要点如下表所示（表2-1），其中关键在于有无恶寒。

表2-1　表里证的鉴别要点

证名	病史	寒热	内脏证候	舌象	脉象
表证	新病、程短病急、位浅	寒热并见	身痛、流涕内脏表现不显	舌苔变化不显	脉浮
里证	久病、程长病缓、位深	但热不寒但寒不热	咳喘、心悸腹痛、呕泻	舌苔多有变化	沉脉或其他脉

（二）寒热辨证

寒和热是辨别疾病性质的纲领。

1. 寒证

寒证，是指因感受寒邪或阳虚阴盛，机体机能活动衰减所表现的证候，其辨证分析过程如下图所示（图2-3）。寒证的辨证要点为有感寒或伤阳的病史及有以"冷""凉"为特征的主症，如冷、白、迟、清、踡等。寒证的常见证候包括，实寒证，即外感寒邪，起病急骤，体质壮实者；虚寒证，即外病伤阳，起病较缓，体质偏弱者；表寒证，即寒袭于肌表；里寒证，即寒客于脏腑，或阳气亏虚者。

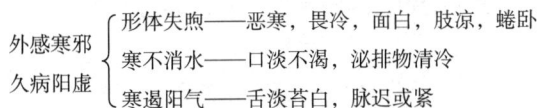

外感寒邪　　形体失煦——恶寒，畏冷，面白，肢凉，蜷卧
久病阳虚　　寒不消水——口淡不渴，泌排物清冷
　　　　　　寒遏阳气——舌淡苔白，脉迟或紧

图2-3　寒证的辨证

2. 热证

热证，是指因感受热邪，或阳盛阴虚，机体机能活动亢进所表现的证候，其辨证分析过程如下图所示（图2-4）。热证的辨证要点为有受热或伤阴的病史及有以"温""热"为特点的主症，如热、赤、数、干、烦等。热证常见的证候包括，实热证，即外感火热，起病急骤，体质壮实者；虚热证，即内伤久病，阴虚阳盛，体质偏弱者；表热证，即风热之邪袭表者；里热证，即脏腑热盛，或阴液亏虚者。

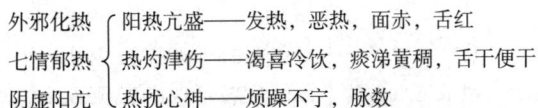

外邪化热　　阳热亢盛——发热，恶热，面赤，舌红
七情郁热　　热灼津伤——渴喜冷饮，痰涕黄稠，舌干便干
阴虚阳亢　　热扰心神——烦躁不宁，脉数

图2-4　热证的辨证

3. 寒热证鉴别要点

寒证与热证的鉴别要点如下表所示（表2-2）。

表 2-2　寒证与热证的鉴别

证名	寒热	渴饮	面肢	二便	舌象	脉象
寒证	恶寒喜温	口淡不渴	面白肢凉	尿清便溏	舌淡苔白	脉迟或紧
热证	恶热喜凉	口渴喜饮	面赤肢热	尿赤便结	舌红苔黄	脉数或滑

（三）虚实辨证

虚和实是辨别邪正盛衰的纲领。虚实辨证，是根据四诊资料，辨别正气强弱和邪气盛衰的方法。

1. 实证

实证，是指疾病过程中邪气充盛，但正气尚未虚衰，以体内实邪停积为主所表现的证候。其特点包括，邪气充盛，实邪停积；正气尚未虚衰；邪正相争剧烈，而表现有余，强烈，停聚；多见于疾病初、中期，病程较短。实证的辨证分析如下图所示（图 2-5），其辨证要点为新病暴起，病情激剧，体质壮实。

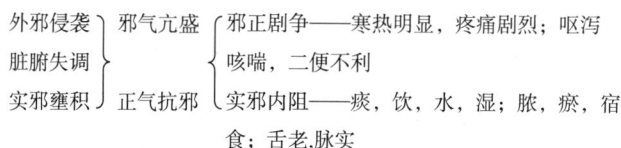

外邪侵袭
脏腑失调 } 邪气亢盛 { 邪正剧争——寒热明显，疼痛剧烈；呕泻
实邪壅积 } 正气抗邪 { 咳喘，二便不利
实邪内阻——痰，饮，水，湿；脓，瘀，宿食；舌老,脉实

图 2-5　实证的辨证

2. 虚证

虚证，是指疾病过程中，以人体正气虚弱或不足为主所表现的各种虚弱证候，包括阳虚、阴虚、气虚、血虚、津亏、液少、精亏、髓少、营虚、卫弱等。其特点包括，正气不足，但邪气并不盛；多见于慢性疾病后期，一般病程较长。虚证的辨证分析如下图所示（图 2-6），其辨证要点为久病，渐起；病势较缓，耗损较多；体质素弱。根据正气虚损的不同程度，虚证可进行排序：不足＜亏虚＜虚弱＜虚衰＜亡脱。

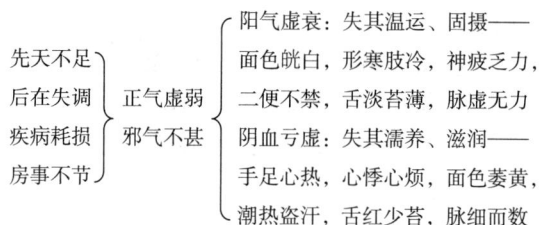

先天不足
后在失调 } 正气虚弱 { 阳气虚衰：失其温运、固摄——面色㿠白，形寒肢冷，神疲乏力，二便不禁，舌淡苔薄，脉虚无力
疾病耗损 } 邪气不甚 { 阴血亏虚：失其濡养、滋润——手足心热，心悸心烦，面色萎黄，潮热盗汗，舌红少苔，脉细而数
房事不节

图 2-6　虚证的辨证

3. 虚实证鉴别要点

虚证与实证的鉴别要点如下表所示（表2-3）。

表2-3　虚证与实证的鉴别

证名	病程	形体	精神	声息	疼痛	舌象	脉象
虚证	久病程长	形衰体弱	欠佳	声低息微	痛缓喜按	舌嫩苔薄	脉弱无力
实证	新病程短	形壮体实	亢奋	声高息粗	痛剧拒按	舌老苔厚	脉实有力

（四）阴阳辨证

阴、阳分别代表着事物相互对立的两个方面的属性。阳，以兴奋、躁动、亢进、明亮等为特征；阴，以抑制、沉静、衰退、晦暗等为特征。阴阳是概括疾病类别的一对纲领。根据四诊资料，用阴阳进行归纳分类的方法称阴阳辨证。

1. 阴证

阴证，凡符合"阴"的一般属性的证候属阴证范畴。阴证的特点有，阴邪致病（寒、湿、痰、饮）；阳气虚衰，机能减退；病情变化较慢。广义阴证，包括里证、寒证、虚证；狭义的阴证，包括阳虚证（虚寒证）、阴盛证（实寒证）。

2. 阳证

阳证，凡符合"阳"的一般属性的证候属阳证范畴。阳证的特点有，阳邪致病（热、温、火、燥）；阳气偏亢，机能亢进；病情变化较快。广义阳证，包括表证、热证、实证；狭义的阳证，包括阴虚证（虚热证）、阳盛证（实热证）。

3. 阴阳证鉴别要点

阴证和阳证的鉴别，亦即表里、寒热、虚实证候之间的鉴别，如下表所示（表2-4）

表2-4　阴证与阳证的鉴别

	阴证	阳证
表里	无恶寒＋脏腑、气血病变	外感史＋寒、热、浮、白
寒热	冷、白、迟、清、蹉	热、赤、数、干、烦
虚实	久病，势缓，损多，体弱	新病，势急，激剧，体实

二、病性辨证

病性是指病理改变的性质，即当前疾病的本质属性，或称之为"病机""病因""病势"者。

病性辨证是在中医学理论的指导下，对患者所表现的各种症状、体征等进行分析、综合，从而确定疾病当前性质的辨证方法。可分为一般病性，即抽象概念的病性，纲领证如虚证、实证、寒证、热证、阴证、阳证等和具体病性，即与气血津液变化有关的病性，如风淫证、寒淫证、暑淫证、湿淫证、燥淫证、火淫证、脓证、痰证、饮证、食积证、虫积证、气虚证、气滞证、血虚证、血瘀证、阳虚证、阴虚证、亡阳证、亡阴证、水停证、津亏证、喜证、怒证、忧思证、悲恐证等。

病性辨证是对疾病当前病理本质的认识，是辨证的关键。由于是对疾病一定阶段发病原因、病理性质的综合认识，因此是辨证的关键。各种具体辨证方法，如脏腑辨证、经络辨证、六经辨证、卫气营血辨证、三焦辨证等，均离不开病性辨证的内容。此外，病性辨证还直接关系到临床治法的确定。各种治法，都是根据疾病的病理本质而确定的，如"寒者热之""热者寒之""虚则补之""实则泻之""补益气血""活血化瘀"等。

（一）六淫辨证

六淫辨证是根据六淫各自的自然特性和致病特点，探求疾病所属病因的辨证方法。六淫证候的发生与季节有关，如春多风病、夏多暑病、长夏多湿病、秋多燥病、冬多寒病；六淫证候的临床表现复杂多变，在四时气候变化中，六淫病证并不是固定的，且人体感受邪气，常相兼为患，如风有风寒、风热、风湿，暑有暑热、暑湿、暑风等。

（二）阴阳辨证

阴阳辨证是指分析患者临床症状、体征，辨别疾病是否存在阴阳虚损证候的辨证方法，包括阴虚证、阳虚证、亡阴证、亡阳证等。

（三）气血辨证

气血辨证是指通过辨证分析，判断疾病是否存在气血亏损或运行障碍的辨证方法。其分类包括：①气血亏虚，如气虚、血虚、气陷、气脱、血脱。②气血运行失常，如气滞、血瘀、气逆、气闭。③血热、血寒，如血分的热证、寒证。

（四）津液辨证

津液辨证是指通过辨证分析，判断疾病是否存在津液亏虚或运化障碍的辨证方法。

津液是体内各种正常水液的总称。津液的生成、输布、排泄，主要与肺、脾、肾等脏腑的气化功能有密切相关。津液具有滋润、濡养和平衡阴阳的作用。津液生成不足，会导致津液亏虚的证候；津液输布、排泄障碍，会引起水液停聚的证候，津液的病变进一步发展必将影响脏腑的功能。其辨证包括，痰证、饮证、水停证、湿证和津亏证等。

三、病位辨证

病位，即疾病发生的部位或场所，是正邪相争的具体位置。病位既包括了疾病的具体部位，如脏腑、经络，又包括了抽象的功能单位层次，如六经、卫气营血、三焦等。其中，脏腑辨证、经络辨证属于"空间"病位，适用于内伤杂病；六经辨证、卫气营血辨证、三焦辨证等属于"时间"病位，适用于外感时病。

（一）脏腑辨证

1. 心病证候

（1）生理提要 心居胸中，心包外护。手少阴心经，属心络小肠。其华在面，开窍于舌，在体合脉，外应虚里。五行属火，五季为夏，在声为笑，在志为喜，在液为汗，在味为苦，在色为赤，变动为忧。心主血脉，心主神明。心主动应明，主动，即血络之心，动而不停；应明，即神明之心，聪慧不昧。

（2）常见症状 心脏本身及主血脉功能异常，如心悸、怔忡、心慌、心烦、心痛、脉结代等；精神神志异常，如失眠、多梦、健忘、神昏、谵语、癫狂等；舌体病变，如舌痛、舌疮等。

2. 肺病证候

（1）生理提要 肺居胸中，上连息道，合称肺系。手太阴肺经，属肺络大肠。其华在毛，开窍于鼻，在体合皮，外应胸膺。五行属金，五季为秋，在声为哭，在志为悲，在液为涕，在味为辛，在色为白，变动为咳。肺主气，司呼吸（行清浊之气交换）；主宣发肃降，通调水道（为水之上源）。肺为娇脏，喜清恶浊；肺性肃降，肺内宜清肃，肺性宜下降。

（2）常见症状 主气，司呼吸功能异常，如咳嗽、气喘、哮鸣、胸满等；

宣降，通调水道功能异常，如咯吐痰涎、胸闷胸痛、面目浮肿、小便不利等；卫外功能失职，如自汗出、易感冒等；所属肺系病证，如流涕、咽痛、声嘶等。

3. 脾病证候

（1）生理提要 脾位于中焦。足太阴脾经，属脾络胃，与胃相表里。其华在唇，开窍于口，在体主肉，外应于腹。五行属土，五季长夏，在声为歌，在志为思，在液为涎，在味为甘，在色为黄，在变为呕。脾主运化，为气血生化之源，主统血，主升清。脾气主升，喜燥恶湿。

（2）常见症状 精微失运，如食少、腹胀、腹泻等；水湿停聚，如水肿、腹水、痰饮、带下、白浊等；气陷下垂，如气坠、脱肛、内脏下垂等；失于统血，如便血、尿血、肌衄、崩漏等；气血亏虚，如神疲、懒言、面萎、形瘦、舌淡、脉虚等。

4. 肝病证候

（1）生理提要　肝位于右胁，胁肋为肝之分野；胆附着于肝，位于肝之短叶间。足厥阴肝经属肝络胆，足少阳胆经属胆络肝，肝与胆相表里。足厥阴肝经的循行特点：绕阴器，循少腹，布胁肋，上目额，交颠顶。其华在爪，开窍于目，在体主筋，外应两胁。五行属木，五季为春，在声为呼，在志为怒，在液为泪，在味为酸，在色为青，在变为握。肝主疏泄，调节情志，调达气机，疏泄胆汁，为脾散精；肝藏血，贮藏调节血量）。肝体阴而用阳，喜条达而恶抑郁。

（2）常见症状　肝失疏泄，如胁肋胀痛、肝胆肿大、情志抑郁、易怒等；

肝不主筋，如抽搐、震颤、麻木、项强等；肝不藏血，如吐血、衄血等；肝不养目，如目赤肿痛、视物昏花、失明等；肝经不利，如颠顶痛、侧身痛、少腹冷痛、外阴不适等。

5. 肾病证候

（1）生理提要　肾位于腰部，左右各一，腰为肾之府。足少阴肾经属肾络膀胱，足太阳膀胱经属膀胱络肾，肾与膀胱相表里。其华在发，开窍于耳及二阴，在体主骨，外应于腰。五行属水，五季为冬，在声为呻，在志为恐，在液为唾，在味为盛，在色为黑，在变为慄。肾藏精，主生长、发育、生殖，肾主水，肾主纳气。肾内寄元阴元阳，为脏腑阴阳之本，肾为"水火之宅"。肾宜潜藏，肾精宜封藏，不宜随便耗泄；肾火宜潜位，不宜过于亢奋。

（2）常见症状　生长发育、生殖障碍，如腰膝酸软、早衰、五迟、五软、阳痿、遗精、不育、不孕、女子经少经闭等；下元不固，如尿失禁、遗尿滑精、带下量多、滑胎、余沥不尽等；肾失摄纳肺气，如喘息，呼多吸少；肾不主水，如浮肿、尿少、腰下肿甚等。

6. 腑病证候

腑病包括胃、大肠、小肠、胆、膀胱等的病变。

（1）生理提要　共同特点包括，结构上分别与脾、肺、心、肝、肾等五脏相表里；功能上均具有受盛化物的生理功能；特性上泻而不藏，实而不满，以降为顺，以通为用。各腑特点包括，胃腑受纳食物，腐熟水谷，喜润恶燥；小肠受盛化物，泌别清浊；大肠吸收水分，排泄糟粕；胆腑贮藏、排泄胆汁，主决断膀胱贮藏、排泄胆汁。

（3）常见症状　①胃腑：受纳腐熟障碍，如纳差、脘胀、易饥、脘痛；胃气不降，如呕吐、恶心、呃逆、嗳气等。②大肠：传导失常，如便秘、泄泻、下痢脓血；通降失常，如腹胀、腹痛、肠鸣等。③小肠：受盛、泌别清浊失常，如腹胀、腹痛、肠鸣、泄泻等。④胆腑：胆汁失疏，如黄疸、口苦；胆气不足，如胆怯、易惊等。⑤膀胱：排尿异常，如尿频、尿急、尿痛、尿闭等。

7. 脏腑兼病证候

凡两个或两个以上脏腑的病证同时并见者，称为脏腑兼病证候，如心脾两虚、心肾不交、肺肾阴虚、胃肠实热等。脏腑兼病证候在临床上极为普遍，而单独的一脏一腑的病证较少。前面所学的证候中，有些也是脏腑兼病，如寒滞胃肠、饮留胃肠、食滞胃肠、胃肠气滞、胆郁痰扰等。脏腑兼病辨证，是根据病变脏腑的病理特点、相互关系分析脏腑兼病证候，指导临床辨证的方法。

脏腑之间，是一个有机的整体，在生理上相互生化，相互制约，在病理上也相互影响，相互传变。如某一脏某一腑病变，不仅表现为本脏的病证，在一定条件下，通过脏腑之间的表里经络，生克乘侮，可导致其他脏腑同时病变，形成脏腑兼病证候。如心与脾，生理上心主血，脾主运化，心血有赖于脾气运化的水谷精气不断充盛；脾气也需要心血濡养、滋润才能发挥作用；病理上心血虚，导致脾失濡养，脾气不足，从而脾气虚，反之脾气虚，会导致运化失职，生化无源，从而心血虚，最终都会导致心脾两虚证。

（二）六经辨证

六经，是指太阳经、阳明经、少阳经、太阴经、少阴经、厥阴经等。外感病发生发展过程中所表现的以六经所系的经络、脏腑生理病理为基础的六类病证，统称为六经病，即三阳病，包括太阳病、阳明病、少阳病；三阴病，包括太阴病、少阴病、厥阴病等。东汉医家张仲景在《素问·热论》的基础上，在其著作《伤寒杂病论》中确立起来的用以说明外感病证候特点和传变规律的一种辨证方法，称为六经辨证，即将外感病发生发展过程中所表现的不同证候，以阴阳为纲，归纳为六经病，分别从邪正斗争关系、病变部位、病势进退缓急等方面阐述外感病各阶段的病变特点，并作为指导治疗的一种辨证方法。

1. 特点

（1）病因 以外感风寒之邪为主（原始病因）。但由于外寒入里可化热，寒邪郁久亦可发热，故六经证候仍以"论热"为主。

（2）病位 以经络、脏腑为基础。一般来说，太阳病主表，阳明病主里，少阳病为半表半里；太阴、少阴、厥阴三阴病均属里。三阳病（膀胱、胃肠、胆），以六腑病变为基础；三阴病（脾、心肾、肝），以五脏病变为基础。

2. 病性

三阳病，多实、多热，病势亢奋，抗病力强；三阴病，多虚、多寒，病势衰减，抗病力弱。

3. 关系

（1）八纲辨证 太阳病，表现为表寒证、表虚证；阳明病，表现为里实热证；少阳病,表现为半表半里证;太阴病,表现为里虚寒证;少阴病,表现为里虚寒证、里虚热证;厥阴病,表现为寒热错杂证(上热下寒证)。

(2)病因辨证　太阳伤寒证,表现为伤寒证。

(3)气血津液辨证　太阳伤寒证,无汗而喘,表现为气逆证;阳明病经证,大渴引饮,舌苔黄燥,表现为津亏证。

(4)脏腑辨证　由于六经与相应的脏腑相联系,故各经的病变在进程中常累及相应脏腑,表现为相应的脏腑病证。如太阴病,表现为脾阳虚证;少阴寒化证,表现为心肾阳虚证;少阴热化证,表现为心肾阴虚证。可见,六经辨证与其他辨证内容关系密切,但其重点仍在分析外感风寒侵入人体内的病理变化。

(5)意义　六经辨证,分析外感风寒为主的外感病证变化发展的规律,为其他辨证方法的形成奠定基础。

(三)卫气营血辨证

卫气营血辨证,是清代医家叶天士在六经辨证的基础上,创立的一种论治外感温热病的辨证方法,即以卫分证、气分证、营分证、血分证体现温热病病情发展过程中的不同病理阶段,用以阐明其病位的浅深、病情的轻重、传变的规律,从而指导临床治疗。温热病是由外感温热病邪,如风、热、暑、燥、湿等所引起的,以热象偏重,并具有季节性和传染性的一类外感疾病的总称。温热病与伤寒病的区别如下表所示(表2-5)。

表2-5　温热病与伤寒病的鉴别

疾病	发病	特点	温病前	温病后	辨证方法
伤寒	寒邪外袭	传变较慢易伤阳气	伤寒义广	伤寒义狭	六经辨证
温病	温邪上受	传变迅速易于内陷	温病义狭	温病义广	卫气营血辨证

1. 温热之邪由浅入深

卫分证犯表,病在肺卫皮毛;气分证入里,极期高热阶段,累及内在脏腑;

营分证入营,病位在心和心包络;血分证入血,耗血伤血,病位及心、肝、肾。

2. 温热病邪耗伤津血的程度

卫分证邪热尚浅,伤津未甚,燥热轻微;气分证伤津严重,实热表现明显;

营分证由伤津及至伤血,一是伤血之轻症阶段;血分证由伤血及至动风扰神,是伤血之重症阶段。一般卫分、气分以伤津气为主,营分、血分以伤血为主。叶天士借用《黄帝内经》中卫、气、营、血四种物质的名称反映温热病的发生发展变化的规律,其辨证理论已不是单纯的物质的概念。

（四）三焦辨证

三焦，即上、中、下焦的总称，三焦是将人体所辖脏腑，划分为上、中、下三个部分。上焦：从咽至膈，包括心、肺；中焦：脘腹部，包括脾、胃；下焦：中下腹，腰骶部，包括肝、肾及相关器官。三焦辨证是清代医家吴鞠通根据《黄帝内经》中三焦部位、功能特点的概念，在卫气营血辨证的基础上将外感温热病的证候归纳为上、中、下三焦病证，用以阐明三焦所属脏腑在温热病过程中的病理变化、证候表现及传变规律，从而指导治疗的一种辨证方法。

三焦代表着温热病发展过程中不同的病理阶段，上焦为初期阶段、中焦为极期阶段、下焦为末期阶段；代表着温热病所犯脏腑的病理变化特点，上焦为手太阴肺、手厥阴心包；中焦为足阳明胃、手阳明大肠和足太阴脾；下焦为足少阴肾和足厥阴肝等；反映了温热病不同阶段的治疗特点，如吴鞠通的《温病条辨》曰："治上焦如羽，非轻不举；治中焦如衡，非平不安；治下焦如权，非重不沉。"

第三节 常见中医证型及调理方法

一、心阴不足证

1. 概念

心阴不足证，指阴液亏虚，心与心神失去滋养，虚热内扰，以心悸、心烦、失眠及阴虚症状为主要表现的虚热证。

2. 主要临床表现

心悸，心烦，失眠，多梦，口燥咽干，形体消瘦，或见手足心热，潮热盗汗，两颧潮红，舌红少苔乏津，脉细数。

3. 证候解析

本证多因思虑劳神太过，耗损心阴，或温热火邪灼伤心阴，或肝肾阴亏累及心阴而成。心阴是心气中具有凉润、宁静、抑制作用的部分；心阳是心气中具有温煦、推动、兴奋作用的部分。心阴与心阳相互制约，则心气冲和畅达，心的搏动和精神活动稳定有度。心阴不足，心神失养，则心悸；虚热扰心，心神不宁则心烦，失眠，多梦；阴不足使机体失滋养，则口燥咽干，形体消瘦；阴不制阳，虚热内生，则手足心热，潮热盗汗，两颧潮红，舌红少苔乏津，脉细数。

4. 常见疾病

冠心病、神经官能症、甲状腺功能亢进、心动过速等。

5. 辨证要点

本证以心悸、心烦、失眠与虚热症状共见为主要辨证依据。

6. 调理方法

中医调治以滋阴养血，养心安神为原则，处方以补心丹为代表。红色食物如红心火龙果、红心柚等有助于养心，也可食用一些由百合、莲子做成的药膳；午时（11～13点）为心经主时，餐后午休，有利于养心安神，保证午后精力充沛。

二、心火亢盛证

1. 概念

心火亢盛证，指火热内炽，内则扰乱心神，外则迫血妄行，上炎口舌，热邪下移，以发热、心烦、吐衄、舌赤生疮、尿赤涩痛等为主要表现的实热证。

2. 主要临床表现

心烦失眠，或狂躁谵语，神志不清；或口舌生疮，溃烂疼痛；或小便短而色黄，灼热涩痛，可伴有发热，口渴，便秘，尿黄，舌红，舌尖红尤甚，苔黄脉数。

3. 证候解析

本证多因内郁化火，或火热内侵，或过食辛辣而成。邪热内扰心神，故心烦失眠，甚则狂躁谵语，神志不清；火热迫血妄行，则可见吐血，衄血；舌为心之窍，心火上炎，故见口舌生疮，溃烂疼痛；心与小肠相表里，心火下移小肠，则小便短赤，灼热疼痛；热邪外蒸皮肤，内耗津液，则发热，口渴；火热内盛，故舌红，苔黄脉数。

4. 常见疾病

口腔溃疡、尿路感染、小儿多动症等。

5. 辨证要点

本证以心烦失眠、舌红生疮、吐衄、尿赤与实热症状共见为主要辨证依据。

6. 调理方法

中医调治以清心泻火为原则，处方以导赤散、泻心汤、清营汤为代表，也可食用一些清泻心火的药膳，如适量淡竹叶煮水当茶饮，平时要保持清淡饮食和平和心态以绝生火之源。

三、痰火扰神证

1. 概念

痰火扰神证，指火热痰浊交结，扰乱心神，以狂躁、神昏及痰热症状为主要表现的证候。

2. 主要临床表现

心烦，失眠多梦，甚则神昏谵语，胸闷气粗，喉间痰鸣，咳吐黄痰，或狂躁妄动，打人毁物，不避亲疏，胡言乱语，哭笑无常，可伴见发热，口渴，面红目赤，舌红，苔黄腻，脉滑数。

3. 证候解析

本证由于内郁化火，炼津成痰，或外感热邪，熬津成痰而成。心神以清明为要，痰热内扰心神，则出现狂躁妄动、谵语等神志异常的症状；里热炽盛则表现为发热，面赤，口渴；痰热内盛则胸闷，咳吐黄痰，苔黄腻，脉滑数。

4. 常见疾病

癫痫、精神分裂症、小儿多发性抽动症、更年期综合征等。

5. 辨证要点

本证以神志躁狂、神昏谵语与痰热症状共见为主要辨证依据。

6. 调理方法

中医调治以清心降火，豁痰安神为原则，处方以生铁落饮或礞石滚痰汤为代表，严重的精神障碍者需中西结合治疗，同时避免情绪刺激。

四、肺气亏虚证

1. 概念

肺气亏虚证，指肺气虚弱，卫外不固，以咳嗽无力、气短而喘、自汗及气虚症状为主要表现的证候。

2. 主要临床表现

咳嗽无力，咳痰清稀，气短而喘，动则尤甚，声低懒言，或自汗，易于感冒，神疲体倦，面色淡白，舌淡苔白，脉弱。

3. 证候解析

本证由于久患肺病，耗伤肺气，或脾虚母病及子而成。肺是气体交换的场所，气体交换过程是通过肺气的宣发与肃降运动完成。肺气不足，则宣肃乏力，可见咳嗽无力，气短声低；肺气推动全身津液的输布与排泄，水津失布，则咳痰清稀；肺主皮毛，肺气虚皮毛不固，则自汗，或外邪内侵为患；神疲体倦，面色淡白，舌淡苔白脉弱，均是气虚之象。

4. 常见疾病

慢性阻塞性肺病、慢性支气管炎、肺气肿、咳嗽变异性哮喘、慢性咳嗽等。

5. 辨证要点

本证以咳嗽无力、痰稀、自汗与气虚症状共见为主要辨证依据。

6. 调理方法

中医调治以补肺益气固表为原则，处方以玉屏风散为代表，平时多使用益气的食物，如以黄芪为主的药膳，要注意锻炼的强度，循序渐进，以免耗伤肺气，可每天打太极拳 1～2 次，同时注意保暖，谨防感冒。

五、肺阴亏虚证

1. 概念

肺阴亏虚证，指肺阴亏虚，虚热内生，以干咳少痰，或痰少而黏及阴虚症状为主要表现的证候。

2. 主要临床表现

干咳无痰，或痰少而黏，不易咯出，或痰中带血，声音嘶哑，口燥咽干，形体消瘦，五心烦热，潮热盗汗，颧红，舌红少苔少津，脉细数。

3. 证候解析

本证多由肺病久咳，或肺结核耗伤肺阴而成。肺阴不足，肺失滋润，肃降失职，肺气上逆，故见干咳；阴不制阳，虚火内生，煎熬津液，故无痰，或痰少而黏，不易咯出；虚火灼伤肺络，则痰中带血；肺系失于滋养则声音嘶哑；口燥咽干，形体消瘦，五心烦热，潮热盗汗，颧红，舌红少苔少津，脉细数为阴虚内热之象。

4. 常见疾病

肺结核、慢性支气管炎、慢性咽炎、咳嗽变异性哮喘等。

5. 辨证要点

本证以干咳无痰、痰少而黏与阴虚症状共见为主要辨证依据。

6. 调理方法

中医调治以滋阴润肺为原则，处方以百合固金汤、沙参麦冬汤为代表，平时可多食滋养肺阴的食物，如糯米、蜂蜜、雪梨、鱼类等，忌辛辣食物。

六、风寒犯肺证

1. 概念

风寒犯肺证，指由于风寒侵袭，肺卫失宣，以咳嗽、咳稀白痰、恶风寒为主要表现的证候。

2. 主要临床表现

咳嗽，咳稀白痰，气喘，鼻塞，流清涕，咽痒，恶寒发热，头身疼痛，无汗，苔薄白，脉浮紧。

3. 证候解析

本证多由风寒犯肺而成。风寒之邪经口鼻、皮毛犯肺，宣发失职，鼻窍不利，则鼻塞，流清涕；肺气上逆，则咳嗽；水液失布则痰稀色白；风寒郁遏卫阳，则恶寒发热；寒邪凝滞太阳经脉，则头身疼痛；寒邪闭阻皮毛，则无汗；苔薄白，脉浮紧是风寒在表之象。

4. 常见疾病

感冒、急性支气管炎、咳嗽变异性哮喘等。

5. 辨证要点

本证以有外感风寒病史，咳嗽、咳稀白痰与风寒表证共见为主要辨证依据。

6. 调理方法

中医调治以宣肺散寒为原则，处方以杏苏散、止嗽散为代表，初感风寒可用生姜、葱白、苏叶、红糖等辛温食物煮粥或煮汤以辅助治疗，忌食冰冷，同时注意保暖。

七、风热犯肺证

1. 概念

风热犯肺证，指由于风热侵犯，肺卫失宣，以咳嗽、咳少量黄痰、发热恶风为主要表现的证候。

2. 主要临床表现

咳嗽，痰稠色黄，气喘，鼻塞，流浊涕，咽喉肿痛，发热微恶风寒，口微渴，舌尖红，苔薄黄，脉浮数。

3. 证候解析

本证多由风热邪气侵犯肺卫所致。肺失宣降，则咳嗽；热邪煎熬津液，则痰稠色黄；鼻窍不利，则鼻塞，流浊涕；咽喉不利，则咽喉肿痛；卫阳被遏，则发热，微恶寒；风热仅犯肺卫，伤津不甚，故口微渴；舌尖红，苔薄黄，脉浮数为风热犯表之象。

4. 常见疾病

感冒、急性肺炎、急性支气管炎等。

5. 辨证要点

本证以有外感风热病史，咳嗽、痰黄与风热表证共见为主要辨证依据。

6. 调理方法

中医调治以宣肺止咳，疏风清热为原则，处方以桑菊饮为代表，可配合金银花、薄荷、菊花、淡豆豉等煮汤或煮粥，以及艾灸大椎穴辅助治疗。

八、燥邪犯肺证

1. 概念

燥邪犯肺证，指外感燥邪，肺失宣降，以干咳无痰，或痰少而黏，口鼻干燥为主要表现的证候。

2. 主要临床表现

干咳无痰，或痰少而黏，不易咯出，甚则胸痛，痰中带血，口、唇、鼻、咽、皮肤干燥，大便干结，或微有恶寒发热，无汗或少汗，舌苔薄而干燥少津，脉浮数或浮紧。

3. 证候解析

本证发于秋季，或身处干燥环境中，外感燥邪，侵犯肺卫所致。燥邪犯肺，肺失宣发，则咳嗽；津液不布，燥邪干燥伤津，则少痰或无痰、口、唇、鼻、咽、皮肤干燥，大便干结；邪犯肌表，故恶寒发热；秋分以前，近夏季，温燥来犯，故脉浮数；秋分以后，近冬季，凉燥来犯，故脉浮紧。

4. 常见疾病

感冒、急性支气管炎、咽喉炎、扁桃体炎等。

5. 辨证要点

本证与气候干燥有关，以干咳少痰，口鼻咽干为主要辨证依据。

6. 调理方法

中医调治以清肺润燥为原则，处方以桑杏汤为代表。适当食用滋养肺阴的食物，如雪梨、鲜芦根、鲜麦冬、百合等以防燥邪伤肺；忌吃油腻、煎炸、刺激性强、辛辣、燥热的食品，多喝水。此外，本证多发于秋季，秋天容易引起悲愁、忧郁等情绪，注意培养乐观开朗、宽容豁达、淡泊宁静的性格，收敛神气，保持内心宁静，可常吃香蕉以缓解情绪低落，同时要坚持运动。

九、肺热炽盛证

1. 概念

肺热炽盛证，指火热炽盛，壅积于肺，肺失清肃，以咳喘气粗、鼻翼扇动及里实热证为主要表现的证候。

2. 主要临床表现

咳嗽，声粗，气喘，甚则鼻翼扇动，气息灼热，胸痛，或有咽喉红肿疼痛，发热，口渴，小便短黄，大便秘结，舌红苔黄，脉洪数。

3. 证候解析

本证多因外感风热入里，或寒邪入里化热而成。热邪壅肺，肺失清肃，故咳嗽，气喘；热邪灼伤肺络，故胸痛，气息灼热；热邪上熏咽喉，气血壅滞，故咽喉肿痛；发热，口渴，小便短黄，大便秘结，舌红苔黄，脉洪数为实热之象。

4. 常见疾病

肺脓肿、支气管炎、肺部感染等。

5. 辨证要点

本证以新病势急、咳喘、气促与里实热证共见为主要辨证依据。

6. 调理方法

中医调治以清肺化热，止咳平喘为原则。处方以麻杏石甘汤为代表。本证应及早控制热势，以防热入心包，可配合使用桑白皮和枇杷叶煮茶饮，饮食宜有营养易消化、清淡，忌食辛辣、油腻、肥甘厚味；注意调节自我情志，养成良好心态，保持心情舒畅；加强体育锻炼，如打太极拳等，以增强机体免疫力。

十、痰热壅肺证

1. 概念

痰热壅肺证，指痰热交结，壅滞于肺，肺失清肃，以发热、咳喘、痰多黄稠等为主要表现的证候。

2. 主要临床表现

咳嗽，咳痰黄稠量多，甚则咳脓血腥臭痰，喉中痰鸣，气喘息粗，胸闷，胸痛，发热口渴，烦躁不安，小便短黄，大便秘结，舌红苔黄腻，脉滑数。

3. 证候解析

本证由于外感热邪入里化热，炼津成痰，或内有宿痰，日久化热而成。痰热壅肺，肺气上逆，故咳嗽，气喘息粗；痰热随气而逆，故咳黄稠痰，或喉中痰鸣；热邪壅滞肺络，火炽血败，肉腐成脓，则见咳吐脓血腥臭痰；肺热壅滞胸中气机，故胸痛；发热口渴，烦躁不安，小便短黄，大便秘结，舌红苔黄腻，脉滑数皆为痰热之象。

4. 常见疾病

肺脓肿、重症肺炎、慢性阻塞性肺病急性加重期等。

5. 辨证要点

本证以发热、咳喘、痰多黄稠为主要辨证依据。

6. 调理方法

中医调治以泻肺平喘，解毒排脓为原则，处方以千金苇茎汤为代表。经常通风，保持室内空气清新，避免其他感染；多食用高蛋白、高热量、高纤维素的易消化食物，补充能量的同时减轻胃肠压力，多喝水以促进痰液排除，忌辛辣刺激食物；病情允许者，应适当进行体育运动，增强体质。

十一、寒痰阻肺证

1. 概念

寒痰阻肺证，指寒饮或痰浊停聚于肺，肺失宣降，以咳喘、痰白量多易咯出等为主要表现的证候。

2. 主要临床表现

咳嗽，咳痰白、易咳出，或喉间有痰鸣音，胸闷，气喘，恶寒肢冷，舌质淡，苔白腻，或白滑，脉弦或滑。

3. 证候解析

本证由肺里有宿痰，复感寒邪，或寒湿犯肺，或脾虚生痰，上注于肺所致。寒痰阻肺，肺失清肃，痰随气上逆，则见咳嗽，气喘，咳白痰，喉中痰鸣；胸中气机被痰阻滞，则胸闷，胸痛；恶寒肢冷，舌质淡，苔白腻，或白滑，脉弦或滑为寒痰内盛之象。

4. 常见疾病

慢性阻塞性肺病、支气管哮喘、喘息性支气管炎、慢性支气管炎等。

5. 辨证要点

本证以咳喘、痰白量多易咯出为主要辨证依据。

6. 调理方法

中医调治以温肺化痰为原则，处方以小青龙汤为代表。饮食上要忌油腻、生冷、辛辣食物，多食健脾化痰之品，如茯苓饼，多饮水以促进痰液的排出；适当运动，增强体质，预防感冒，以防止复发。

十二、脾气不足证

1. 概念

脾气不足证指脾气不足，运化失职，以食少、腹胀、便溏及气虚症状为主要表现的证候。

2. 主要临床表现

不欲饮食，或食量减少，腹胀，食后胀甚，大便溏稀，肢体倦怠，神疲乏力，少气懒言，形体消瘦，或浮肿，肥胖，面色淡黄或萎黄，舌淡苔白，脉缓或弱。

3. 证候解析

本证由饮食不节，或忧思过度，或素体脾虚，或年老体衰损伤脾气而成。脾失运化，则食少，腹胀，便溏；食后，脾气易困，故腹胀益甚；脾为气血生化之源，脾气虚生化乏源，气血不足以充养形体，故肢体倦怠，神疲乏力，形体消瘦，面色淡黄；脾虚水湿失运，则浮肿，甚则肥胖；舌淡苔白，脉缓或弱为脾气虚之象。

4. 常见疾病

包括慢性胃炎、慢性肠炎、胃与十二指肠憩室等。

5. 辨证要点

本证以食少、腹胀、便溏与气虚症状共见为主要辨证依据。

6. 调理方法

中医调治以健脾益气为原则，处方以补中益气汤为代表。在补气时，宜酌情选用化痰祛湿药、理气行滞药，并应顾及补气当防虚中夹实的情况，可配合食用黄芪、山药、小麦等益气之品；脾气虚运化不足，饮食不易过饱，以免积食损伤脾胃。适量进行一些柔缓的体育锻炼，并持之以恒，能改善循环功能和呼吸功能，促进新陈代谢，增加食欲，促进睡眠。

十三、寒湿困脾证

1. 概念

寒湿困脾证，指寒湿困阻脾阳，脾失温运，以不思饮食、腹胀、便溏、身重及寒湿症状为主要表现的证候。

2. 主要临床表现

脘腹胀闷，口中黏腻，不思饮食，犯恶欲呕，口淡不渴，腹痛便溏，头身困重，或小便短少，或身目发黄，面色晦暗，或妇女白带量多，或肢体浮肿，小便短少，舌胖大，舌苔白滑或白腻，脉濡缓或沉细。

3. 证候解析

本证因患者居处潮湿，或冒雨涉水，或贪食冰凉，导致寒湿之邪外犯，或脾虚寒湿内生而成。寒湿困阻中焦气机，故脘腹胀闷，甚则腹胀腹痛；脾失健运，则不思饮食；水湿上泛，则口中黏腻；水湿下注，则白带量多；水湿泛溢皮肤，则肢体浮肿，小便短少；土壅木郁，肝失疏泄，则身目发黄，且寒湿为阴邪，故黄而晦暗；身体困重，舌胖大，舌苔白滑或白腻，脉濡缓或沉细均为寒湿内盛之象。

4. 常见疾病

糖尿病周围神经病变、慢性萎缩性胃炎、慢性肠炎、慢性肾炎、慢性肝炎等。

5. 辨证要点

本证以不思饮、腹胀、便溏、身重、舌苔白腻等为主要辨证依据。

6. 调理方法

中医调治以健脾化湿为原则，处方以胃苓汤为代表。注意饮食规律，食量适中，冷热软硬适宜，勿贪食肥甘、厚腻、生冷、燥热之品；宜多食具有健脾利湿作用的食品如茯苓、玉米须、赤小豆、薏苡仁、山药、黑豆、冬瓜等；忌用苦寒伤脾、豁痰破气之品，慎用辛辣之品；改善居住环境，不要长期居住在阴冷潮湿的环境；根据自身情况，坚持在阳光下运动以温散寒湿。

十四、胃热炽盛证

1. 概念

胃热炽盛证指胃火炽盛，胃失和降，以胃脘烧灼样疼痛、食多易饥及实热症状为主要表现的证候。

2. 主要临床表现

胃脘灼热疼痛、拒按，口渴喜冷饮，多食易饥，口臭，牙龈肿痛溃烂，齿衄，小便短黄，大便秘结，舌红苔黄，脉滑数。

3. 证候解析

本证由过食辛辣食物，或情志太过化火，或邪热犯胃而成。火热灼胃，则胃灼热疼痛、拒按；胃受纳功能亢奋，则多食易饥；胃中浊气随火热蒸腾而上，故口臭；胃火循经上炎牙龈，壅滞气血，则牙龈肿痛溃烂，迫血妄行则齿衄；渴喜冷饮，小便短黄，大便秘结，舌红苔黄，脉滑数为火热内盛之象。

4. 常见疾病

儿童磨牙症、牙周炎、急性胃炎、上消化道出血、糖尿病等。

5. 辨证要点

本证以胃脘烧灼样疼痛、多食易饥与实热症状共见为主要辨证依据。

6. 调理方法

中医调治以清胃泻火为原则，处方以清胃散为代表。饮食上，多食用冬瓜、苦瓜、山药、鸭肉等清胃泻火、养阴生津之品，忌食辛辣刺激食物；调摄情志，保持心情舒畅。

十五、脾胃湿热证

1. 概念

脾胃湿热证，指湿热困阻脾胃，脾胃纳运失职，以腹胀、食欲减退、身重、便溏等为主要表现的证候。

2. 主要临床表现

脘腹胀闷，不思饮食，恶心欲呕，口中黏腻，口渴但饮水不多，大便稀溏，小便短黄，肢体困重，或身热不扬，汗出热不解，或见面目发黄鲜明，或皮肤发痒，舌质红，苔黄腻，脉濡数或滑数。

3. 证候解析

本证由外感湿热，或嗜食肥甘厚味，饮酒无度，酿成湿热而成。湿热阻滞脾胃气机，升降失常，则脘腹胀闷，食欲降低，恶心欲呕；湿热上蒸于口，则口中黏腻；湿热下注，则便溏，小便短黄；湿遏热伏，热邪难以散发，则身热不扬，汗出热不解；湿热熏蒸肝胆，胆汁外溢，则面目发黄色鲜明；湿热泛溢肌肤，则皮肤瘙痒；身体困重，舌质红，苔黄腻，脉濡数或滑数为湿热内盛之象。

4. 常见疾病

慢性胃炎、消化性溃疡等。

5. 辨证要点

本证以腹胀，食欲减退，身重，便溏不爽，舌苔黄腻为主要辨证依据。

6. 调理方法

中医调治以清热利湿健脾为原则，处方以甘露消毒丹为代表。其他调摄方面，注意饮食清淡，多吃蔬菜水果，少食辛辣肥腻之品，禁烟酒；居处干燥之地，避潮湿、暑热，勿过热淋浴；适量活动，如散步、太极拳、保健操等。

十六、肝血不足证

1. 概念

肝血不足证，指血液亏损，肝失濡养，以眩晕、视力减退、月经量少、肢体麻木、手足震颤及血虚症状为主要表现的证候。

2. 主要临床表现

头晕眼花，视力减退或夜盲，或肢体麻木，关节拘急，手足震颤，肌肉眴动，或妇女月经量少、色淡，甚则闭经，爪甲不荣，失眠多梦，面白无华，舌淡脉细。

3. 证候解析

本证由脾胃虚弱，生血不足，或久病耗血，或失血过多而成。肝血不足，头目失养，则头晕眼花，视力减退或夜盲；筋脉失养，则筋脉拘急，肢体麻木；肝血不足，爪甲失荣，则干枯脆薄；冲任失养，则月经异常；失眠多梦，面白无华，舌淡脉细为血虚之象。

4. 常见疾病

贫血、月经不调、更年期综合征、夜盲症等。

5. 辨证要点

本证以眩晕、视力减退、月经量少、肢体麻木与血虚症状共见为主要辨证依据。

6. 调理方法

中医调治以养血补肝为原则，处方以补肝汤为代表。其他调摄方面，注意科学营养，少食辛辣煎炸之品，禁烟酒；睡眠充足，起居规律，避免中暑、着凉，随着气温变化，及时添减衣物；保持心境平和，节制房事；适量做放松活动，多选择适合自己的运动，如散步、太极拳、保健操等，可增强体质，从而防止本证的发生。

十七、血虚风燥证

1. 概念

血虚风燥证，指营血不足，生风化燥，以皮肤干燥、粗糙、掉屑、瘙痒等为主要表现的证候。

2. 主要临床表现

皮肤干燥、粗糙、掉屑、瘙痒，部位游走不定，口、唇、咽干，大便秘结，爪甲干枯，神情倦怠，心悸失眠，舌淡红有裂纹，苔少，脉虚细数。

3. 证候解析

本证为久病暗耗阴血，转为血虚风燥而成。血虚失润，则皮肤干燥瘙痒，口、鼻、咽干，大便秘结；爪甲失滋，则干枯无光泽；心失所养，则心悸失眠；风性善动，则部位游走不定；舌淡红有裂纹，苔少，脉虚细数为血虚风燥之象。

4. 常见疾病

银屑病、慢性湿疹、慢性荨麻疹等。

5. 辨证要点

本证以皮肤干燥、瘙痒及血虚症状共见为主要辨证依据。

6. 调理方法

中医辨治以养血润燥，息风止痒为原则，处方以养血润肤饮、当归饮子等为代表。皮肤干燥粗糙，可外涂软膏，也可涂护肤油脂以保持皮肤柔润；海参、黑芝麻、乌枣、鱼肉等食物能滋阴养血，可适当食用，但要忌辛辣、忌酒等以免瘙痒加重；不宜用热水、肥皂水烫洗，避免日光暴晒或寒冷刺激；同时要保持心情舒畅。

十八、肝血瘀滞证

1. 概念

肝血瘀滞证，指肝失疏泄，肝血瘀阻，以胁肋刺痛、胁部痞块、腹大坚满等为主要表现的证候。

2. 主要临床表现

胁肋刺痛，胁部痞块，面色晦暗或青黑无华，肝掌，蜘蛛痣，腹部青筋暴露，皮下出血，齿衄，鼻衄，便血，腹大坚满，痛经，闭经，舌下络脉屈曲、扩张，脉涩或结代。

3. 证候解析

本证因热毒侵袭，或肝病日久成瘀。瘀血阻于胁下，则胁肋刺痛，胁部痞块；脉络阻滞，血管异常，则肝掌，蜘蛛痣，腹部青筋暴露，舌下脉络曲张；瘀血损伤脉络，血液外溢，则见各种出血；女子以血为本，肝血瘀阻，则痛经，闭经。

4. 常见疾病

肝纤维化、肝硬化、痛经、闭经等。

5. 辨证要点

本证多有肝病史，以胁肋刺痛，肝掌，蜘蛛痣，腹大如鼓为主要辨证依据。

6. 调理方法

中医调治以疏肝理脾，活血化瘀为原则。合理饮食，多吃新鲜蔬菜、富含维生素C 的水果；吃饭不要过急，每顿食量适宜，少食多餐；合理饮水，合理食盐；可以吃陈皮、橘子、萝卜等行气活血类食品；不宜食用辣椒、花椒、生姜等刺激性食物，不宜食用油炸、冰冻等食品；此外，要注意消除负面情绪。

十九、肝郁气滞证

1. 概念

肝郁气滞证，指肝失疏泄，气机郁滞，以情志抑郁、胸胁或少腹胀痛等为主要表现的证候。

2. 主要临床表现

情绪抑郁，喜叹气，胸胁胀满疼痛，走窜不定，或咽部异物感，或颈部瘿瘤、瘰疬，或胁下肿块，妇女乳房经前胀痛，月经不调，痛经，舌苔薄白，脉弦，病情与情绪变化有关。

3. 证候解析

本证由情志刺激，郁怒伤肝，肝失疏泄而成。情志失调，则情绪抑郁，喜叹气；肝气不利，则胸胁胀满疼痛，走窜不定，经前乳房胀痛；冲任气血失调，则月经异常；水液输布异常，则生痰湿，或结于咽部，或结于颈部；气滞血瘀，则胁下肿块；脉气紧张，则脉弦。

4. 常见疾病

乳腺增生、更年期综合征、抑郁症、慢性胃炎、月经病等。

5. 辨证要点

本证多与情志因素有关，以情志抑郁、胸胁或少腹胀痛、脉弦等为主要辨证依据。

6. 调理方法

中医调治以疏肝解郁为原则，处方以柴胡疏肝散为代表，可配合忘忧汤等解郁安神的药膳辅助治疗；注意情志调摄，增强自信，保持一颗平常心；经常运动可使人体气血畅通，可根据个人喜好和身体状况选择运动项目，如球类、跑步、游泳、远足、健身等，运动强度以运动后身心畅快为度。

二十、肝火上炎证

1. 概念

肝火上炎证，指火热炽盛，内扰于肝，气火上逆，以头痛、烦躁、耳鸣、胁痛及实热症状为主要表现的证候。

2. 主要临床表现

头目胀痛如刀劈，面红目赤，急躁易怒，口苦口干，耳鸣甚至突发耳聋，噩梦纷纭，或胁肋灼痛，吐血，衄血，小便短黄，大便秘结，舌红苔黄，脉弦数。

3. 证候解析

本证由肝郁化火，或火热内侵而成。肝火循经上攻，则头目胀痛，面红目赤；肝火上扰，则耳鸣耳聋，口苦，噩梦；肝气失柔，则胁肋疼痛，急躁易怒；吐血，衄血，小便短黄，大便秘结，舌红苔黄，脉弦数为火热内盛之象。

4. 常见疾病

突发性耳鸣耳聋、高血压、三叉神经痛、急性结膜炎等。

5. 辨证要点

本证以头目胀痛、胁痛、烦躁、耳鸣与实热症状为主要辨证依据。

6. 调理方法

中医调治以清肝泻火为原则，处方以龙胆泻肝汤为代表。其他调摄方面，宜食陈皮、萝卜、刀豆、金橘、佛手、绿梅花、芹菜、决明子等食物及药食兼用品，忌食人参、黄芪、桂圆肉、红枣、老田鸡等滋补食物；调摄情志，保持积极、乐观的心态，以平淡宽容之心看待他人和事物；生活规律，劳逸结合，保证充足睡眠；增加户外活动，每天保证一定的运动量，如慢跑、游泳等。

二十一、肝阳上亢证

1. 概念

肝阳上亢证，指肝经火盛，气火上逆，以头痛、烦躁、耳鸣、胁痛及上盛下虚症状为主要表现的证候。

2. 主要临床表现

头目胀痛，眩晕耳鸣，面红目赤，急躁易怒，失眠多梦，头重脚轻，腰膝酸软，舌红少津，脉弦有力或弦细数。

3. 证候解析

本证多由肝肾阴亏，不能潜阳，或长期易怒，气火内郁，耗伤阴液，阴不制阳而成。肝阳亢逆，气血上逆，则头目胀痛，眩晕耳鸣，面红目赤；肝阳亢盛，肝失柔和，则急躁易怒；阳热内扰心神，则失眠多梦；肝肾阴亏，腰膝失养，则腰膝酸软；阳亢于上，阴亏于下，故头重脚轻；舌红少津，脉弦有力或弦细数，为肝肾阴亏，肝阳上亢之象。

4. 常见疾病

高血压、内耳眩晕症、甲状腺功能亢进、慢性肝炎等。

5. 辨证要点

本证以头痛、烦躁、耳鸣、胁痛与火热症状共见为主要辨证依据。

6. 调理方法

中医调治以清肝泻火为原则，处方以天麻钩藤饮为代表。其他调摄方面，坚持高纤维、低脂、富含钙和镁的饮食；减少饮酒，戒烟，避免摄入过量浓茶、咖啡和辛辣食品；避免劳累，保证充足睡眠；调节情志，保持乐观开朗，避免长时间的精神紧张；适度节制房事，避免过度损耗肾精。

二十二、肝胆湿热证

1. 概念

肝胆湿热证，指湿热内蕴，肝胆疏泄失常，以身目发黄、胁肋胀痛及湿热症状为主要表现的证候。

2. 主要临床表现

身目发黄，胸胁胀痛，或胁下有痞块，不思饮食，厌食油腻，腹胀，或阴部潮湿、瘙痒、湿疹，阴器肿痛，带下黄稠臭秽，口苦口干，小便色黄，舌红，苔黄腻，脉弦滑数。

3. 证候解析

本证由外感湿热，或饮食不洁，内生湿热而成。肝胆气机不畅，则胸胁胀痛，胁下痞块；胆汁外溢则口苦，身目发黄；肝胆疏泄失常，则脾胃失运，故厌食；湿热沿肝经下注阴部，则阴痒、阴肿等；小便色黄，舌红，苔黄腻，脉弦滑数为湿热之象。

4. 常见疾病

慢性乙型肝炎、急性胆囊炎、急性胰腺炎、阴部湿疹、妇科疾病等。

5. 辨证要点

本证以胁肋胀痛，身目发黄，或阴部瘙痒，带下黄臭与湿热症状共见为主要辨证依据。

6. 调理方法

中医调治以清泻肝胆湿热为原则，处方以茵陈蒿汤或甘露消毒丹为代表。其他调摄方面，饮食宜清淡，易消化，忌坚硬、油腻、辛辣食物，戒酒；对于肝炎肝功能有损伤者，一定要卧床休息，肝功能恢复后，可适当活动，如散步；调畅情志，从而调节肝胆的疏泄；注意皮肤的清洁，经常更换内衣，对于阴部潮湿、瘙痒者，要选择宽松舒适的内裤；皮肤瘙痒者，勿搔抓，防止溃烂；保持口腔清洁；生活起居要有规律，慎房事，保持充足的睡眠；保持大便通畅；避免寒湿之邪的侵犯。

二十三、肾阴不足证

1. 概念

肾阴不足证，指肾阴亏损，失于滋养，虚热内扰，以腰酸而痛、遗精、月经量少、头晕耳鸣及虚热症状为主要表现的证候。

2. 主要临床表现

腰膝酸软而痛，头晕耳鸣，齿松发脱，男子遗精、早泄，性功能亢进，女子月经量少甚闭经、崩漏，失眠健忘，口干舌燥，形体消瘦，手足心热，潮热盗汗，骨蒸发热，小便短黄，舌红少津、少苔或无苔，脉细数。

3. 证候解析

本证由先天不足，或久病伤身，或房劳太过，或过服温燥所致。肾阴不足，腰膝、脑、骨、耳、冲任失养，则腰膝酸软而痛，齿松，脱发，头晕耳鸣，女子月经量少甚经闭；相火妄动，则性功能亢进，女子崩漏，男子遗精、早泄；虚火扰乱心神，则失眠多梦；口干舌燥，形体消瘦，手足心热，潮热盗汗，骨蒸发热，小便短黄，舌红少津、少苔或无苔，脉细数为阴虚内热之象。

4. 常见疾病

高血压、更年期综合征、慢性肾炎、男子不育、女子卵巢早衰、糖尿病等。

5. 辨证要点

本证以肾脏失养，腰酸、耳鸣、遗精、月经量少等为主要辨证依据。

6. 调理方法

中医调治以滋阴补肾为原则，处方以六味地黄丸为代表。其他调摄方面，遵循保阴潜阳的原则，宜多食芝麻、乳制品、蔬菜、豆腐、鱼类等清淡滋阴之品，少吃葱、姜、蒜、辣椒等辛辣燥烈之品，可食用药粥，如枸杞粥、山药粥等；劳逸适度，节制房事，避免熬夜；调整情志，及时进行心理疏导，保持积极向上的心态；适当进行体育锻炼，适时出游对恢复健康亦有颇多益处。

二十四、肾阳不足证

1. 概念

肾阳不足证，指肾阳亏虚，机体失于温煦，以腰膝酸冷、性欲减退、夜尿多及阳虚症状为主要表现的证候。

2. 主要临床表现

腰膝酸软冷痛，畏寒肢冷，头晕目眩，精神萎靡，男子阳痿早泄、遗精，女子宫寒不孕、白带清稀量多，或久泻不止，完谷不化，或小便频数清长，夜尿频多，舌淡，苔白，脉沉细无力，尺脉尤甚。

3. 证候解析

本证多由素体阳虚，或年老肾虚，或房劳过度，或久病及肾所致。肾阳虚，不温腰膝则腰膝酸冷；不温形体则畏寒肢冷，精神萎靡；不温胞宫则男子阳痿早泄、遗精，女子宫寒不孕；肾虚不固，则泄泻，尿频清长，白带量多；舌淡，苔白，脉沉细无力，尺脉尤甚为肾阳虚之象。

4. 常见疾病

慢性肾炎、单纯性尿路感染、男子不育、女子不孕等。

5. 辨证要点

本证以腰膝酸冷、性欲减退、夜尿多及虚寒症状共见为主要辨证依据。

6. 调理方法：

中医调治以温补肾阳为原则，处方以金匮肾气丸为代表。其他调摄方面，平时宜食壮阳食物，如羊肉、猪肚、鸡肉、黄鳝、核桃、栗子、韭菜、茴香等，少食生冷黏腻之品；秋冬季节，适当暖衣温食以养护阳气，尤其注意腰部和下肢保暖，春夏季节可坚持空气浴或日光浴等，炎热季节勿贪凉，避免风扇或空调直吹，避免长期在阴暗潮湿寒冷的环境下工作；坚持运动。

二十五、肾精亏虚证

1. 概念

肾精亏虚证，指由于肾精亏损，脑与骨、髓失充，以生长发育迟缓、早衰、生育能力低下等为主要表现的证候。

2. 主要临床表现

小儿生长发育迟缓，身材矮小，囟门迟闭，智力低下，男子精少不育，女子经闭不孕，性欲减退，健忘痴呆，动作迟钝，耳鸣发脱，牙松早脱，足痿无力，舌淡苔白，脉弱。

3. 证候解析

本证多由先天禀赋不足，后天失于调养，或房劳伤肾所致。肾精具有促进人体生长发育，维持生殖功能的作用。肾精不足，故小儿生长发育迟缓，男子不育，女子不孕；脑失肾精充养，则健忘痴呆；齿为骨之余，骨失所养，则足痿无力，牙齿提前松脱。

4. 常见疾病

佝偻病、软骨病、不孕不育、脑萎缩等。

5. 辨证要点

本证多与先天不足有关，以生长发育迟缓、早衰、生育机能低下等为主要辨证依据。

6. 调理方法

中医调治以补肾填精为原则，处方以河车大造丸为代表。其他调摄方面，宜食鹿肉、蜂王浆、猪肾、肉苁蓉、山药、山萸肉、黑芝麻、核桃仁、黄精等食物及药食兼用品，忌生冷食物及冷饮；可通过休闲活动减轻精神压力，释放不良情绪；适当运动以增强体质，如打太极拳，宜选择空气清新的公园内、树下或湖边进行。

二十六、肾气亏虚证

1. 概念

肾气亏虚证，指因肾气亏虚，封藏、固摄功能失职，以腰膝酸软，小便、精液、经带、胎气不固等为主要表现的证候。

2. 主要临床表现

腰膝酸软，神疲乏力，耳聋耳鸣，小便频数清长，夜尿频多或遗尿，或尿后余沥不尽，或尿失禁，男子遗精早泄，女子月经淋漓不尽，带下清稀量多，或胎动易滑，舌质淡，舌苔白，脉弱。

3. 证候解析

本证由先天不足，或年高肾衰，或早婚多育，久病劳损所致。肾气不足，各脏腑失其濡养，机能活动减弱，故神疲乏力；肾开窍于耳，肾气亏虚，不能上充于耳，故听力逐渐减退；骨为肾所主，肾气虚则骨骼失于温养，故腰膝酸软无力；尿液在膀胱的贮存与排泄，有赖于肾气的蒸化与固摄，肾气不足，固摄无权，则膀胱失约，故小便频数而清长，甚至遗尿而不能自禁；肾的藏精功能，有赖于肾气的固摄，肾气不足，则精关不固，故见遗精早泄；先天不足，少女肾气未充，精气未盛，或房劳多产，久病伤肾，以致肾精亏损，冲任气血不足，血海不能满溢，遂致月经淋漓不尽；舌淡苔白，脉弱，为肾气虚弱之象。

4. 常见疾病

高血压、慢性肾炎、闭经、崩漏、尿崩症、习惯性流产等。

5. 辨证要点

本证以腰膝酸软、滑精、滑苔、带下量多清稀与气虚症状共见为主要辨证依据。

6. 调理方法

中医调治以补肾固摄为原则，处方以菟丝子丸为代表。其他调摄方面，饮食宜清淡易消化，多吃黑木耳、黑鱼、枸杞粥等；劳则气耗，劳逸适度，节制房事；起居规律，不要熬夜；适当运动，增强体质。

二十七、肾不纳气证

1. 概念

肾不纳气证，指肾气亏虚，纳气失司，以久病咳喘、呼多吸少、动则尤甚等为主要表现的证候。

2. 主要临床表现

咳喘久久不愈，呼吸困难，呼多吸少，动则喘甚，声音低微，腰膝酸软，舌淡苔白，脉弱。

3. 证候解析

本证多由肺病久病及肾，或老年肾亏，劳伤肾气所致。肾为气之根，肾气充沛才能有纳气的作用，保证呼吸深度。肾不纳气，则咳喘，呼多吸少；动则耗气，故动则喘甚；腰失所养，则腰膝酸软；声音低微，舌淡苔白，脉弱皆是气虚之象。

4. 常见疾病

慢性阻塞性肺病、小儿哮喘等。

5. 辨证要点

本证以久病咳喘、呼多吸少、动则尤甚等为主要辨证依据。

6. 调理方法

中医调治以补肾纳气为原则，处方以全真一气汤为代表。其他调摄方面，饮食以高蛋白、高热量和高维生素为宜，并补充适量无机盐，避免摄入过多易产气食物及碳水化合物；多吃绿叶水果及蔬菜，食物烹饪以煮、蒸为宜，食物宜软烂，以利于消化吸收，同时忌肥腻、过甜、过咸、辛辣及煎炸之品；多食杏仁、枸杞子、黑芝麻、核桃、冬虫夏草、灵芝、羊肉之品以补益肺气、肾气；食疗方可选用枸杞猪心汤、百合炖腰子；保持乐观开朗的心态；起居有常，劳逸结合，保证充分的休息和睡眠，病情严重时减少活动量。

二十八、大肠湿热证

1. 概念

大肠湿热证，指湿热内阻肠道，大肠传导失司，以腹痛、泄泻、下痢脓血及湿热症状为主要表现的证候。

2. 主要临床表现

腹胀腹痛，泄下色黄而臭，伴肛门灼热，大便不尽感，甚则下痢脓血，里急后重，可伴见身热口渴，或恶寒发热，小便短黄，舌质红，苔黄腻，脉滑数。

3. 证候解析

本证多由夏季暑湿之邪侵袭，或食入不干净食物，伤及肠道气血而成。实热侵袭大肠，壅滞气机，故腹胀腹痛，里急后重；大肠传导失职，则腹泻；实热熏灼，则有肛门灼热感；湿热迫血络，则下痢脓血；若属外感暑湿，则可见恶寒发热；小便短黄，舌红，苔黄腻，脉滑数皆是湿热内蕴之象。

4. 常见疾病

溃疡性结肠炎、肠伤寒、阿米巴痢疾、急性菌痢、慢性痢疾急性发作等。

5. 辨证要点

本证以腹痛、泄泻、大便黄稠臭秽与湿热症状共见为主要辨证依据。

6. 调理方法

中医调治以清热利湿为原则，处方以葛根芩连汤和白头翁汤为代表。其他调摄方面，可以马齿苋煎水顿服，或取乌梅煎取浓汁煮粥，少食多餐；养成良好饮食习惯，总的原则是高热能、高蛋白、高维生素、少油少渣，宜清淡、清洁、新鲜并富含营养，忌生冷不洁及难消化之品；养成良好生活习惯，起居有常，生活规律；调畅情志，坚持体育锻炼，慎防风寒湿邪侵袭；讲究环境卫生和个人卫生，饭前便后洗手。

二十九、心肾不交证

1. 概念

心肾不交证，指心与肾的阴液亏虚，阳气偏亢，心肾水火既济失调，以心烦、失眠、梦遗、耳鸣、腰酸等为主要表现的证候。

2. 主要临床表现

心悸失眠，多梦，健忘，头晕耳鸣，腰膝酸软，梦遗，咽干口燥，五心烦热，潮热盗汗，大便干结，小便黄，舌红少苔，脉细数。

3. 证候解析

本证多因久病、房事不节，肾阴耗伤，不能上奉于心，或劳神太过，情志抑郁化火，心火独亢，不能下交于肾所致。肾水不能上济心火，火扰心神，则心悸失眠，多梦；肾阴不足，脑髓、耳窍失养，则健忘，头晕，耳鸣；虚火扰动精室则梦遗；咽干口燥，五心烦热，潮热盗汗，便结尿黄，舌红少苔，脉细数皆是阴虚火旺之象。

4. 常见疾病

神经衰弱、肺结核、慢性肾炎、糖尿病、甲状腺功能亢进等。

5. 辨证要点

本证以心烦、失眠、梦遗、耳鸣、腰酸与虚热症状共见为主要辨证依据。

6. 调理方法

中医调治以滋阴降火、交通心肾为原则，处方以黄连阿胶汤为代表。其他调摄方面，清淡饮食，少食辛辣之品；保持充足、规律的睡眠；避免长时间高温环境下工作；注意避免强烈运动，节制性生活，适量活动，如散步、太极拳、保健操等。

三十、心脾两虚证

1. 概念

心脾两虚证，指脾气亏虚，心血不足，以心悸、神疲、头晕、食少、腹胀、便溏等为主要表现的证候，又称心脾气血两虚证。

2. 主要临床表现

心悸怔忡，头晕，多梦，健忘，食欲不振，腹胀，便溏，神疲乏力，或见皮下紫斑，女子月经量少色淡、淋沥不尽，面色萎黄，舌淡嫩，脉弱。

3. 证候解析

本证多由饮食不节，损伤脾胃，气血生化不足导致心失所养，或思虑过度损伤心脾气血，或各种慢性出血而成。心血不足，心失所养，则心悸怔忡，多梦，健忘；气血不足以充养头面，则头晕，面色萎黄；脾气弱，无力运化水谷，则食欲不振，腹胀，便溏；脾气亏虚，不能固摄血液，血溢脉外，则可见各种慢性出血；舌淡嫩，脉弱皆为气血亏虚之象。

4. 常见疾病

各种贫血、月经不调、抑郁症、神经官能症、失眠等。

5. 辨证要点

本证以心悸、神疲、头晕、食少、腹胀、便溏等为主要辨证依据。

6. 调理方法

中医调治以补益心脾为原则，处方以归脾汤为代表。其他调摄方面，保持心情舒畅，保证充足睡眠；清淡饮食，少食油腻、生冷或辛辣食物；经常进行体育健身活动，可选用比较柔缓的运动，如气功、太极剑、八段锦、散步等；劳逸适度，避免劳思损伤心脾。

三十一、脾肾阳虚证

1. 概念

脾肾阳虚证，指脾肾阳气亏虚，温煦失职，虚寒内生，以久泻久利、水肿、腰腹冷痛等为主要表现的证候。

2. 主要临床表现

腰膝、下腹冷痛，久泻久利，或五更泄泻，完谷不化，大便质地清冷，或全身水肿，小便不利，舌淡胖，苔白滑，脉沉迟无力。

3. 证候解析

本证多因久病，或久泻久利，耗伤脾肾之阳所致。肾为一身阳气之根本，肾阳亏虚，失于温煦，则腰膝、下腹冷痛；脾肾阳虚，不能温运水谷，故久泻不止，五更泄泻，完谷不化，便质清冷；水液运化失职，泛溢肌肤则水肿，小便不利；舌淡胖，苔白滑，脉沉迟无力为虚寒之象。

4. 常见疾病

慢性肠炎、慢性痢疾、肾病综合征、慢性肾炎等。

5. 辨证要点

本证以久泻久利、水肿、腰腹冷痛与虚寒症状共见为主要辨证依据。

6. 调理方法

中医调治以温补脾肾之阳为原则，处方以附子理中汤为代表。其他调摄方面，饮食宜清淡、温热、细软、易消化，可选用健脾补肾之品，如山药莲子粥等，忌食生冷、辛辣及肥甘厚味；慎起居，避风寒，畅情志；可配合隔姜灸中脘、神阙、气海、关元等穴，腹痛时可按摩天枢、足三里、中脘等穴。

三十二、肝胃不和证

1. 概念

肝胃不和证，指肝气郁结，横逆犯胃，胃失和降而表现的以脘胀、嗳气、呃逆等为主要表现的证候。

2. 主要临床表现

胃脘、胸胁胀满疼痛，疼痛部位走窜不定，嗳气，呃逆，不思饮食，情志抑郁，喜叹气，或烦躁易怒，舌淡红，苔薄黄，脉弦。

3. 证候解析

本证多因情志抑郁，肝气郁结，肝气犯胃而成。肝胃气滞，故胃脘、胸胁胀满疼痛，走窜不定；胃失和降，胃气上逆，则嗳气，呃逆；胃受纳食物失职，故不思饮食；肝失疏泄，则情志抑郁，喜叹气，烦躁易怒；舌淡红，苔薄黄，脉弦为肝胃不和之象。

4. 常见疾病

胆汁反流性胃炎、慢性胃炎、功能性消化不良、胃溃疡、慢性肝炎等。

5. 辨证要点

本证以抑郁、脘胀、嗳气、呃逆为主要辨证依据。

6. 调理方法

中医调治以疏肝和胃为原则，处方以柴胡疏肝散为代表。该证以情绪调理为主，解除其郁闷、焦虑、暴躁等情绪，避免精神刺激，以免因负性情绪引起久思抑郁，循环难愈。偏胃阴亏虚者，以饮食护理为主，忌食辛辣刺激食物，宜食滋阴润燥之品；偏肝气亢盛者，多急躁易怒，而情绪郁怒更加重病情，故应了解患者郁闷恼怒的原因，做好情志护理，予以疏导，使其安心治疗。饮食以清淡为主，少油腻，忌辛辣、烟、酒及黏滞助火之品，指导患者食用番茄、茭白、苦瓜、冬瓜、萝卜、雪梨、苹果、西瓜、金橘等有疏利行气作用的食物；保持大便通畅，可用蜂蜜、麻仁润肠丸等润肠通便，使腑气通顺，浊气下降。

三十三、肝肾阴虚证

1. 概念

肝肾阴虚证，指肝肾两脏阴液亏虚，虚热内扰，以腰酸胁痛、眩晕、耳鸣、遗精等为主要表现的证候。

2. 主要临床表现

头晕，目眩，两目干涩，耳鸣，健忘，胁痛，腰膝酸软，口燥咽干，失眠多梦，低热或五心烦热，两颧红，男子遗精，女子月经量少，舌红，少苔，脉细数。

3. 证候解析

本证多因久病，或情志内伤，或房事过度等耗伤肝肾之阴，阴虚而不能制阳所致。肝肾阴亏，肝系、肾系脏腑失养，则头晕目眩，两目干涩，耳鸣健忘，胁痛，腰酸，女子月经量少；虚火上扰心神，则失眠多梦；五心烦热，口燥咽干，低热颧红，男子遗精，舌红少苔，脉细数皆是阴虚内热之象。

4. 常见疾病

高血压、糖尿病、结核病、更年期综合征等。

5. 辨证要点

本证以腰酸胁痛、眩晕、耳鸣、遗精与虚热症状共见为主要辨证依据。

6. 调理方法

中医调治以滋补肝肾为原则，处方以杞菊地黄汤为代表。其他调摄方面，饮食清淡，少食辛辣之品，戒烟酒；调理情志，避免抑郁恼怒；清心寡欲，节制房事，勿过劳伤阴；适量活动，如散步、太极拳、保健操等，注意避免剧烈运动。

三十四、肝火犯肺证

1. 概念

肝火犯肺证，指肝火炽盛，上逆犯肺，肺失肃降，以胸胁灼痛、急躁、咳嗽痰黄或咯血等为主要表现的证候。

2. 主要临床表现

胸胁灼痛，急躁易怒，头胀头昏，阵发性咳嗽，咳黄稠黏痰，甚则咯血，烦热口苦，面红目赤，舌红苔薄黄，脉弦数。

3. 证候解析

本证多因情绪暴躁伤肝，肝气郁而化火，木火刑金，上逆犯肺而成。肝经气郁化火，经气不利，故胸胁灼痛，急躁易怒，烦热口苦；肝火夹气血上逆，则头胀头晕，面红目赤；肝火时动，上逆犯肺，肺失清肃，故咳嗽阵作；火热炼津成痰，则痰黄黏稠；火热迫血妄行，或灼伤血络，则可见咯血；舌红，苔薄黄，脉弦数为肝火内炽之证。

4. 常见疾病

肺结核、慢性咳嗽、支气管扩张等。

5. 辨证要点

本证以胸胁灼痛、急躁、咳嗽痰黄或咯血与实热症状共见为主要辨证依据。

6. 调理方法

中医调治以清肝泄肺为原则，处方以化肝煎为代表。其他调摄方面，饮食上可用天冬炖梨汁饮以泄肝火滋肺阴，从而减轻咳嗽，或给予藕汁、萝卜汁，或选用绿豆

60g，百合 20g 水煎取汁服用；避免不良刺激，保持良好的精神状态，防止忧郁伤肺，加重咳嗽；咯血量较多者，可用三七粉 3g 冲服；病情缓解期，要重视体育锻炼，如太极拳、呼吸操等，以提高肺脏功能。

三十五、饮食停滞证

1. 概念

饮食停滞证，指饮食停滞胃肠，以脘腹痞胀疼痛、呕泻酸馊腐臭食物等为主要表现的证候。

2. 主要临床表现

脘腹胀满疼痛拒按，厌食，呕泻酸馊腐臭，吐后胀痛得减，或腹痛，肠鸣，矢气臭秽，泻下不爽，大便酸腐臭秽，舌苔厚腻，脉滑或沉实。

3. 证候解析

本证多因暴饮暴食造成食积，或因脾胃素来虚弱，稍有饮食不慎，即可造成饮食不消化而食积。积食阻滞胃肠气机，胃肠失和降，则脘腹胀满疼痛拒按；食积于内，胃无法继续受纳，故厌食；胃气当降不降，反夹积食和浊气上逆，故呕吐酸馊食物，吐后胃气暂得通畅，故胀痛得减；积食下移肠道，阻滞肠道气机，故矢气臭秽；腐败食物下注，则泻下物酸腐臭秽；胃中浊气上蒸于舌，则舌苔厚腻；脉滑是食积之象。

4. 常见疾病

急性胃炎、急性胃扩张早期等。

5. 辨证要点

本证多有伤食病史，以脘腹痞胀疼痛、呕泻物酸馊腐臭等为主要辨证依据。

6. 调理方法

中医调治以消食导滞为原则，处方以保和丸为代表。可由上而下交替按摩上腹部数遍以促进胃肠蠕动；发病期间，应禁食，或进流食或半流食；平时饮食要限量，七八分饱即可，忌生冷、肥甘、煎炸食品；保持大便通畅。

第三章 体质学说与体质养生

体质是一种客观存在的生命现象，是人体生命过程中，在先天禀赋和后天获得的基础上所形成的形态结构、生理功能和心理状态方面综合的、相对稳定的固有特质；是人类在生长发育过程中形成的与自然、社会环境相适应的人体个性特征。体质一词在历代中医文献中称谓不一，有气质、素质、体质等不同名称。中医体质学说是以中医理论为主导，研究人类各种体质特征、体质类型的生理、病理特点，并以此分析疾病的状态、病变的性质及发展趋向，从而指导疾病预防和治疗的一门学说。

中医体质学认为，不同体质类型的人，体内阴阳气血的盛衰不同，对致病因素的反应及发病的阈值也各不相同。因此，在受到某种致病因素的刺激后，是否形成亚健康状态，形成后能否发病，或是能够自行向愈，很大程度上取决于体质类型。从健康到亚健康再到疾病，体质因素的影响不可忽视，各种体质偏颇是疾病发生的内在依据；同时，正是由于体质的不同，导致机体疾病的发生与转归也不尽相同。

体质既是相对稳定的固有状态，又是可调控的，也就是说体质既具有稳定性，又具有可变性。通过一定的干预可以使人的体质偏颇失衡状态得到改善与调整，从而恢复健康。在体质养生过程中，我们应从具体的人出发，权衡干预措施，根据不同人群具体的体质类型从食疗药膳、起居调护、运动调养、精神调摄等各个方面制定防治原则，选择相应的治疗、预防方法，从而进行"因人制宜"的干预。

第一节 《黄帝内经》与体质学说

《黄帝内经》作为我国现存最早的一部医学经典著作，书中蕴含了大量关于中医体质的内容，最早对人类个体及群体的体质特征、体质差异、体质形成、体质变化、体质类型、体质与疾病的易感性、体质在诊断中的意义、体质对遣方用药的影响、体质与养生、体质与疾病预防等理论要素进行了论述，初步奠定了中医体质理论的基础，成为中医体质理论初步形成的源头。

一、体质形成的因素

1. 先天禀赋

《灵枢·天年》中提到人之胚胎"以母为基,以父为楯"。胚胎的形成全赖父之精、母之血,阴阳相合,阴血为基础,阳气为外卫,阴阳互相为用,从而促成了胚胎的生长发育,秉承了父母的遗传基因,最终形成了这一胚胎所具有的独特的体质特性。故《灵枢·决气》曰"两神相搏,合而成形",父母生殖之精的盛衰盈亏及各自的体质特征,将决定其后代先天禀赋的强弱,进而影响子代体质的成形,所以说人从出生起就具有体质的差异性。《灵枢·寿夭刚柔》言:"人之生也,有刚有柔,有弱有强,有短有长,有阴有阳。"说明一个人体质壮实则抗病力强,邪气难以入侵;若体质虚弱,则抗病能力衰退,邪气易于入侵而易诱发疾病。一个人禀父母之五脏而成先天体质之基础,如果父母身体虚弱,则子代出现禀赋不足,偏阴偏阳;即使同一父母,因所孕育之时父母机体状态的不同,子代所表现出来的体质也不尽相同。总之,先天因素是体质形成的重要基础。

2. 饮食因素

合理规律的饮食习惯和多样化的饮食结构,给予人体充足而全面的营养,可增强人的体质,甚至可使某些病理性体质转变为生理性体质。若饮食不规律,或过饥过饱,偏嗜五味,营养不足,则可损害自身体质。《素问·生气通天论》曰"因而饱食,筋脉横解,肠澼为痔""味过于酸,肝气以津,脾气乃绝;味过于咸,大骨气劳,短肌,心气抑;味过于甘,心气喘满,色黑,肾气不衡;味过于苦,脾气不濡,胃气乃厚;味过于辛,筋脉沮弛,精神乃央"。每种食物均具备其特有的五味属性和寒热属性,人的先天体质同样也具有多样性,五脏六腑强弱不同。中医学认为,脾胃为后天之本,脾胃的功能可影响一个人体质的偏颇。后天通过摄取丰富多样的食物,可平衡饮食的五味属性及寒热温凉属性;若饮食偏嗜,长期大量摄入某一单一品类的食物,寒热及五味对人的影响达到一定程度时,脏腑气血津液的平衡状态将被改变,即改变原有的体质。

3. 情志因素

中医学认为,各种情绪均有其五行属性,精神刺激过激过久,相应的脏腑将会受到损害,可导致气血变化,脏腑功能失调,而长期失调必然会导致体质发生改变。《素问·举痛论》言:"怒则气上,喜则气缓,悲则气消,恐则气下……惊则气乱……思则气结。"情志因素可引起气上、气缓、气消、气下、气收、气泄、气乱、气耗、气结等改变,说明许多疾病的发生与情志相关,可进一步引起体质的改变。

4. 社会环境因素

社会环境因素对于人的体质也具有一定影响,随着社会动荡或者社会发展,在不同的阶段，人的体质也会随之变化，体质将具有当时社会时代特征。《素问·疏五过论》中有"尝贵后贱""尝富后贫""暴乐暴苦""始乐后苦"的人群，因为社会地位的变更，以及不同阶层的差异，会使人产生不同的气质和性格，形成不同的体质。

5. 自然环境因素

《素问·异法方宜论》言："医之治病也，一病而治各不同皆愈，何也？岐伯对曰：地势使然也……"中医学认为天、地、人三者为一体，人适应自然而生。一方水土养一方人，自然环境的不同造就了人们体质的地域差异性。不同地理环境下，由于不同水土性质、气候类型、生活条件的影响，从而形成了不同地区人的体质。

6. 其他因素

其他因素包括性别、年龄、后天患病或是用药、运动及安逸等均可导致机体失调等病理变化，亦可带来体质的改变。

二、体质分类的方法

1. "五形"分类

《黄帝内经》中最系统、最全面的体质分类方法见于以五行属性进行体质分类的《灵枢·阴阳二十五人》篇。该篇运用阴阳五行学说，将人体的肤色、形体、举止、性格及其对气候耐受力等特点按五行学说，划分为木形、火形、土形、金形、水形等五种不同的体质类型。

（1）木形之人 "木形之人，比于上角，似于苍帝。其为人，苍色，小头，长面，大肩背，直身，小手足，好有才，劳心，少力，多忧劳于事。能春夏不能秋冬，感而病生，足厥阴佗佗然"。

（2）火形之人 "火形之人，比于上徵，似于赤帝。其为人，赤色，广䏖，锐面小头，好肩背髀腹，小手足，行安地，疾心，行摇，肩背肉满，有气，轻财，少信，多虑，见事明，好颜，急心，不寿暴死。能春夏，不能秋冬。秋冬感而病生，手少阴核核然"。

（3）土形之人 "土形之人，比于上宫，似于上古黄帝。其为人，黄色，圆面，大头，美肩背，大腹，美股胫，小手足，多肉，上下相称。行安地，举足浮，安心，好利人，不喜权势，善附人也。能秋冬不能春夏，春夏感而病生。足太阴敦敦然"。

（4）金形之人 "金形之人，比于上商，似于白帝。其为人，方面，白色，小头，小肩背，小腹，小手足，如骨发踵外，骨轻，身清廉，急心，静悍，善为吏。能秋冬不能春夏，春夏感而病生。手太阴敦敦然"。

（5）水形之人 "水形之人，比于上羽，似于黑帝。其为人，黑色，面不平，大头，廉颐，小肩，大腹，动手足，发行摇身，下尻长，背延延然，不敬畏，善欺绐人，戮死。能秋冬不能春夏，春夏感而病生。足少阴汗汗然"。

之后，又结合五音（角、徵、宫、商、羽）的太少、阴阳属性以及手足三阳经的左右上下、气血多少的差异将上述木、火、土、金、水五行中的每一类型再分为五个亚型，即成为"五五二十五"种体质类型即"阴阳二十五人"。故曰："先立五形，金、木、水、火、土，别其五色，异其五形之人，而二十五人具矣。"这一分类方法包括了个体之形态、心理特征、性格特点等诸多方面。

2. 阴阳分类

由于不同个体的阴阳盛衰情况各不相同，而且每个个体在形态、功能、心理以及对外界的适应能力、适应方式等方面也存在着差异，故而可根据人体阴气与阳气的盛衰不同作为分类依据。《灵枢·行针》篇中，根据阴阳之气盛衰的不同，将体质分为"重阳之人""颇有阴""多阴而少阳"以及"阴阳和调"四种类型。但是对不同体质类型人的行为和形态表现描述较少，只对重阳之人的部分形态、机能和行为特点加以描述。《灵枢·通天》篇根据阴阳的多少，并结合个体的行为表现、心理状态、性格及生理功能等将体质分为五类，即"多阴而无阳"的"太阴之人""多阴少阳"的"少阴之人""多阳而少阴"的"太阳之人""多阳少阴"的"少阳之人"，以及"阴阳之气和"的"阴阳和平之人"。同时，指出"凡五人者，其态不同，其筋骨气血各不等"，揭示了人体某些不同生命现象的本质特征，这也是中医用来理解和认识人体某些生命现象的方法和途径。

3. 体型分类

形体的强弱、胖瘦是体质差异的重要外在表现形式。《灵枢·五阅五使》中以面目形色论人的体质，第一种为"血气有余，肌肉坚致"之人，此种人的特点为"明堂广大，蕃蔽见外，方壁高基，引垂居外，五色乃治，平博广大，寿中百岁"；另一种为"常色殆者"，此种人特点为"五官不辨，阙庭不张，小其明堂，蕃蔽不见，又埤其墙，墙下无基，垂角去外"。《灵枢·逆顺肥瘦》将体质按外表体型的肥瘦、壮弱的不同区分为不同的类型，分为"肥人""瘦人""常人"三种类型，并根据常人的不同体质特征，将其进一步划分为"端正敦厚者""壮士真骨者"以及"婴儿"等不同体质类型，并且指出这三种人的体态结构、气血多少、寒温等特征各不相同。《灵枢·逆顺肥瘦第三十八》和《灵枢·卫气失常第五十九》两篇中对肥人、瘦人、常人、壮士真骨、婴儿提出了相应的治疗原则，言："黄帝曰：愿闻人之白黑、肥瘦、小长，各有数乎？岐伯曰：年质壮大，血气充盈，肤革坚固，因加以邪，刺此者，深而留之，此肥人也。广肩腋项，肉薄厚皮而黑色，唇临临然，其血黑以浊，其气涩以迟。其为人也，贪于取与，刺此者，深而留之，多益其数也。"

4. 气质分类

心理学认为，气质是人的心理特征之一，是指人在生长发育过程中所形成思维、认识、情感等方面的个体特征，它是人的高级神经活动类型在人的行为和活动中的表现。《素问·血气形志》曰："形乐志苦，病生于脉，治之以灸刺。形乐志乐，病生于肉，治之以针石。形苦志乐，病生于筋，治之以熨引。形苦志苦，病生于咽嗌，治之以百药。形数惊恐，经络不通，病生于不仁，治之以按摩醪药。是谓五形志也。"此为根据心理特征的差异，将体质划分为五种类型，即体质的"五形志"特征："形乐志乐""形苦志乐""形苦志苦""形乐志苦""形数惊恐"。根据在勇怯方面表现的差异，《灵枢·论勇》篇中，言"帝曰：夫人之忍痛与不忍痛者，非勇怯之分也。夫勇士之不忍痛者，见难则前，见病则止；夫怯士之忍痛者，闻难则恐，遇痛不动。夫勇士之忍痛者，见难不恐，遇痛不动。夫怯士之不忍痛者，见难与痛，目转面盼，恐不能言，失气惊，颜色变化，乍死乍生。余见其然也，不知其何由，愿闻其故。少俞曰：夫忍痛与不忍痛者，皮肤之薄厚，肌肉之坚脆缓急之分也，非勇怯之谓也"。其将体质分为"勇"和"怯"两种类型，并论述了"勇士"和"怯士"两种体质类型的人在外部特征、心理特征以及脏腑组织的形态结构等方面的差异，如"勇士者，目深以固，长衡直扬……毛起而面苍""怯士者，目大而不减，阴阳相失……故不能久怒"。

三、体质学说的临床应用

1. 疾病发生及变化与体质的关系

《黄帝内经》认为体质的强弱偏颇、阴阳虚实等是导致发病与否的重要因素。《灵枢·百病始生》曰："风雨寒热，不得虚，邪不能独伤人。卒然逢疾风暴雨而不病者，盖无虚，故邪不能独伤人……两虚相得，乃客其形。"正气之盛衰偏颇决定着体质的特征，而体质特征又相应的反映着正气之盛衰偏颇，体质的强弱很大程度上决定着疾病发作与否，不同体质产生不同疾病变化的中医体质。《灵枢·五变》言"肉不坚，腠理疏，则善病风""五脏皆柔弱者，善病消瘅""小骨弱肉者，善病寒热""粗理而肉不坚者，善病痹""皮肤薄而不泽，肉不坚而淖泽，如此则肠胃恶，恶则邪气留止积聚，乃伤脾胃之间，寒温不次，邪气稍至，稽积留止，大聚乃起"。以上条文所论述的内容体现了什么样的人容易感受什么样的邪，受邪后容易发生什么性质的疾病，并指出这在相当程度上取决于体质。

2. 疾病的预防和预后与体质的关系

体质的特异性，往往可导致对某些疾病的易感性或对某些疾病有易罹性及倾向性。《素问·评热病论》言："精者三日，中年者五日，不精者七日。"《灵枢·论痛》曰："同时而伤，其身多热者易已，多寒者难已。"由此可见，体质是影响疾病预后的关键，大凡热者阳盛，抵抗力强，疾病预后好；反之，寒者阴盛阳虚，疾病不易治疗。在《素问·风论》中又论述了体质差异与疾病的传变关系，曰："风之伤人也，或为寒热，或为热中，或为寒中，或为疠风，或为偏枯，或为风也，其病各异……风气与阳明入胃，循脉而上至目内眦，其人肥则风气不得外泄，则为热中而目黄；人瘦则外泄而寒，则为寒中而泣出。"体质壮实者，抗邪有力，病程短，预后良好；体质弱者，抗病能力弱，邪易乘虚内陷，病久难治愈。

3. 疾病的治疗和体质的调养

《黄帝内经》认为不同的个体对相同的治疗方法和用药剂量具有不同的反应性和耐受性，提出辨体质施治的原则，即根据体质的不同分别采取不同的治疗方法和用药剂量，如"胃厚、色黑、大骨及肥者，皆胜毒；故其瘦而薄胃者，皆不胜毒也……能毒者以厚药，不胜毒者以薄药"。在具体治法上，不仅药物如此，针刺治疗也需因体质而有别，即"凡刺之法，必察其形气……善用针艾者，视人五态乃治之"。《黄帝内经》对于体质的认识贯穿于中医学的体质论病、论治、论养生等各个方面，对于临床辨证用药具有指导意义。

第二节　九种体质学说

中医学认为，阴阳、气血、津液是生命的物质基础，而体质即是阴阳、气血、津液盛衰变化所体现的状态，因而能从中医体质学角度进行分类。北京中医药大学王琦教授为主的《中医体质分类与判定》编写组对中医体质进行了九分法的分类，即分为平和质、气虚质、阳虚质、阴虚质、血瘀质、痰湿质、湿热质、气郁质和特禀质9种体质类型。

一、九种体质分类

1. 平和质

（1）概念　平和质者乃完全健康者，由于先天禀赋良好，或后天调养得当，体内阴阳平衡，阴平阳秘，身体处于和谐平衡的状态。其神、色、形、态、局部特征等方面表现良好，性格随和开朗，平素患病极少，对外界环境的适应能力较强。

（2）体质特征　体形匀称健壮，肤色润泽，发密有光泽，目光有神，嗅觉通利，味觉正常，精力充沛，耐受寒热，睡眠安和，胃纳良好，二便正常。性格开朗，舌色淡红，苔薄白，脉和有力。

2. 气虚质

（1）概念　气虚质指由于先天不足，后天失养，表现为人体的生理功能不良，体力与精力明显缺乏，稍微工作和活动后就觉疲劳不适的一种状态。此体质者常因一身之气不足而易受外邪侵入，处于此种体质状态的人群，卫表不固易患感冒；或病后抗病能力弱，易迁延不愈；易患内脏下垂、虚劳等病，不耐受寒邪、风邪、暑邪等。

（2）体质特征　体型偏虚胖或胖瘦均有，肌肉松软。平素气短懒言，精神不振，肢体疲劳易汗，舌淡红，舌体胖大，边有齿痕，脉象虚缓。面色萎黄或淡白，目光少神，口淡，唇色少华，毛发不泽，头晕，健忘，大便正常，或虽有便秘但不结硬，或大便不成形，便后仍觉未尽，小便正常或偏多。偏于肺气虚者易喷嚏，流清涕，舌质淡，脉细弱，常自汗，易患感冒、哮喘、眩晕或兼有体质过敏；偏于脾气虚者多见胃口欠佳，疲倦乏力等症；偏于心气虚者多见失眠等症。

3. 阳虚质

（1）概念 阳虚体质是指由于机体阳气不足，失于温煦，以形寒肢冷等虚寒表现为主要特征的体质状态。表现为阳虚症状，且以肾阳虚为主，兼及心脾。这种体质的人，形体多白胖，肌肉不健壮，性格多沉静、内向，喜暖怕凉，不耐受寒邪，耐夏不耐冬。阳虚体质者易感寒湿，比其他体质的人更容易患痰饮、肿胀、泻泄、阳痿、惊悸等。

（2）体质特征 形体白胖或面色淡白无华，平素怕寒喜暖，四肢倦怠，小便清长或夜尿频多，大便时稀或常腹泻，或口唇清淡，口不易渴或喜热饮，或易自汗出，精神不振，睡眠偏多，或阳痿滑精，宫寒不孕，脉沉迟而弱，舌淡胖，或见腰脊冷痛，下利清谷，或咳清稀的泡沫样痰，常吐清水。

4. 阴虚质

（1）概念 阴虚质是指由于先天遗传或后天失养，导致体内阴液，如血液、津液、阴精等虚少的一种体质状态。表现为阴虚症状，且以肾阴虚为主，兼及肝、心、肺、胃等。这种体质的人，性情急躁，耐冬不耐夏，易感温热暑邪。肺阴不足者，难耐秋令燥气，易致肺燥咳嗽，一旦感受温燥之邪，常迅速入里化热，伤及肝肾之阴，喜进甘寒之品，易出现痤疮、黄褐斑、失眠、黑眼圈、便秘、口臭、咽痛等症状。

（2）体质特征 形体消瘦，皮肤弹性差，毛发焦枯，或口干舌燥，口渴咽干，眩晕耳鸣，大便秘结，小便短赤，或五心烦热，盗汗，腰膝酸软，性格急躁，情绪亢奋，或男子遗精，女子经少，甚则出现鼻衄、倒经等症，舌质红，苔少，脉细，或见胁痛眼涩，视物模糊，或见心悸健忘，失眠多梦，或见干咳少痰，咽痛音哑，或见饥不欲食。

5. 血瘀质

（1）概念 血瘀质是体内存在血液运行不畅的潜在倾向或瘀血内阻的病理基础，从而引起脏腑、组织的血液循环障碍，并表现出一系列外在征象的一种体质状态。这种体质的人，怕风，畏寒，易伤于七情或劳逸，多见于妇女产后、失血者和老年人。瘀血质发病以心、肝、女子胞为主，兼及诸脏及身体各部，易出现肥胖、黄褐斑、痤疮、月经不调、黑眼圈等，易患出血、中风、冠心病、抑郁症等。

（2）体质特征 形体以瘦居多，往往性格内郁，易心情不快甚至烦躁健忘，平素面色晦暗，皮肤干燥、偏暗或有色素沉着，易出现瘀斑。女性多见痛经、闭经，或经血中有凝血块，或紫黑有块，崩漏，或有出血倾向，舌质紫暗，有瘀点或片状瘀斑，舌下静脉可有曲张。

6. 痰湿质

（1）概念　痰湿质是由于津液运化失司，痰湿凝聚，以黏滞重浊为主要特征的一种体质状态。痰湿体质是一种常见的体质类型，该体质者性格偏温和稳重、恭谦、和达，多善于忍耐，对梅雨季节及潮湿环境适应能力差，与糖尿病、高血压、冠心病、肥胖、中风等疾病的发生有密切关系。

（2）体质特征　形体肥胖，腹部肥满松软，面部皮肤油脂较多，多汗且黏，胸闷，痰多，或面色淡黄而暗，眼胞微浮肿，容易困倦，或舌体胖大，舌苔白腻，口黏腻或甜，身重不爽，脉滑，或喜食肥甘甜黏，大便正常或不实，小便不多或微混。

7. 湿热质

（1）概念　湿热质是由于先天遗传或后天失养，以湿热内蕴为主要特征的一种体质状态。这种体质者，易心烦急躁，面部和鼻尖多油光发亮，脸上易生粉刺，口苦，口臭，易患疮疖、黄疸、火热等，对夏末秋初湿热气候，湿重或气温偏高环境较难适应。

（2）体质特征　形体中等或偏胖，面垢油光，易生痤疮，口苦，口干，身重困倦，大便黏滞不畅或燥结，小便短黄，皮肤易瘙痒，男性易阴囊潮湿，女性易带下增多，舌质偏红，苔黄腻，脉滑数。

8. 气郁质

（1）概念　气郁质是由于长期情志不畅，气机郁滞而形成的以性格内向不稳定、忧郁脆弱、敏感多疑等为主要表现的体质状态。这种体质者，多见于中青年，以女性多见，性格多孤僻内向，易多愁善感，气量较狭小。气郁质者的发病以肝为主，兼及心、胃、大肠、小肠等。易伤情志及饮食，产生气机不畅，如郁病、失眠、梅核气、惊恐等。

（2）体质特征　形体无特殊，面色晦暗或黄，对精神刺激适应能力差，平时容易忧郁寡欢，喜叹息，易于激动，多烦闷不乐，或有胸胁胀满，或胸腹部走窜疼痛，食量偏少，食后常感胀满不适，多呃逆，睡眠较差，大便多干且无规律，妇女常有月经不调和痛经，经前乳胀，舌质偏暗，苔薄白，脉弦。

9. 特禀质

（1）概念　特禀质是在禀赋遗传基础上形成的一种特异体质，以先天失常、生理缺陷、过敏反应等为主要特征。在外在因素的作用下，生理机能和自我调适能力低下，反应性增强，其敏感倾向表现为对不同过敏原的亲和性和反应性呈现个体体质的差异性和家族聚集的倾向性。这种体质的人易药物过敏，适应能力差，易引发宿疾。

（2）体质特征　形体一般无特殊，先天禀赋异常者或有畸形，或有生理缺陷。若为过敏体质者，常表现为对季节气候改变适应能力差，皮肤易出现划痕，易形成风团、瘾疹等，易患花粉症、哮喘等，并易引发宿疾及药物过敏；患遗传性疾病者有垂直遗传、先天性、家族性特征；患胎传性疾病者，具有母体影响胎儿个体生长发育及相关疾病特征。

二、九种体质判断标准

为了让体质辨识及中医体质相关疾病的防治、养生保健、健康管理等有据可循，使体质分类科学化、规范化，为实施个体化诊疗提供一定的理论依据，中华中医药学会发布了由王琦教授作为主要起草人的《中医体质分类与判定》标准。下面以标准中关于九种体质的基本特征和判断标准为蓝本，进行九种体质判断标准的介绍。

1. 九种体质的基本特征

（1）平和质（A型）　总体特征为阴阳气血调和，以体态适中、面色红润、精力充沛等为主要特征。形体特征为体形匀称与健壮。常表现为面色、肤色润泽，头发稠密有光泽，目光有神，鼻色明润，嗅觉通利，唇色红润，不易疲劳，精力充沛，耐受寒热，睡眠良好，胃纳佳，二便正常，舌色淡红，苔薄白，脉和有神。性格随和开朗，平素患病较少，对自然环境和社会环境适应能力较强。

（2）气虚质（B型）　总体特征为元气不足，以疲乏、气短、自汗等气虚表现为主要特征。形体特征为肌肉松软不实。常表现为平素语音低弱，气短懒言，容易疲乏，精神不振，易出汗，舌淡红，舌边有齿痕，脉弱。性格内向，不喜冒险。易患感冒、内脏下垂等病，病后康复缓慢。对外界环境适应能力较差，不耐受风、寒、暑、湿等邪。

（3）阳虚质（C型）　总体特征为阳气不足，以畏寒怕冷、手足不温等虚寒表现为主要特征。形体特征为肌肉松软不实。常表现为平素畏冷，手足不温，喜热饮食，精神不振，舌淡胖嫩，脉沉迟。性格多沉静，内向。易患痰饮、肿胀、泄泻等病，感邪易从寒化。对外界环境适应能力较差，耐夏不耐冬，易感风、寒、湿等邪。

（4）阴虚质（D型）　总体特征为阴液亏少，以口燥咽干、手足心热等虚热表现为主要特征。形体特征为体形偏瘦。常表现为手足心热，口燥咽干，鼻微干，喜冷饮，大便干燥，舌红少津，脉细数。性情急躁，外向好动，活泼。易患虚劳、失精、不寐等病，感邪易从热化对外界环境适应能力较差，耐冬不耐夏，不耐暑、热、燥等邪。

（5）痰湿质（E型）　总体特征为痰湿凝聚，以形体肥胖、腹部肥满、口黏苔腻等痰湿表现为主要特征。形体特征为体形偏瘦。常表现为面部皮肤油脂较多，多汗且黏，胸闷，痰多，口黏腻或甜，喜食肥甘甜黏，苔腻，脉滑。性格偏温和，稳重，多善于忍耐。易患消渴、中风、胸痹等病。对梅雨季节及潮湿环境适应能力差。

（6）湿热质（F型）　总体特征为湿热内蕴，以面垢油光、口苦、苔黄腻等湿热表现为主要特征。形体特征为形体中等或偏瘦。常表现为面垢油光，易生痤疮，口苦口干，身重困倦，大便黏滞不畅或燥结，小便短黄，男性易阴囊潮湿，女性易带下增多，舌质偏红，苔黄腻，脉滑数。容易心烦急躁，易患消渴、中风、胸痹等病。对外界环境适应能力较差，对夏末秋初湿热气候，湿重或气温偏高的环境较难适应。

（7）血瘀质（G型） 总体特征为血行不畅，以肤色晦暗、舌质紫黯等血瘀表现为主要特征。形体特征为胖瘦均见。常表现为肤色晦暗，色素沉着，容易出现瘀斑，口唇暗淡，舌暗或有瘀点，舌下络脉紫暗或增粗，脉涩。心理特征为易烦躁，健忘。易患癥瘕及痛证、血证等。对外界环境适应能力较差，不耐受寒邪。

（8）气郁质（H型） 总体特征为气机郁滞，以抑郁、忧虑脆弱等气郁表现为主要特征。形体特征为形体瘦者为多。常表现为抑郁，情感脆弱，烦闷不乐，舌淡红，苔薄白，脉弦。性格内向不稳定，敏感多虑。易患脏躁、梅核气、百合病及郁证等。对精神刺激适应能力较差，不适应阴雨天气。

（9）特禀质（I型） 总体特征为先天失常，以生理缺陷、过敏反应等为主要特征。过敏体质者形体一般无特殊特征，先天禀赋异常者或有畸形，或有生理缺陷。过敏体质者常见哮喘、风团、咽痒、鼻塞、喷嚏等；遗传性疾病者有垂直遗传、先天性、家族性等特征；患胎传性疾病者具有母体影响胎儿个体生长发育及相关疾病特征。心理特征随禀质不同而情况各异。过敏体质者易患哮喘、荨麻疹、花粉及药物过敏等；遗传疾病者易患血友病、先天愚型等；胎传疾病如五迟（立迟、行迟、发迟、齿迟和语迟）、五软（头软、项软、手足软、肌肉软、口软）、解颅、胎惊、胎痫等。对外界环境适应能力差，过敏体质者对易致敏季节适应能力差，易引发宿疾。

2. 判定标准

按照《中医体质分类与判定表》（表 3-2、3-3、3-4、3-5、3-6、3-7、3-8、3-9、3-10）进行判定，每一问题按 5 级评分，计算原始分及转化分，依标准判定体质类型。原始分 = 各个条目的分相加。转化分数 = ［（原始分 - 条目数）/（条目数 ×4）］×100。其中平和质为正常体质，其他 8 种体质为偏颇体质。最终的平和质与偏颇体质判定标准见下表（表 3-1）。

表 3-1 平和质与偏颇体质判定标准表

体质类型	条件	判定结果
平和质	转化分 ≧ 60 分	是
	其他 8 种体质转化分均 < 30 分	
	转化分 ≧ 60 分	基本是
	其他 8 种体质转化分均 < 40 分	
	不满足上述条件者	否
偏颇体质	转化分 ≧ 40 分	是
	转化分 30-39 分	倾向是
	转化分 < 30 分	否

（1）示例 1 某人各体质类型转化分：平和质 75 分，气虚质 56 分，阳虚质 27 分，

阴虚质 25 分，痰湿质 12 分，湿热质 15 分，血瘀质 20 分，气郁质 18 分，特禀质 10 分。根据判定标准，虽然平和质转化分≥ 60 分，但其他 8 种体质转化分并未全部 < 40 分，其中气虚质转化分≥ 40 分，故此人不能判定为平和质，应判定为是气虚质。

（2）示例 2　某人各体质类型转化分：平和质 75 分，气虚质 16 分，阳虚质 27 分，阴虚质 25 分，痰湿质 32 分，湿热质 25 分，血瘀质 10 分，气郁质 18 分，特禀质 10 分。根据判定标准，平质转化分≥ 60 分，同时，痰湿质转化分在 30 ～ 39，可判定为痰湿质倾向，故此人最终体质判定结果基本是平和质，有痰湿质倾向。

表 3-2　平和质（A 型）

请根据近一年的身体状况，回答以下问题	没有	很少	有时	经常	总是
（1）您精力充沛吗？	1	2	3	4	5
（2）您容易疲劳吗？　*	5	4	3	2	1
（3）您说话声音低弱无力吗？　*	5	4	3	2	1
（4）您闷闷不乐、情绪低沉吗？　*	5	4	3	2	1
（5）您比一般人耐受不了寒冷（冬天的寒冷，夏天的冷空调、电扇）吗？　*	5	4	3	2	1
（6）您能适应外界自然和社会环境的变化吗？	1	2	3	4	5
（7）您容易失眠吗？　*	5	4	3	2	1
（8）您容易忘事（健忘）吗？　*	5	4	3	2	1
判断结果：□是　□倾向是　□否					

（注：标有 * 的条目需先逆向计分，即：1→5，2→4，3→3，4→2，5→1，再用公式转化分。）

表 3-3　气虚质（B 型）

请根据近一年的体验和感觉，回答以下问题	没有	很少	有时	经常	总是
（1）您容易疲劳吗？	1	2	3	4	5
（2）您容易气短（呼吸短促，接不上气）吗？	1	2	3	4	5
（3）您容易心慌吗？	1	2	3	4	5
（4）您容易头晕或站起时头晕目眩吗？	1	2	3	4	5
（5）您比别人容易感冒吗？	1	2	3	4	5
（6）您喜欢安静、懒得说话吗？	1	2	3	4	5
（7）您说话声音低弱无力吗？	1	2	3	4	5
（8）您容易活动量稍大就累而出汗吗？	1	2	3	4	5
判断结果：□是　□倾向是　□否					

表 3–4　阳虚质（C 型）

请根据近一年的身体状况，回答以下问题	没有	很少	有时	经常	总是
（1）您手脚发凉吗？	1	2	3	4	5
（2）您胃部、背部或腰膝部怕冷吗？	1	2	3	4	5
（3）您感到怕冷，衣服穿得比别人多吗？	1	2	3	4	5
（4）您比一般人耐受不了寒冷（冬天的寒冷，夏天的冷空调、电扇等）吗？	1	2	3	4	5
（5）您比别人容易感冒吗？	1	2	3	4	5
（6）您吃（喝）凉的东西会感到不舒服或者怕吃（喝）凉东西吗？	1	2	3	4	5
（7）您受凉或吃（喝）凉的东西后，容易腹泻吗？	1	2	3	4	5
判断结果：□是　□倾向是　□否					

表 3–5　阴虚质（D 型）

请根据近一年的体验和感觉，回答以下问题	没有	很少	有时	经常	总是
（1）您感到手脚心发热吗？	1	2	3	4	5
（2）您感到身体、脸上发热吗？	1	2	3	4	5
（3）您皮肤或口唇干吗？	1	2	3	4	5
（4）您口唇颜色比一般人红吗？	1	2	3	4	5
（5）您容易便秘或大便干燥吗？	1	2	3	4	5
（6）您两颧部潮红或偏红吗？	1	2	3	4	5
（7）您感到眼睛干涩吗？	1	2	3	4	5
（8）您感到口干咽燥，总想喝水吗？	1	2	3	4	5
判断结果：□是　□倾向是　□否					

表 3–6　痰湿质（E 型）

请根据近一年的体验和感觉，回答以下问题	没有	很少	有时	经常	总是
（1）您感到胸闷或腹部胀满吗？	1	2	3	4	5
（2）您感到身体沉重不轻松或不爽快吗？	1	2	3	4	5
（3）您腹部肥满松软吗？	1	2	3	4	5
（4）您额头部油脂分泌多吗？	1	2	3	4	5
（5）您上眼睑比别人肿（上眼睑有轻微隆起的现象）吗？	1	2	3	4	5
（6）您嘴里有黏黏的感觉吗？	1	2	3	4	5
（7）您平时痰多，特别是咽喉部总感到由痰堵着吗？	1	2	3	4	5
（8）您舌苔厚腻或由舌苔厚厚的感觉吗？	1	2	3	4	5
判断结果：□是　□倾向是　□否					

表 3-7　湿热质（F型）

请根据近一年的体验和感觉，回答以下问题	没有	很少	有时	经常	总是
（1）您鼻部油腻或油光发亮吗？	1	2	3	4	5
（2）您易生痤疮或疮疖吗？	1	2	3	4	5
（3）您感到口苦或嘴里有异味吗？	1	2	3	4	5
（4）您大便黏滞不爽、有解不尽的感觉吗？	1	2	3	4	5
（5）您小便时尿道有发热感、尿色浓（深）吗？	1	2	3	4	5
（6）您带下色黄（白带颜色发黄）吗？（限女性回答）	1	2	3	4	5
（7）您的阴囊部位潮湿吗？（限男性回答）	1	2	3	4	5
判断结：□是　□倾向是　□否					

表 3-8　血瘀质（G型）

请根据近一年的体验和感觉，回答以下问题	没有	很少	有时	经常	总是
（1）您的皮肤在不知不觉中会出现青紫瘀斑（皮下出血）吗？	1	2	3	4	5
（2）您两颧部有细微红丝吗？	1	2	3	4	5
（3）您身体上有哪些疼痛吗？	1	2	3	4	5
（4）您面色晦黯或容易出现褐斑吗？	1	2	3	4	5
（5）您容易有黑眼圈吗？	1	2	3	4	5
（6）您容易忘事（健忘）吗？	1	2	3	4	5
（7）您口唇颜色偏黯吗？	1	2	3	4	5
判断结果：□是　□倾向是　□否					

表 3-9　气郁质（H型）

请根据近一年的体验和感觉，回答以下问题	没有	很少	有时	经常	总是
（1）您感到闷闷不乐、情绪低沉吗？	1	2	3	4	5
（2）您容易精神紧张或焦虑不安吗？	1	2	3	4	5
（3）您多愁善感、感情脆弱吗？	1	2	3	4	5
（4）您容易感到害怕或受到惊吓吗？	1	2	3	4	5
（5）您胁肋部或乳房胀痛吗？	1	2	3	4	5
（6）您无缘无故叹气吗？	1	2	3	4	5
（7）您咽喉部有异物感，且吐之不出、咽之不下吗？	1	2	3	4	5
判断结果：□是　□倾向是　□否					

表 3-10 特禀质（G 型）

请根据近一年的体验和感觉，回答以下问题	没有	很少	有时	经常	总是
（1）您没有感冒时也会打喷嚏吗？	1	2	3	4	5
（2）您没有感冒时也会鼻塞、流鼻涕吗？	1	2	3	4	5
（3）您有因季节变化、温度变化或异味等原因而咳喘吗？	1	2	3	4	5
（4）您容易过敏（对药物、食物、气味、花粉或在季节交替、气候变化时）吗？	1	2	3	4	5
（5）您的皮肤容易起荨麻疹（风团、风疹块、风疙瘩）吗？	1	2	3	4	5
（6）您的皮肤因过敏出现过紫癜（紫红色瘀点、瘀斑）吗？	1	2	3	4	5
（7）您的皮肤一抓就红，并出现抓痕吗？	1	2	3	4	5
判断结果：□是　□倾向是　□否					

三、九种体质调养原则和方法

（一）平和质调养

平和质是正常的体质。平和质的人阴阳调和，脏腑气血功能正常，先天禀赋良好，后天调养得当。总体来说，这类人体形匀称健壮，面色、肤色润泽，头发稠密有光泽，目光有神，唇色红润，不容易疲劳，精力充沛，睡眠、食欲良好，大小便正常，性格随和开朗，平时患病较少，对自然环境和社会环境适应能力较强。

对于平和质人群的日常保健宜饮食调理而不宜药补，因平和之人阴阳平和，不需要药物纠正阴阳之偏正盛衰，如果用药补益反而容易破坏阴阳平衡。

1. 饮食平衡

平和体质的饮食调养的关键在于膳食平衡，提倡食物多样化，谷类、瓜果、禽肉、蔬菜等应当兼顾，不可偏嗜。其次，酸、辛、苦、甘综合搭配，饮食口味调和不可偏嗜。再者，饮食应有节制，不要过饥过饱，不要常吃过冷、过热或不干净的食物

2. 药膳指导

（1）山药芝麻糊　粳米 200g 洗净，浸泡 1 小时，捞出，山药洗净，去皮切成小粒，黑芝麻炒香；把粳米、山药粒、黑芝麻放入搅拌器，加水和鲜牛奶搅成糊。锅中加入清水、冰糖，融化过滤后煮沸，把芝麻糊慢慢倒入锅内，放入玫瑰酱不断搅拌，煮熟即可。长期服用，可理气健脾，延年益寿。

（2）百草脱骨鸡　母鸡 1 只处理干净；茯苓、百合、龙眼肉、芡实、枸杞子、山楂、白果、花椒各 5g 粉碎，用布包包住煎煮，过滤去渣，取得药汁。母鸡放入砂锅，倒入药汁、蜂蜜、鸡汤，小火慢炖，煮熟即可。可滋养五脏，补益气血。

3. 劳逸结合

平和质的人要劳逸结合，既不能自持体壮过度劳累，也不能过于安逸骄纵，要做到体力劳动与脑力劳动相结合，合理安排劳动时间和强度，休息锻炼合理适度。

4. 适量运动

根据年龄和性别，参加适宜的运动，如年轻人可适当跑步、打球，游泳等，老年人可适当散步、打太极拳、八段锦等，运动时间不宜过长，每天约半个小时，避免大汗淋漓和长时间运动，运动应当持之以恒，坚持不懈。

5. 精神调摄

平和体质的人，精神状态积极乐观，精力充沛。平和体质的人本身各方面素质较好，达到精神平和也较为容易，因此遇到相应的精神刺激和情志变化，及时调摄不良情绪即可，包括节制法、疏泄法、转移法、移情易性法、运动移情法等。

（二）气虚质调养

气虚体质的人，肌肉松软，讲话的声音低弱，老是感到上气不接下气，气不够用，容易出汗，只要体力劳动的强度稍大就容易累，防御能力下降，容易感冒。

1. 食宜益气健脾

气虚体质的人，宜多食用具有益气健脾作用的食物，如黄豆、白扁豆、鸡肉、香菇、大枣、桂圆、蜂蜜等；少食具有耗气作用的食物，如空心菜、生萝卜等；不宜多食生冷苦寒、辛辣燥热等食物，这类食物最伤脾胃；进食时应细嚼慢咽，保证七分饱。

2. 药膳指导

（1）黄芪童子鸡　取童子鸡1只洗净，用纱布袋包好生黄芪9g，取一根细线，一端扎紧纱布袋口，置于锅内，另一端则绑在锅柄上。在锅中加姜、葱及适量水煮，待童子鸡煮熟后，拿出黄芪包。加入盐、黄酒调味，即可食用。可益气补虚。

（2）益脾饼　白术30g，干姜6g，红枣250g，鸡内金15g，面粉500g。将白术、干姜装入纱布袋，扎口，放入锅内，下红枣，加水适量，先用武火浇沸，后改用文火熬1小时左右，除去药包及枣核，把枣肉搅拌成枣泥待用。将鸡内金轧碎成细粉，与面粉混合均匀，倒入枣泥，加水适量，合成面团。将面团分成若干小团，做成薄饼，用文火烙熟即成。具有健脾益气，开胃消食之功效。

3. 起居宜有常

生活起居宜有规律，宜早睡早起；房事有度，不熬夜；夏季午间应注意适当的休息，保证充足的睡眠；平时注意保暖，不要劳汗当风，防止外邪侵袭。可微动四肢，以流通气血，促进脾胃运化，改善体质。尤其注意不可过于劳作，以免更伤正气。

4. 运动宜柔缓

可做一些柔缓的运动，如女性可以练瑜伽，男性可以慢跑或健走，中老年人可以练太极拳等，并持之以恒。运动时以微微出汗为宜，不宜做大负荷运动和出大汗的运动，忌用猛力或做长久憋气的动作。

5. 精神调摄

培养豁达乐观的生活态度，避免过度紧张，保持稳定平和的心态，不宜过度思虑、悲伤。

（三）阳虚质调养

阳虚体质的人，肌肉不健壮，常常感到手脚发凉，胃脘部、背部或腰膝部怕冷，衣服比别人穿得多，夏天不喜欢吹空调，喜欢安静，吃或喝凉的东西总会感到不舒服，容易大便稀溏，小便颜色清而量多。性格多沉静、内向。

1. 食宜温阳

阳虚体质的人，宜多吃温性、容易消化的补益食物，如牛肉、羊肉、韭菜、生姜等温阳之品，少食梨、西瓜、荸荠等生冷寒凉食物，少饮绿茶。

2. 药膳指导

（1）当归生姜羊肉汤　当归20g，生姜30g，冲洗干净，用清水浸软，切片备用。羊肉500g剔去筋膜，放入开水锅中略烫，除去血水后捞出，切片备用。当归、生姜、羊肉放入砂锅中，加清水、料酒、食盐，大火烧沸后撇去浮沫，再改用小火炖至羊肉熟烂即成。本品为汉代张仲景名方，温中补血，祛寒止痛，特别适合冬日食用。

（2）韭菜炒胡桃仁　胡桃仁50g开水浸泡去皮，沥干备用，韭菜200g清洗干净，切成寸段备用。麻油倒入炒锅，烧至七成热时，加入胡桃仁，炸至焦黄，再加入韭菜、食盐，翻炒至熟。本品有补肾助阳，温暖腰膝的作用，适用于肾阳不足，腰膝冷痛。

3. 起居要保暖

居住环境应保持空气流通，秋冬注意保暖，夏季避免长时间待在空调房间，平时注意足下、背部及下腹部的防寒保暖，睡前以热水泡脚、搓后腰。防止汗出过多，在阳光充足的情况下适当进行户外活动。

4. 运动避风寒

因"动则生阳"，适当参加体力劳动，如以步行代替乘车、多爬楼梯等。尽量避免大运动量的工作，以免"大汗伤阳"，可做一些舒缓柔和的运动，如慢跑、散步、太极拳、广播操等。夏天不宜做过分剧烈的运动，冬天避免在大风、大寒、大雾、大雪及空气污染等环境中锻炼。

5. 精神调摄

善于调节自我情绪，消除不良情绪的影响，保持舒畅愉悦的心情，多听轻松、愉悦的音乐。

（四）阴虚质调养

阴虚体质的人，最大的特点就是"干"和"热"。阴虚体质的人，形体多瘦长，经常感到手脚心发热，面颊潮红或偏红，耐受不了夏天的暑热，常感到眼睛干涩，口干咽燥，总想喝水，皮肤干燥，经常大便干结，容易失眠，性情急躁，外向好动，舌质偏红，苔少。

1. 食宜滋阴

阴虚体质的人，平素宜进食滋补阴液或甘凉滋润的食物，如猪肉、鸭肉、绿豆、冬瓜等；少食燥热的食物，以免耗伤人体阴液，如羊肉、韭菜、辣椒、葵花子等；忌食辛辣刺激性、煎炸爆炒的食物。

2. 药膳指导

（1）莲子百合煲瘦肉 用莲子20g（去心），百合20g，猪瘦肉100g，加水适量同煲，肉熟烂后用盐调味食用，每日1次。有清心润肺，益气安神之功效。适合阴虚质见干咳、失眠、心烦、心悸等症者食用。

（2）蜂蜜蒸百合 将百合120g，蜂蜜30g，搅拌均匀，蒸令其熟软。用时含数片，后嚼食。本品能补肺，润燥，清热，适用于肺热烦闷，或燥热咳嗽、咽喉干痛等症。

3. 起居忌熬夜

起居应有规律，居住环境宜安静，睡前不要饮茶、锻炼和玩游戏；早睡早起，中午保证一定的午休时间；避免熬夜、剧烈运动和高温酷暑下工作。

4. 运动勿大汗

阴虚者宜静养，做有氧运动，可选择太极拳、太极剑、气功等动静结合的传统健身项目。锻炼时要控制出汗量，及时补充水分，不宜洗桑拿。

5. 精神调摄

阴虚体质的人，性格多急躁，常常心烦易怒，平时宜克制情绪，遇事要冷静；时刻提醒自己保持淡定，少发火，少抱怨，正确对待顺境与逆境；平时多听一些曲调舒缓、轻柔、抒情的音乐，避免心情抑郁，保持平稳心态。

（五）血瘀质调养

血瘀体质的人，面色偏暗，嘴唇颜色偏暗，舌下静脉瘀紫。皮肤比较粗糙、容易出现瘀青，眼睛里的红血丝多，牙龈容易出血，容易烦躁，健忘，性情急躁。

1. 食宜行气活血

血瘀体质的人，宜多食山楂、醋、玫瑰花、金橘等具有活血、散结、行气、疏肝解郁作用的食物；凡寒凉、温燥、油腻、收涩的食物都应忌食，如乌梅、苦瓜、花生仁等；高脂肪、高胆固醇的食物也不应多食，如奶酪、蛋黄等。

2. 药膳指导

（1）山楂红糖汤　山楂 10 枚，冲洗干净，去核打碎，放入锅中，加清水煮约 20 分钟，调以红糖进食，可活血散瘀。

（2）黑豆川芎粥　川芎 10g，用纱布包裹，与黑豆 25g，粳米 50g 一起加水煮熟，加适量红糖。分次温服，可活血祛瘀，行气止痛。

3. 起居规律勿安逸

作息宜有规律，保持足够的睡眠，早睡早起多锻炼，不可过于安逸，以免气机郁滞而致血行不畅；居住环境宜温暖舒适，避免寒冷刺激。

4. 运动促血行

鼓励开展有助于促进气血运行的运动项目，如舞蹈、步行、健身操等。运动过程中，如出现胸闷、呼吸困难、脉搏显著加快等不适症状，应停止运动，去医院进一步检查。

5. 精神调养

注意培养乐观的情绪，心情愉快则气血和畅，营卫流通，有利于血瘀体质的改善。反之，苦闷、忧郁则可加重血瘀倾向。

（六）痰湿质调养

痰湿体质的人，体形肥胖，腹部肥满而松软。容易出汗，且多黏腻。经常感到肢体酸困沉重，感觉脸上有一层油，嘴里常有黏黏的或甜腻的感觉，咽部常有痰，舌苔较厚，性格比较温和。

1. 食宜清淡

痰湿体质的人，饮食宜清淡，多食具有健脾消食祛湿效果的食物，如薏苡仁、赤小豆、粳米、冬瓜、海带等；少食柚子、肥猪肉、糯米等肥甘厚腻及酸涩之品。

2. 药膳指导

（1）山药冬瓜排骨汤　取排骨 500g，山药 50g，冬瓜 300g，生姜 2 片，调料适量。排骨切块，洗净后沥干水，冬瓜、山药切块。将排骨放入开水锅中烫 5 分钟，捞出后用清水洗净。将生姜、排骨放入适量清水中，旺火烧沸，改用小火炖约 60 分钟，再放入冬瓜炖 20 分钟，调味后即可饮用。本品可健脾，益气，利湿。

（2）赤豆鲤鱼汤　将活鲤鱼 1 尾（约 800g）去鳞、鳃、内脏；将赤小豆 50g，陈皮 10g，辣椒 6g，草果 6g 填入鱼腹，放入盆内，加适量料酒、生姜、葱段、胡椒，食盐少许，上笼蒸熟即成。本品可健脾除湿化痰，用于痰湿体质者见疲乏，食欲不振，腹胀腹泻，胸闷眩晕。

3. 起居忌潮湿

居住环境宜干燥而不宜潮湿，平时多进行户外活动，以舒展阳气，通达气机；衣着应透气散湿，经常晒太阳或进行日光浴；在湿冷的气候条件下，应减少户外活动，避免受寒淋雨；应洗热水澡，每次洗到全身微微发红，出汗为宜。

4. 运动宜渐进

因体型肥胖，易于困倦，故运动强度应根据个体的具体情况循序渐进，长期坚持。可选择的运动项目，如散步、慢跑、乒乓球、羽毛球、网球、游泳、武术、舞蹈等。

5. 精神调养

痰湿体质的人，总会觉得困倦乏力，精神状态不佳，做事情会显得有些拖沓和怠惰。应振奋精神，保持积极乐观的心态，适当调整自己的行事效率和速度，从外在节奏上调和性情的偏颇。还应该注意保持心境平和，节制大喜大悲，及时消除不良情绪。可以听一些激越、振奋、欢乐和快节奏的音乐，积极参加体育运动，培养业余爱好，以舒畅气机，健旺情志。

（七）湿热质调养

湿热体质的人，面部和鼻尖总是油光发亮，脸上容易生粉刺，皮肤容易瘙痒，常感到口苦、口臭或嘴里有异味，大便黏滞不爽，小便有发热感，尿色发黄，女性常带下色黄，男性阴囊总是潮湿多汗，脾气比较急躁。

1. 食忌滋腻

湿热体质的人，宜食具有清热利湿作用的食物，可多食赤小豆、绿豆、芹菜、黄瓜、藕等甘寒、甘平的食物。少食羊肉、韭菜、生姜、辣椒、胡椒、花椒等甘温滋腻及通过火锅、烹炸、烧烤等辛温助热的食物。

2. 药膳指导

（1）泥鳅炖豆腐　泥鳅500g去鳃及内脏，冲洗干净，放入锅中，加清水，煮至半熟，再加豆腐250g，食盐适量，炖至熟烂即成。可清热利湿。

（2）绿豆藕　粗壮肥藕1节，去皮，冲洗干净备用；绿豆50g，用清水浸泡后取出，装入藕孔内，放入锅中，加清水炖至熟透，调以食盐进食。可清热解毒，明目止渴。

3. 起居避暑湿

避免居住在低洼潮湿的地方，居住环境宜干燥，通风。不要熬夜，避免过于劳累。盛夏暑湿较重的季节，减少户外活动的时间。保持充足而有规律的睡眠。

4. 运动强度宜大

适合做大强度、大运动量的锻炼，如中长跑、游泳、爬山、各种球类、武术等。通过消耗体内多余的热量，排出多余的水分，达到清热除湿的目的。夏天由于气温高、湿度大，最好选择在清晨或傍晚较凉爽时锻炼。

5. 精神调养

湿热体质的人，情绪与阴虚者相近，性情较急躁，外向活泼好动，心烦易怒。平素宜舒缓情志，保持心态稳定。

（八）气郁质调养

气郁体质的人，体型偏瘦，常闷闷不乐，情绪低沉，容易紧张，焦虑不安，多愁善感，感情脆弱，容易感到害怕或受惊吓，常感到乳房及两胁部胀痛，常有胸闷的感觉，经常无缘无故地叹气，咽喉部经常有堵塞感或异物感，容易失眠。

1. 调畅精神

气郁质的人，属有余之体。平时应始终把心理保健放在头等重要的位置上，根据《黄帝内经》"喜胜忧"的原则，应主动寻求快乐，多接触不同人群，广交朋友，尤其是多与性格开朗、心态乐观、心理健康的朋友交往，形成性格互补，逐渐使心胸开阔。同时，注意保持精神心理上的安详宁静，不要被身外的各种欲望杂念所困惑，清心寡欲，情绪宁静，以静制躁，逐渐使性情变为温和，神情内藏，清心温静。

2. 食宜疏肝理气

气郁体质的人，宜多吃行气解郁，补气血的食物，如黄花菜、海带、山楂、玫瑰花等，可适度饮酒，疏肝活血；避免食用辣椒、咖啡、浓茶等辛辣刺激之物。

3. 药膳指导

（1）佛手沙参粥　取粳米50g，沙参、山药、莲子、佛手各20g，糖适量。将山药切成小片，与沙参、莲子一起泡透后，加入所有材料，放入砂锅中，加入适量清水，大火煮沸后，改用小火熬成粥。可理气健脾，益气养阴。

（2）菊花鸡肝汤　取银耳15g洗净撕成小片，清水浸泡待用；菊花10g，茉莉花24朵温水洗净，鸡肝100g洗净切薄片，备用；将水烧沸，先入料酒、姜汁、食盐，随即下入银耳及鸡肝，烧沸，去浮沫，待鸡肝熟，调味，再入菊花、茉莉花稍沸即可。佐餐食用可疏肝清热，健脾宁心。

4. 起居宜动不宜静

居住环境应安静，防止嘈杂环境影响心情；保持有规律的睡眠，睡前避免饮茶、咖啡和可可等具有提神醒脑作用的饮料。

5. 运动宜加强

气郁体质的人，不要总待在家里，应尽量增加户外活动，如跑步、登山、游泳、武术等。

（九）特禀质调养

特禀质就是一类体质特殊的人群。其中，过敏体质的人，有的即使不感冒也经常鼻塞、打喷嚏、流鼻涕，容易患哮喘，容易对药物、食物、气味、花粉、季节过敏，有的皮肤容易起荨麻疹，皮肤常因过敏出现紫红色瘀点、瘀斑，皮肤常一抓就红，并出现抓痕。

1. 食宜益气固表

饮食宜清淡、均衡，粗细搭配适当，荤素配伍合理。多食益气固表的食物，少食荞麦、蚕豆、白扁豆、牛肉、鹅肉、鲤鱼、虾、蟹、茄子、酒、辣椒、浓茶、咖啡等辛辣之品、腥膻发物及含致敏物质的食物。

2. 药膳指导

（1）固表粥　取乌梅15g，黄芪20g，当归12g放砂锅中加水煮开，再用小火慢煎成浓汁，取出药汁后，再加水煎开后取汁，用药汁煮粳米100g成粥，加冰糖趁热食用。可养血消风，扶正固表。

（2）葱白红枣鸡肉粥　粳米100g，红枣10枚（去核），连骨鸡肉100g分别洗净，姜切片，香菜、葱切末；锅内加水适量，放入鸡肉、姜片大火煮开，然后放入粳米、大枣熬煮45分钟左右，最后加入葱末、香菜，调味服用。可用于过敏性鼻炎见鼻塞、喷嚏、流清涕。

3. 起居避免过敏原

居室宜通风良好，保持室内清洁，被褥、床单要经常洗晒。室内装修后不宜立即搬进居住，应打开窗户，让甲醛等化学物质挥发干净后再搬进。春季室外花粉较多时，要减少室外活动时间。不宜养宠物，以免对动物皮毛过敏。起居应有规律，保持充足的睡眠时间。

4. 加强体育锻炼

积极参加各种体育锻炼，增强体质。天气寒冷时锻炼要注意防寒保暖，防止感冒。

5. 心理调养

特禀体质的人，多有一定程度的内向、敏感、多疑、焦虑、抑郁等情况，且情感脆弱，易激动。应加强自我调控能力，调畅情志，合理安排作息时间，正确处理工作、生活和学习等多方面的关系，避免情绪紧张焦虑。

第四章 亚健康与中医干预方法

第一节 亚健康的概念及分类

一、亚健康概念的提出

亚健康是人们在身心、情感方面处于健康与疾病之间的健康低质量状态与体验，又称为"中间状态""第三状态""灰色状态""病前态""潜病期""亚临床期"等，是非器质性改变或未确诊为某种疾病，但身体出现功能变化的一种状态。

20 世纪 80 年代中期，布赫曼等学者通过研究发现，人体除了健康状态和疾病状态之外，还存在着一种非健康非疾病的中间状态，这一发现后来被很多学者的研究所证实。由于人们习惯将健康称作"第一状态"，把患病称为"第二状态"，因此布赫曼等人把这种介于疾病和健康的中间状态称为"第三状态"。20 世纪 90 年代中期，我国学者王育学首次提出了"亚健康"这个词汇，为了更准确地对这部分人群进行定位和调研，初步将"亚健康"定义为介于健康和疾病的中间状态，即通过高水平医疗机构的系统检查和单项检查，未发现有疾病，而患者本人确实感觉到躯体和（或）心理上的种种不适，这种情况为"亚健康"。1996 年，《健康报》曾开辟了一个名为"亚健康学术探讨"的专栏，相继发表了王育学所撰写的《疲劳综合征与亚健康状态》和其他专家所撰写的一系列文章，在王育学写道："亚健康状态是近年来医学界所提出的一个新的概念……当前尚无规范性的明确定义，可以认为在健康与非健康之间，机体存在着一种非此非彼的状态，即亚健康状态。"此后，中国药学会多次召开了"亚健康学术研讨会"，1998 年在"第 2 届亚健康学术研讨会"上提出亚健康状态的英文名为"SUB-HEALTH STATE"。2001 年 8 月于青岛召开的"第 8 届亚健康学术研讨会"上，亚健康的英文名被修正为"SUB-HEALTH"，此后被各领域广泛引用。

目前许多学者从医学角度对正常状态、亚健康状态、疾病状态进行了研究，提出正常状态指"没有明显自觉或检查的临床症状和体征"的个体，亚健康状态指"身心处于疾病与健康之间的一种健康低质状态"，是机体虽无明确的疾病，但在躯体上、心理上出现种种不适应的感觉和症状，从而呈现活力和对外界适应力降低的一种生理状态。这种状态多由人体生理功能或代谢功能低下所致，严重影响人的工作能力和生存质量。因此，亚健康概念的产生，是西医学对健康的界定与其从局部结构与特异病因对疾病界定的结合。

由此可知，亚健康是处于疾病与健康之间的一种中间状态，处于亚健康状态的人主观、心理上有许多不适的体验，机体呈现活力降低、各种反应能力和适应能力不同程度减退的状态，但去医院进行相关检查却没有器质性病变，医生也没有好的办法来进行治疗。健康、亚健康、疾病这几种状态都是动态发展、互相转化的，不是一成不变的，但亚健康如何与疾病及健康状态进行区别，其主要的特征是什么，在时间上如何界定，其转归如何，目前尚无统一的方法。因此，加强亚健康概念和内涵的研究，对于提高人群健康意识和防治水平有重要意义。

二、亚健康的分类

亚健康是处于健康与疾病之间的第三状态，是机体在无器质性病变的情况下，发生的一系列功能性改变。多数学者认为其分类主要有以下几种。

（一）躯体亚健康

躯体亚健康状态总的特征是持续的或难以恢复的疲劳，常感体力不支，懒于运动，容易困倦疲乏。但由于还伴有多种躯体表现，故分为以下亚型。

1. 疲劳性亚健康

疲劳性亚健康以持续 3 个月以上的疲劳无力为主要表现，并排除一切可能导致疲劳的疾病，如病毒性肝炎、肿瘤、糖尿病、重症抑郁等。

2. 睡眠相关性亚健康

睡眠相关性亚健康以持续失眠，如入睡困难，或多梦、易惊醒，或睡眠不实，或早醒、醒后难以入睡等，或嗜睡，晨起有明显的不快感，或不解乏的睡眠为主要表现，并排除可能导致睡眠紊乱的各种疾病，如失眠症、重症抑郁、睡眠呼吸暂停综合征、发作性睡眠病等。

3. 疼痛性亚健康

疼痛性亚健康以持续 3 个月以上的各种疼痛为主要表现，并排除可能导致疼痛的各种疾病。头痛，多为全头部或额部、颞部、枕部的慢性持续性钝痛、胀痛、压迫感、紧箍感，属于肌紧张性头痛，伴有头昏或眩晕；其他部位疼痛，如咽喉痛、肩颈部僵硬疼痛、腰酸背痛、肌肉酸痛、关节疼痛等。

4. 其他症状性亚健康

其他症状性亚健康以持续 3 个月以上的其他任何症状为主要表现，并排除可能导致这些症状的各种疾病。

如果以上各类型的症状同时出现，以最为严重者作为归类依据。此外，也有根据西医生理病理特点进行分类的，如易感冒性亚健康，其显著特征是抵抗力下降，容易被感染，反复感冒，易出汗，常伴咽痛、低热等；心肺功能低下性亚健康，会出现不明原因的胸闷气短、胸痛、喜叹气、心悸、心律失常、血压不稳等，且经各种检查排除器质性心肺疾病；消化不良性亚健康，常见食欲不振、有饥饿感却没胃口、腹胀、嗳气、腹泻、便秘等症状；内分泌代谢紊乱性亚健康，可见性功能减低、月经紊乱、痛经、轻度的高血脂、高尿酸、糖耐量异常、腰痛、尿频、尿痛等，且经各种检查排除器质性肝肾相关疾病。种种的躯体不适，严重影响着人们的生活质量，妨碍生活、学习、工作和事业，可以长期地、潜隐地损害健康，最终导致疾病，也可因某种因素促发重症，甚至发生猝死。据统计，近几年来日本每年发生"过劳死"的患者超过万例，我国青壮年人群猝死病例也明显增多。

（二）心理亚健康

心理亚健康状态是由于社会竞争日趋激烈，人们生活节奏不断加快，不可避免地要面对各种矛盾和冲突，承受极大的心理压力所造成的，对机体的生理功能有明确的影响，从而引起神经系统、内分泌系统和免疫系统的一系列变化。常见的心理亚健康有以下几种类型。

1. 焦虑性亚健康

焦虑性亚健康，是指持续 3 个月以上的焦虑情绪，并且不满足焦虑症的诊断标准。焦虑情绪是一种缺乏具体指向的心里紧张和不愉快的情绪，主要表现为精神焦虑不安，急躁易怒，恐慌，可伴有失眠、噩梦及血压增高、心率增快、口干、多汗、肌肉紧张、手抖、尿频、腹泻等症状，也可因这些躯体不适而产生猜疑和忧郁。

2. 抑郁性亚健康

抑郁性亚健康，是指持续 3 个月以上的抑郁情绪，并且不满足抑郁症的诊断标准。抑郁情绪是一种消极情绪，主要表现为情绪低落，郁郁寡欢，兴趣减低，悲观，冷漠，自我感觉差和自责，还可伴有失眠、食欲和性欲减低、记忆力下降、体重下降、兴趣丧失、缺乏活力等，有的甚至产生自杀想法。

3. 恐惧性亚健康

恐惧性亚健康，是指持续 3 个月以上的恐惧情绪，并且不满足恐惧症的诊断标准。主要表现为恐惧、胆怯等不良情绪，还有妒忌、神经质、疑病、精神不振、记忆力减退、注意力不集中、失眠、健忘、反应迟钝、想象力贫乏、情绪易激动、遇小事容易生气、爱钻牛角尖、过于在乎别人对自己的评价等。

4. 记忆力下降性亚健康

记忆力下降性亚健康，以持续 3 个月以上的近期记忆力下降，或不能集中注意力做事情为主要表现，且排除器质性疾病或非器质性精神疾病者。

心理亚健康状态的存在，必然导致工作效率降低，适应能力下降，人际关系不和谐，以致认识和决策偏差，严重影响生活质量和生命价值，对个人、家庭、他人造成不应有的伤害。但又常常不被个人所意识，不被社会所承认，不为医学所确认，因而会使人感到莫名的痛苦。不良情绪的持续存在，最终会导致病理改变，如高血压、冠心病、胃和十二指肠溃疡以及肿瘤等。

（三）社会交往亚健康

社会交往亚健康，以持续 3 个月以上的人际交往频率减低或人际关系紧张等社会适应能力下降为主要表现。现代社会是开放和信息化的社会，观念不断更新，新事物层出不穷，要求人们具备良好的社会适应能力，不能很好处理社会与人际关系的个体，可以出现适应不良的现象。

1. 青少年社会交往亚健康

青少年因家庭教养方式不正确及个人心理发育等因素，导致社会适应困难，一旦离开家庭，无法独立生活，难以适应新的生活环境，处理不好各种人际关系，从而阻碍了正常的信息交流，导致情绪压抑，苦闷烦恼。

2. 成年人社会交往亚健康

成年人需要面对的问题有许多，如工作环境变换、复杂的人际关系、组建家庭、养育子女、工作压力、知识更新等，一旦不能适应这些，就会陷入不良的情绪当中。

3. 老年人社会交往亚健康

老年人退休后，随着生活内容、社会地位等改变，也需要不断地调整行为方式，积极地适应。

社会适应的亚健康状态，会影响人们的学习进取、生活安宁和身心健康，引起程度不等的心理障碍，如压抑、苦闷、自卑、孤僻、意志脆弱等，导致缺乏应付生活矛盾和克服困难的决心及毅力。人际关系的适应不良，则不能融入群体，不能获取"社会支持网"的援助，自怨自艾，无端猜疑，表现出某些偏激的行为，或成为时代的落伍者，还可能诱发各种心身疾病。

（四）道德亚健康

道德亚健康，是指持续 3 个月以上的道德问题，直接导致行为的偏差、失范和越轨，从而使人产生一种内心深处的不安、沮丧和自我评价降低的状态。

由于思维方法不科学、错误选择、社会默化、从众、去个性化等心理影响，在某些特定的时空，很多人存在世界观、价值观上不利于自己和社会的偏差，表现为道德以及行为的偏差，如运动场上闹事的球迷，既违反了社会伦理、道德规范，也损害了自己的身心健康，甚至导致违法犯罪。

在临床实际运用中，由于上述分法过于宽泛，无法直接指导亚健康的临床调治，故实际运用不多。目前较为科学的亚健康分类方法是采用综合分类法，即对不同亚健康人群采用不同分类方法，如其临床表现典型就以证型分，主症明显以主症分；临床可以归纳为有特点的综合征，就将其归为一类综合征；非常有可能要发生某种特定疾病，但又达不到相应疾病的诊断标准时，则将其划分为疾病前期。

第二节　亚健康常见证型

一、肝气郁结证

肝气郁结证是因情志抑郁，或突然的情志刺激，以及其他原因导致肝失疏泄，肝气郁滞所表现的证候。亚健康状态下，肝气郁结证多发于成年人，而又以女性为多，尤其在妇女更年期前后，常表现为情绪易于激动，喜悲伤欲哭，烦躁不安，心悸失眠，健忘，耳鸣，眩晕。肝气郁结证与情绪变化的关系非常密切，在情绪不稳定时即可出现，情绪稳定后各种表现可减轻。善于移情易性者，患此证者较少。

（一）证候特点

1. 典型表现

胁肋胀痛或窜痛，痛无定处、时作时止，情志抑郁，多疑善虑，易怒，善太息或嗳气，夜卧不安。舌淡红，苔薄白，脉弦。

2. 兼症

嗳气吞酸，不欲饮食，咽中似有物梗阻感，吞之不下吐之不出，胁下痞块胀闷，按之疼痛而质柔软，脘腹胀闷甚则疼痛，腹泻，小便涩滞或淋沥不爽，女子月经不调，或痛经闭经，经前乳房胀痛。

（二）证候分析

肝位于胁下，其经脉循阴器，过少腹，布两胁、两乳等处。肝主疏泄，关系着人体气机的调畅，故精神刺激若导致情志不遂，则郁怒伤肝，肝气郁结，疏泄失职，会出现情志抑郁苦闷、喜静喜睡、烦躁易怒等情志异常的变化。而肝气郁结，其所主之胁部、乳房、少腹等，必因经气不畅而胀痛，并有胁肋胀痛或窜痛、常太息等表现；

肝气郁结，郁久化火，火热上扰神明，可有夜卧不安；郁久伤血，肝木犯土，不但会影响脾胃功能而使饮食减少，也可出现胃气不降的嗳气吞酸，以及脾气不升的腹泻；脉弦为肝气郁结，失于疏泄的表现。

（三）调理原则

疏肝解郁。

（四）调理方法

1. 注意心理养生

心地善良是维护良好情绪的"营养素"，应当增强自信，淡泊名利，保持一颗平常心，让自己处于平和状态。

2. 运用心理学快乐六法调摄

如精神胜利法、难得糊涂法、随遇而安法、幽默人生法、宣泄积郁法、音乐冥想法等调摄失衡的心理，营造一个祥和、豁达、坦然的心理氛围。

3. 运动调治

经常运动可使人体气血周流，从而防止本证的发生。可根据个人喜好和身体状况选择运动项目，如球类、跑步、游泳、远足、健身等，运动强度以运动后感身心畅快为度。

4. 食疗

（1）忘忧汤　取金针菜20g，雪耳15g，黄豆20g，红枣10g，猪瘦肉100g，

先将金针菜、雪耳浸水约2小时，将金针菜头尾剪断不要，猪瘦肉洗净飞水，再将全部材料放入煲内，加清水适量，大火煲沸改为小火煲90分钟即可饮用。此汤可养肝健脾，解郁安神，对于情绪低落，精神抑郁，夜寐不安者，可经常食用。

（2）解郁汤　取鸡肝30g，猪瘦肉50g，合欢花10g。先把合欢花放入锅内加清水三碗，慢火煮沸十分钟，放入鸡肝、瘦肉片再煮沸片刻，调味即可，随量饮用。本品可养肝舒肝，解郁安神，适用于神经衰弱，属肝气郁结者，症见胸胁胀闷作痛，郁郁不乐，情绪低落，失眠叹息。

（3）陈皮炒猪肝萝卜　取陈皮10g，鲜猪肝250g，白萝卜250g，植物油、香油、食盐、味精、淀粉适量。将猪肝、萝卜洗净切片，适量植物油烧成八成熟，先将萝卜片炒至八成熟，加入盐搅拌，置盘中。再加入植物油适量，旺火爆炒猪肝、陈皮2～3分钟，再将萝卜与猪肝片加入快速翻炒2～3分钟，加入调料，然后淋入香油少许，可分4顿佐餐用。本品可补肝清热，宽中下气，对肝气郁结者，颇为有益。

（4）玫瑰花茶　取阴干的玫瑰花瓣6～9g。将玫瑰花放茶盅内，冲入沸水，加盖焖片刻，代茶饮；或者加香附10g，生姜3片，葱白5寸，水煎服。本品可疏肝解郁，

适用于情志不畅，肝气郁结者。

（5）佛手酒　取佛手 30g，白酒 1000mL。将佛手用清水润透发软后，切成 1 厘米见方的小块，稍候，下入酒坛内，再加入白酒，封口浸泡，每隔 5 日，开坛搅拌 1 次，浸泡 20 日后，即可开坛，滤去药渣即成。本品可疏肝解郁行气，适用于情志不畅，肝气郁结者。

5. 中医药调治

（1）柴胡疏肝散　柴胡 10g，川芎 6g，香附 6g，枳壳 6g，芍药 6g，炙甘草 3g。每日 1 剂，水煎服。

（2）逍遥散　柴胡 10g，当归 10g，炒白芍 10g，炒白术 10g，茯苓 10g，薄荷 3g，生姜 3 片，炙甘草 6g。每日 1 剂，水煎服。

二、脾虚痰阻证

脾虚痰阻证是因素体脾气不足，或饮食所伤等原因导致的脾失健运，水精失布，痰湿内生。临床上主要表现为倦怠困重、体胖喜睡、大便偏稀等。在亚健康状态，脾虚痰阻证多与生活、饮食习惯及体质因素有关，气郁质、气虚质和阳虚体质易出现本证，加之生活不规律、饮食不节则更易损伤脾胃而致痰湿困阻。

（一）证候特点

倦怠困重，呆板，精神抑郁或忽哭忽笑，面色白或晦暗而无光泽，体胖喜睡，胸闷腹胀，大便偏稀，舌质淡，舌体胖大，舌苔白腻，脉滑。

（二）证候分析

脾虚痰阻，清阳不升，则倦怠困重，体胖喜睡；脾虚，气血生化乏源，则面色白而无光泽；痰湿内盛，阻滞气机，则胸闷腹胀；心神受蒙，则呆板，忽哭忽笑；气机不畅，肝气郁结，脾虚痰阻，则精神抑郁；脾虚失运，清浊不分，则大便不调；舌质淡，舌体胖大，舌苔白腻，脉滑均为脾虚痰阻之表现。

（三）调理原则

健脾化痰。

（四）调理方法

1. 加强体育锻炼

根据个人耐受情况，选择锻炼项目如晨跑、散步、登山等，但不宜参加游泳项目，运动量不宜过大。

2. 饮食调理

宜进食具有补脾益气，醒脾开胃消食作用的食品，如粳米、籼米、锅巴、薏苡仁、莲藕、栗子、山药、扁豆、豇豆、牛肉、鸡肉、兔肉、牛肚、猪肚、鳜鱼、葡萄、红枣、胡萝卜、马铃薯、香菇等。不宜进食肥腻阻碍脾气运化的食物如鸭肉、猪肉、甲鱼肉、牡蛎肉、牛奶、芝麻等，以及性质寒凉，易损伤脾气，助湿生痰的食物如苦瓜、黄瓜、冬瓜、茄子、空心菜、芹菜、绿豆、豆腐等。

3. 食疗

（1）蚕豆牛肉炖罐　取鲜蚕豆 150g，瘦牛肉 100g，陈皮 9g，精盐、味精、酱油各少许。将蚕豆和牛肉洗净、切块，加调料同放砂罐内煨炖熟烂即可食用。

本品具有健脾利湿，消痰的功效，适宜于脾虚痰阻者。

（2）辟谷仙方　取黑豆 375g，火麻仁 225g，糯米 500g。将黑豆洗净后，蒸 3 遍晒干去皮。火麻仁浸汤一宿，滤出晒干，去皮淘洗 3 遍。捣碎，伴黑豆为末，用糯米粥合成团如拳大。入锅蒸 3 ~ 5 小时后停火冷却 5 小时，再取出，放于瓷中贮藏。本品具有健脾利水，润肠通便的功效，适用于脾虚大便不畅者。

4. 中医药调治。

（1）防己黄芪汤合二陈汤加减　黄芪 15g，苍术 10g，白术 10g，桂枝 10g，防己 10g，茯苓 15g，甘草 5g，车前草 15g，陈皮 10g，薏苡仁 20g，半夏 10g。水煎服，每日 1 剂。

（2）参苓白术散　莲子肉 10g，砂仁 8g，薏苡仁 10g，桔梗 8g，人参 10g，炙甘草 9g，白术 15g，山药 15g。每日 1 剂，水煎服。

三、肝郁化火证

肝郁化火证是因情志不遂，肝郁化火，以及其他原因而导致肝失疏泄，肝气郁滞，气郁而化火所表现的证候。肝郁化火的人常表现为烦躁不安，易于激动，心悸失眠，胁肋灼痛。肝郁化火证与个人情绪变化的关系非常密切，在情绪不稳定或出现较大波动时即可出现；待情绪稳定后，各种症状均有所缓解。

（一）证候特点

情绪躁动，烦躁易怒，神魂不安，噩梦纷纭，头晕胀痛，面红目赤，口苦，咽干，便秘，舌红苔黄，脉弦数。

（二）证候分析

情志不遂，肝气郁结，久而化火，火性炎上，肝火循经上攻头目，气血上涌络脉，故头晕胀痛，面红目赤；肝胆相为表里，肝热传胆，胆气循经上溢，则口苦；津为火热所灼，故咽干；肝气郁结，肝失条达柔顺之性，所以情绪躁动，烦躁易怒；火热内扰，神魂不安，则噩梦纷纭；热盛耗津，故便秘；舌红苔黄，脉弦数，为肝郁化火的表现。

（三）调理原则

清热，泻火，平肝利胆。

（四）调理方法

1. 补充维生素

维生素和矿物质是人体所必需的营养素，人体不能合成维生素和矿物质，而维生素 C、维生素 B 族和铁等对人体尤为重要，因此每天可适当地补充多维生素片。

2. 调整心理状态

保持积极、乐观，以平淡宽容之心看待他人和事物。

3. 生活规律

劳逸结合，保证充足睡眠。

4. 增加锻炼活动

每天保证一定的运动量，如慢跑、游泳等。

5. 食疗

宜食陈皮、陈皮、萝卜、刀豆、金橘、佛手、绿梅花、芹菜、苦瓜、菊花、马兰头、马齿苋、鲜藕、白茅根、黄芩、大蓟、小蓟、夏枯草、决明子、生地黄、知母、黄柏等食物及药食兼用品。忌食人参、黄芪、桂圆、红枣等食物。

（1）柴胡龙胆草通草蜜饮　取柴胡 10g，龙胆 3g，通草 3g，蜂蜜 30g。

将柴胡、龙胆、通草分别去杂质，洗净，晒干，切成片或小段，放入砂锅，加水浸泡片刻，煎煮 30 分钟。再用洁净纱布过滤，去渣，收取滤汁放入容器，待温热时，加入蜂蜜，拌均匀即成。上、下午分服。本品具有疏肝泻火的功效，适用于肝胆火盛者。

（2）马齿苋黄花菜蜜饮　取马齿苋 60g，黄花菜 30g，蜂蜜 20g。将马齿苋、黄花菜洗净，入锅加水适量，大火煮沸，改小火前煮 30 分钟。去渣取汁，待药渣转温后，加入蜂蜜，搅匀即成。上、下午分服。本品具有清肝泻火，解郁通窍的功效，适用于肝郁化火之眼红耳鸣者。

（3）夏枯草王不留行蜜饮　取夏枯草 30g，王不留行 20g，蜂蜜 20g。将夏枯草、王不留行洗净，入锅加水适量，煎煮 30 分钟。去渣取汁，待药汁转温后，放入蜂蜜即成。上、下午分服。本品具有清肝泻火，解郁通窍的功效，适用于肝郁化火之眼红耳鸣者。

（4）三花路路通蜜饮　取玫瑰花 5g，月季花 10g，白梅花 3g，路路通 20g，蜂蜜 20g。将路路通洗净，入锅加水适量，煎煮 30 分钟，去渣取汁。再加入洗净的玫瑰花、月季花、白梅花，再加适量水，煎煮 15 分钟。去渣取汁，待药汁转温后，加入蜂蜜即成。上、下午分服。本品具有清肝泻火，解郁通窍的功效，适用于肝郁化火之眼红耳鸣者。

（5）佛手花黄芩粥　取佛手花 15g，黄芩 10g，菖蒲 20g，粳米 100g，冰糖屑 10g。将佛手花、黄芩分别去杂质，佛手花撕开，菖蒲切成片或切碎，放入砂锅，加适量水，煎煮 20 分钟，用洁净纱布过滤，去渣，取汁入砂锅。加入淘净的粳米，视需要再酌加适量清水，大火煮沸，改用小火煮成黏稠粥，趁热撒入冰糖屑，待溶化后即成。早、晚分食。本品具有疏肝泻火的功效，适用于肝郁化火各症者。

（6）葵菜葱白粥　取葵菜 300g，车前子 10g，葱白 15g，粳米 50g。将葵菜、车前子洗净，入锅加水适，煎煮 30 分钟，加入粳米及洗净的葱白，再加水适量，小火煮即成。早、晚分食。本品具有清肝泻火通窍的功效，适用于肝郁化火之眼红耳鸣者。

6. 中医药调治

（1）龙胆泻肝汤　龙胆 6g，泽泻 12g，木通 9g，车前子 9g，当归 9g，生地黄 20g，柴胡 10g，生甘草 6g。每日 1 剂，水煎服。

（2）丹栀逍遥散　牡丹皮 10g，栀子 10g，柴胡 10g，芍药 10g，当归 10g，茯苓 10g，白术 10g，甘草 6g。每日 1 剂，水煎服。

四、肾精不足证

肾精不足证是由于肾精亏损，以生殖机能低下，早衰为主症的一类证候。多由先天发育不良，禀赋不足，或后天调摄失宜、房事过度、大病久病等引起。本证常表现为早衰，性机能减退。在亚健康状态，肾精不足证多因频繁抽烟喝酒，生活和饮食无规律，营养不良，或工作过于繁忙，精神紧张，或长时间久坐操作电脑以及性生活频繁，或常吃速效壮阳药而致。另外，疾病康复中的患者也易出现肾精不足证，本证多发于成年人。

（一）证候特点

典型表现为精神疲乏，头昏，头发脱落，或早生白发，牙齿动摇，耳鸣耳聋，健忘恍惚，腰膝酸软，动作迟缓，足软无力，神情呆滞，性欲或功能下降，或精少经闭，尿频便秘，舌淡，脉细弱。

（二）证候分析

肾之华在发，精不足，则早生白发，易脱发；齿为骨之余，失精气之充养，故牙齿动摇；耳为肾窍，脑为髓海，精少髓亏，脑海空虚，故见耳鸣耳聋，健忘恍惚；精气充足则筋骨隆盛，动作矫健，精气亏损则腰膝酸软，动作迟缓，足软无力；肾精衰，脑部失充，则精神疲乏，头昏；肾主生殖，肾精不足，故性欲或功能下降，或精少经闭；肾开窍于二阴，主二便，肾精不足，二便传导失司，故二便失调。

（三）调理原则

补肾填精。

（四）调理方法

1. 劳逸结合

注意休息，可通过休闲活动减轻精神压力，释放不良情绪。

2. 均衡饮食

注意营养均衡，护养脾胃。

3. 运动调整

适当运动以增强体质，如太极拳，宜在空气清新的公园内、树下、水边进行。

4. 食疗

宜食鹿肉、蜂王浆、猪肾、羊肾、羊睾丸、鸡睾丸、海参、鱼鳔、海马、黄牛肉、牛肝、猪脊髓、肉苁蓉、仙茅、淫羊藿、巴戟天、菟丝子、附子、肉桂、熟地黄、女贞子、知母、山药、山萸肉、黑芝麻、核桃仁、黄精、灵芝、冬虫夏草、鹿茸、鹿角胶、鹿鞭、西洋参、胎盘、人参、蜂乳等食物及药食兼用品，忌食生冷。

（1）鹿髓酒 取鹿髓120g，蜂蜜60g，低度白酒2000g。将鹿髓切成小段，置于容器中，加入蜂蜜和白酒煮沸，取下待冷，密封，浸泡5天后去渣即成。早、晚各15g。本品具有补肾填精的功效，适用于肾精不足者。

（2）玉兰片烧鹿肉 取鹿肉500g，玉兰片25g，香菜10g，黄酒15g，白糖15g，酱油、花椒水、精制植物油、葱段、生姜片、湿淀粉、麻油各适量。将锅烧热，放入植物油，下葱段、生姜片，再下酱油、花椒水、精盐、黄酒、白糖、味精、鲜汤，放入鹿肉、玉兰片，用大火烧沸后转用小火煨炖至肉熟烂，再移至旺火上烧开，用湿淀粉勾芡，淋上麻油，撒上香菜段即成。当菜佐餐，随意食用。本品具有补肾填精的功效，适用于肾精不足者。

（3）人参烧鹿筋 取人参3g，水发鹿蹄筋750g，干贝20g，大海米20g，水发香菇75g，火腿片200g，五花猪肉500g，玉兰片50g，油菜心2g，鸡汤适量。将水发鹿蹄筋用刀剖成两半，切成3厘米长的段，入锅，加鸡汤、人参片、干贝、大海米、香菇、火腿片、猪肉、玉兰片，用小火炖至熟烂，加入洗净的油菜心，以精盐、味精、料酒、水淀粉适量，勾成汁即成。当菜佐餐，随意食用。本品具有补肾填精的功效，适用于肾精不足者。

（4）蝴蝶海参　取水发海参 500g，浓鸡汤 600g，熟鸡蛋 2 只，熟火腿 5g，熟鸡肉 50g，熟虾仁 50g，豆苗 50g。将海参洗净，切成斜片；熟鸡蛋去壳去蛋黄，把蛋白切成薄片；鸡肉切成薄片，将海参放在沸水中浸泡片刻，捞出沥水待用。炒锅放植物油 50g 烧热，投入葱段、姜片，炸成黄色捞出，放入海参，炒几下，加入料酒，放入浓鸡汤、熟虾仁、熟鸡肉片、熟火腿片、蛋白片、精盐、味精，烧滚入味后，放入豆苗即成。当菜佐餐，随意食用。本品具有补肾填精的功效，适用于肾精不足者。

5. 中医药调治

（1）六味地黄丸　熟地黄 24g，干山药 12g，茯苓 9g，牡丹皮 9g，泽泻 9g，山萸肉 12g。每日 1 剂，水煎服。

（2）河车大造丸　紫河车 100g，熟地黄 200g，天冬 100g，麦冬 100g，杜仲 150g（盐炒），牛膝 100g（盐炒），黄柏 150g（盐炒），龟甲 200g（制）。每日 1 剂，水煎服。

五、脾虚湿困证

脾虚湿困即湿困脾土，指脾虚失运导致内湿阻滞，中阳受困而表现的证候。多由饮食不节、过食生冷、淋雨涉水、居住潮湿等因素引起。在亚健康状态，脾虚湿困证多见于成年人，而以成年肥胖人群居多。

（一）证候特点

面色无华，精神疲惫，疲乏无力，食后欲睡，头重身困，小便短少，甚或浮肿，胸脘痞闷，食少便溏，女子白带量多，舌苔白腻，脉濡缓。

（二）证候分析

脾虚不能运化水谷，故胸脘痞闷，食后欲睡；脾虚气血生化不足，不能滋养，则见面色无华，精神疲惫；脾主四肢，故见四肢疲乏无力，头重身困；脾虚失运，寒湿困脾，土不制水，则小便短少，甚或浮肿，白带量多；脾气虚弱，脾阳不振，湿阻中焦，故食少便溏；舌苔白腻，脉濡缓皆为脾虚湿困之象。

（三）调理原则

健脾利湿。

（四）调理方法

1. 改善环境
不要长期居住在阴冷潮湿的环境中。

2. 节制饮食

注意饮食规律，食量适中，冷热软硬适宜，勿偏嗜五味，勿贪食肥甘、厚腻、生冷、燥热等品。宜多食具有健脾利湿作用的食品如茯苓、玉米须、赤小豆、薏苡仁、山药、黑豆、冬瓜等。忌用苦寒伤脾，慎用辛辣之品。

3. 坚持运动

根据个体差异，可选择跑步、游泳、健身、武术、气功等，每周 2～3 次，每次30～60 分钟。

4. 针灸按摩

通过刺激经络和腧穴，健脾和胃，调和气血。常用穴位如合谷、关元、足三里、丰隆等。

5. 食疗

（1）荷叶鸭子　取鸭肉 200g，糯米粉 25g。将鸭肉去骨，切成块状。八角茴香 5只，与糯米粉同炒熟，研成细末备用。再用酱油、料酒、味精、葱末、姜末及胡椒粉等佐料调成汁，把鸭肉浸入腌渍 2 小时，再把糯米粉调入拌匀。一张荷叶切成 4 块，把鸭肉用荷叶包好，放在盘内，上锅，旺火蒸 2 小时即可。隔日 1 次，佐餐食用。本品具有益气降脂，健脾利湿的功效，适用于脾虚湿困者。

（2）猪肉淡菜煨萝卜　取猪腿肉 500g，淡菜 100g，白萝卜 1000g。淡菜干品用温水浸泡半小时，发胀后，洗去杂质，仍泡在原浸液中，备用。猪肉切块，萝卜切成转刀块。起油锅，放植物油 1 匙。大火烧热油后，先将猪肉倒入，翻炒 3 分钟，加黄酒 1匙，炒至断生，盛入砂锅内，将淡菜连同浸液，一起倒入砂锅内，再加水适量，用小火煨 1 小时。然后，倒入萝卜，如水不足，可适量增加，再煨半小时，萝卜熟透，调味即可。本品具有健脾利湿的功效，适用于脾虚湿困者。

（3）萝卜丝炒牛肉丝　取白萝卜 500g，瘦牛肉 250g。萝卜、牛肉洗净切细丝。牛肉丝加盐、黄酒、酱油、淀粉等，拌匀。锅中放植物油 1 匙，用大火烧热油后，先炒萝卜丝，加盐适量，炒至八成熟，盛起备用。再放植物油 3 匙，用大火烧热油后，倒入牛肉丝，翻炒 3 分钟后，倒入萝卜丝拌匀。再加黄酒 1 匙，冷水少许，烧 3 分钟，加香葱，拌炒几下，装盘，佐餐食用。本品具有补脾健胃，散血化滞，利水消痰的功效，适用于脾虚湿困者。

（4）什锦乌龙粥　取生薏米 30g，冬瓜仁 100g，赤小豆 20g，干荷叶、乌龙茶适量。干荷叶、乌龙茶用粗纱布包好备用，将生薏苡仁、冬瓜仁、赤小豆洗净一起放锅内加水熬煮至熟，再放入用粗纱布包好的干荷叶及乌龙茶再煎 7～8 分钟，取出纱布包即可食用，每日早、晚食用。本品具有健脾利湿的功效，适用于脾虚湿困者。

6. 中医药调治

（1）平胃散合四君子汤　陈皮 10g，厚朴 10g，苍术 12g，甘草 6g，党参 15g，白术 10g，茯苓 15g，黄芪 15g，当归 10g。每日 1 剂，水煎服。

（2）防己黄芪汤合二陈汤加减　黄芪 15g，苍术 10g，白术 10g，防己 10g，茯苓 15g，车前草 15g，陈皮 10g，薏苡仁 20g，半夏 10g，桂枝 10g，甘草 5g。每日 1 剂，水煎服。

六、脾肾两虚证

脾肾两虚证是指脾肾两脏阳气虚弱所表现的一类证候，多因感受寒邪，或久病耗气损伤脾肾之阳气，或久泻不止，损伤脾肾之阳，或其他脏腑的亏虚，累及脾肾两脏引起。在亚健康状态，此证常见于平素喜爱生冷饮食者、老年人、大病久病后的恢复期人群等。

（一）证候特点

典型表现为神疲思睡，体倦乏力，少气懒言，耳目不聪，形寒肢冷，大便溏泄，小便清长，夜尿频多，舌淡胖，苔白滑，脉沉细。

（二）证候分析

本证以脾肾阳虚，阴寒内盛为特征。脾肾两脏阳气虚衰，温煦、运化作用减弱则神疲思睡，体倦乏力，少气懒言，耳目不聪；阳气虚，阴寒内盛，则形寒肢冷；脾阳虚，运化失司，则大便溏泄；肾阳虚无以化气，则小便清长，夜尿频多；舌淡胖，苔白滑，脉沉细，为阳虚阴盛之象。

（三）调理原则

温补脾肾。

（四）调理方法

1. 注意饮食起居
均衡饮食，规律生活起居。

2. 心理调摄
保持心态上的年轻，不要未老先衰，胸怀宽阔，有乐观进取的精神，合理处理人际关系

3. 运动调治
可进行相对轻松的运动，如散步、慢跑、乒乓球、爬山等运动，不宜参与剧烈而大运动量的运动项目。运动应循序渐进，其强度以自身不感到疲劳为度。运动后应先擦干汗液，禁止马上洗澡及喝冷饮。

4. 食疗

（1）韭菜粥　取新鲜韭菜 30～60g，或韭菜籽 5～10g，粳米 60g，盐少许。

将新鲜韭菜，洗净切细（或韭菜籽研细末）。先煮粳米为粥，待粥沸后，加入韭菜或韭菜籽细末、盐，同煮成稀粥。早、晚各食一次。本品可补肾壮阳，固精止遗，健脾暖胃。适用于脾肾两虚所致的腹中冷痛，泄泻或便秘，小便频数，小儿遗尿，妇女白带过多，腰膝酸软。

（2）莲子芡实淮山粥　取莲子 10g，芡实 10g，鲜淮山 50g，粳米 100g，加水共煮成粥。每日 2 次，每次 1 碗。本品具有健脾益肾的功效，适用于脾肾两虚所致的遗精，腰酸，纳呆者。

（3）荔枝淮山莲子粥　取干荔枝肉 50g，怀山药、莲子各 10g（捣碎），大米 100g，白糖适量。将干荔枝肉、怀山药、莲子用清水煮至软烂，加入大米，同煮粥，加适量白糖调味食用，每日 1 次。本品具有温肾健脾的功效，适用于脾肾两虚，症见大便溏稀者。

5. 针灸治疗

主要在肾经、脾经、督脉循经部位取穴治疗。

6. 中医药调治

（1）附子理中汤、金匮肾气丸、保元汤加减　附子 6g，肉桂 10g，党参 15g，白术 10g，干姜 10g，熟地黄 12g，巴戟天 15g，茯苓 12g，大枣 15g，山药 10g，山萸肉 10g。水煎服，每日 1 剂。

（2）中成药　可选用附子理中丸，每次 9g(8～12 丸)，每日 3 次；或金匮肾气丸，每次 1 丸，每日 2 次；或右归丸，每次 1 丸，每日 2 次。

七、心脾两虚证

心脾两虚证是因饮食不节，劳倦伤脾，或思虑劳心过度暗耗阴血，以及其他原因而导致心血不足，脾气虚弱所表现的证候。此证是亚健康状态最常见的类型，常见于操劳过度，思虑过度的人群。

（一）证候特点

典型表现为心悸胸闷，失眠多梦，头晕头昏健忘，面色不华，气短乏力，自汗，食欲不振，脘腹胀满，便溏，月经量少色淡或淋沥不尽，舌淡，脉细弱。因心而影响脾的，以心悸胸闷、失眠多梦、眩晕健忘等心经症状为主；因脾而影响心的，则以食欲不振、腹胀便溏、面色萎黄、耐力下降等脾虚症状为主。

（二）证候分析

本证以心血虚、脾气虚为特征。心血虚，心失所养，则心悸胸闷；心神不宁，则失眠多梦；气血两虚不能上荣于头目，则头晕头昏健忘；脾气虚弱，运化无力，气血生化不足，则自汗，面色不华，气短乏力，食欲不振，脘腹胀满，便溏；气血两虚则月经量少色淡或淋沥不尽，舌淡，脉细弱。脾为气血生化之源，主统血，心主血，两者在生理病理上均有联系。若脾气虚弱则生血不足，统摄无权则血液流失，血虚则无以化气而气更虚，两者可互相影响。

（三）调理原则

补脾养心，补气养血。

（四）调理方法

1. 注意生活起居调护

保持心情舒畅，保证充足睡眠；清淡饮食，少食油腻、生冷或辛辣食物。

2. 运动调治

经常进行体育健身活动可以保持机体的机能状态，减缓衰退，减少疾病的发生，改善生理机能。可选用比较柔缓的运动，如气功、太极剑、八段锦、散步等。

3. 劳逸适度

避免劳思损伤心脾。

4. 食疗

（1）龙眼山药糕　取龙眼肉25g，莲子肉25g，怀山药200g，面粉100g，白糖适量。将山药粉、面粉加水揉成山药面团。将面团放在平盘内压平，平铺1层龙眼肉和莲子肉后，上面盖1层山药面，撒上白糖适量，上笼蒸熟，冷却后划成小块即成。早当早点食用，晚作加餐食用。1日吃完此剂，减主食量，连吃半个月以上。本品具有健脾养心，补益气血，安神益智的功效。对心脾两虚，气血不足的失眠、记忆力减退、心悸、食欲减退等症有效。

（2）归参鳝鱼羹　取党参30g，当归15g，活鳝鱼250g，调料适量。将当归、党参洗净切片，装入纱布袋中，扎紧袋口。将鲜活鳝鱼去骨和内脏，去头、尾，取肉切成丝。将鳝鱼丝入锅，加水500mL，入药袋，加料酒5g，食盐2g，生姜5g，先大火煮沸，撇去浮沫，再用小火煮1小时许，取出药袋，加入葱花、味精少许即成。吃鱼肉喝汤，隔日1剂。本品具有健脾益气，养血安神的功效。适用于心脾两虚者，症见失眠多梦，眩晕健忘，神疲乏力，面色无华，食欲不振。

（3）桂圆白糖饮　取桂圆肉80g，白糖30g。将桂圆置砂锅内加水反复炖煮后加白糖调和，睡前饮汤食桂圆肉。本品具有养血益脾，补心安神的功效。适用于心脾两虚之健忘、失眠、倦怠疲乏等症。

（4）百合莲子瘦肉汤　取猪瘦肉250g，莲子30g，百合30g。将以上原料洗净，共放砂锅内，加适量水煮汤，调味即可食用。每日 1 剂，连服数天。本品具有健脾益气，养心安神的功效。适用于心脾两虚，症见精神不振，夜寐不安，面色无华。

5. 中医药调治

（1）归脾汤加减　黄芪 30g，炒白术 15g，党参 15g，当归 15g，茯神 15g，远志 12g，炒枣仁 20g，木香 10g，龙眼肉 30g，甘草 10g。水煎服，每日 1 剂，分两次服。

（2）中成药　安神补脑液，每次 10mL，口服，每日 3 次。

6. 针灸治疗

取心俞、脾俞、足三里、三阴交、巨阙、神门、内关等穴。

八、肺脾气虚证

肺脾气虚证是因痰湿内停，伤及肺脾，或饮食不节，脾胃受损，或劳倦伤脾而致肺失所养，或其他原因影响肺脾两脏，导致肺脾气虚所表现的证候。在亚健康状态，本证常见于容易感冒咳嗽者、肺系疾病后期调养者。

（一）证候特点

典型表现为胸闷气短，疲乏无力，自汗畏风，容易感冒，兴趣低下，欲望骤减，精力下降，懒于交往，情绪低落，常感晨不愿起，味觉不灵，食欲不振，腹胀便溏，舌淡苔白，脉细弱或脉缓无力。

（二）证候分析

本证以肺脾两虚所致的情绪消极，纳差，便溏为特征。脾为生痰之源，肺为贮痰之器。脾气虚，健运失职，则味觉不灵，食欲不振，腹胀便溏；脾虚生湿，湿聚生痰，上贮于肺，肺气不利，则胸闷；肺脾气虚，则气短，疲乏无力，自汗畏风，容易感冒，兴趣低下，欲望骤减，精力下降，懒于交往，情绪低落，常感晨不愿起；舌淡苔白，脉细弱为气虚之象。

（三）调理原则

补脾益肺。

（四）调理方法

1. 起居调护

注意保养，防劳汗当风。不可过于劳作，劳动程度以自我感觉不疲劳为度。

2. 情志调摄

保持精神乐观愉快，心情舒畅，尽量减少不良的精神刺激和过度的情绪变动。

3. 运动调治

适量体育锻炼，并持之以恒，能改善循环功能和呼吸功能，促进新陈代谢，增加食欲，改善睡眠。可选择比较柔缓的运动，如气功、太极剑、太极拳、八段锦、慢跑、散步等。不宜做大负荷和大量出汗的运动，忌用猛力和长久憋气的动作。

4. 食疗

（1）黄芪粥　取黄芪 30g，人参 10g，白茯苓 15g，生姜 6g，大枣 5 枚，小米 100g。先将前 4 味药煎煮后去渣取汁，入米、枣熬成粥，早晚空腹食之。本品具有健脾补肺，开胃益气的功效。适用于脾肺气虚，症见气短懒言，倦怠乏力，食少便溏，咳嗽气短，下肢水肿，肢体酸沉无力。

（2）人参菠菜饺　取红参 6g，菠菜 500g，猪瘦肉 50g，面粉 100g，调料适量。取菠菜嫩茎叶，压成菜泥，用干净纱布包好，挤出绿色菜汁。鲜猪瘦肉洗净后搅碎，加食盐、酱油、胡椒粉、生姜末少许拌匀，再加水搅成糊状，加红参粉，放入葱花、香油少许拌匀成馅。将面粉用菠菜汁拌和揉匀，做成饺子皮，入馅包成饺子，放进开水锅中煮熟即成。每日晨起吃 1 剂，也可作加餐食用。本品具有大补脾肺，开胃健脾的功效。适用于疲劳综合征，属肺脾气虚者，症见兴趣变淡，欲望骤减，精力下降，懒于交往，情绪低落，易感疲乏无力，晨不愿起。

（3）参芪烧兔肉　取党参 30g，黄芪 30g，活兔 1 只（约 1000g），香菇 25g，生姜、葱、蒜各 10g，调料适量。将活兔去皮毛、脚爪、内脏，取肉斩成块。将黄芪、党参煎煮 2 次，取 2 次药液（去渣）合并约 800mL。将水发香菇切片，生姜、葱、蒜切细，与兔肉块一齐入锅，加药液煮沸后，加酱油 10g，白糖 15g，改小火煮至汤浓肉烂熟即成。本品具有健脾益气的功效，适用于疲劳乏力，属肺脾气虚者，症见味觉不灵，消化不良，体重减轻，体虚力弱，食欲不振，四肢困乏。

5. 中医药调治

（1）玉屏风散合四君子汤加减　黄芪 30g，白术 15g，防风 12g，人参 20g，茯苓 15g，鸡内金 10g，龙骨 30g（先煎），牡蛎 30g（先煎），甘草 10g。水煎服，每日 1 剂，分两次服。

（2）中成药　补中益气丸（浓缩），8 颗/次，口服，每日 3 次。

6. 针灸治疗

以手太阴肺经、足太阴脾经腧穴为主。

九、气血亏虚证

气血亏虚证是因久病、年老耗伤气血，或先天不足，以及其他原因而导致的气血亏虚所表现的证候。在亚健康状态，常见于年老、先天不足、大病久病恢复期等人群。

（一）证候特点

心慌气短，不耐劳作，自行汗出，纳呆便溏，食后脘腹胀满，面色萎黄或苍白少华，或有心悸失眠，面色淡白，头晕目眩，少气懒言，神疲乏力，或有自汗，舌质淡嫩，脉细弱。

（二）证候分析

本证以气虚证与血虚证并见为证候特点。心慌气短，少气懒言，神疲乏力，不耐劳作，自行汗出，脉弱是气虚的主要表现；面色萎黄或苍白少华，头晕目眩，舌淡，脉细是血虚的主要表现。脾为气血生化之源，气血亏虚者，脾健运功能减弱，则表现为纳呆便溏，食后脘腹胀满；血不养心，则表现为心悸失眠。

（三）调理原则

补益气血，健运脾胃。

（四）调理方法

1. 心理调摄

健康的心理能有效地增强身体的免疫机能，激发生命活力。

2. 运动调治

可适当地进行一些较柔缓的户外运动项目，如步行、慢跑、体操、太极拳、太极剑及传统舞等。同时，作息规律，不熬夜，睡眠充足，有助于改善病情。

3. 保护脾胃

饮食有规律，不过饥过饱，勿过食膏粱厚味及辛辣刺激食物，保证每天大便通畅。

4. 食疗

（1）十全大补汤　取党参（或人参）10g，当归15g，白芍10g，茯苓10g，炙黄芪10g，炒白术10g，炙甘草6g，肉桂3g，熟地黄15g，川芎6g，猪肚50g，墨鱼50g，猪肉500g，生姜30g。将墨鱼、猪肉、猪肚、生姜洗净后入锅（最好用砂锅），加水适量，放入药包，加入花椒、料酒、食盐适量，武火煮沸后改用文火炖烂熟后食用。本品具有补气养血的功效，适用于气血两亏者，症见气短乏力，面色萎黄，精神疲倦，腰膝酸软，心悸，自汗，头晕目眩，月经量少或后期，经色淡而清稀。

（2）黄酒牛肉汤　取牛肉1000g，食盐适量，黄酒250mL。将牛肉洗净，切成小块，放入锅中，加水适量，大火煮开，去除血污和浮沫，继以小火煎煮半小时，调入黄酒和食盐，煮至肉烂汁稠时即可停火，待冷装盘，佐餐食用。本品具有补脾胃，益气血的功效。适用于气血两亏者，症见虚弱，消瘦，少食，乏力，精神倦怠。

（3）羊肝方 取羊肝 1 具，羊脊骨肉 250g，地骨皮 12g，神曲 10g，鸡蛋清、葱白、豆豉、素油、黄酒、食盐、白糖、干淀粉、湿淀粉各适量。将羊肝、羊肉冲洗干净，切碎，放入碗中，加鸡蛋清、干淀粉抓拌均匀备用。地骨皮、神曲放入锅中，加清水，大火煮取汁备用。素油倒入炒锅，烧至七成熟时，放入羊肝、羊肉，过油后沥出备用。地骨皮、神曲汁倒入炒锅，烧沸后加羊肝、羊肉，再加入葱白、豆豉、食盐、白糖、黄酒、湿淀粉勾芡，翻炒收汁即成。本品具有益气血，补虚劳的功效。适用于气血两亏者，症见虚劳羸瘦，皮肤暗黄。

（4）归参炖母鸡 取母鸡 1 只（约 1250g），当归 15g，党参 15g。把当归、党参、葱、姜、料酒、精盐放入洗净的鸡腹内，入锅加水，小火煨炖至肉熟烂即成。吃肉喝汤，分餐食用。本品具有益气补血的功效，适用于气血两亏者，症见气短乏力，精神疲倦。

5. 中医药调治

（1）八珍汤、十全大补汤、人参养荣汤加减 人参 10g，茯苓 12g，白术 10g，黄芪 15g，当归 10g，白芍 10g，川芎 10g，熟地黄 15g，远志 6g，大枣 15g，甘草 6g。水煎服，每日 1 剂。

（2）中成药 八珍丸，每次 1 丸，每日 2～3 次。对面色苍白、食欲不振、倦怠乏力、动则气促等气血不足的症状尤为适宜，久服无妨，并常能取得良好效果。

6. 推拿按摩

（1）按揉关元穴 以中指或食指指腹按揉关元穴，每次 1～3 分钟，以关元穴出现酸胀感为度。

（2）按揉气海穴 以中指或食指指腹按揉气海穴，每次 1～3 分钟，以气海穴出现酸胀感为度。

（3）按揉足三里穴 取坐位，以左手中指指尖按揉左腿的足三里穴 3 分钟，至出现酸胀感为度。

第三节　亚健康常见症状

一、目干涩

目干涩是指眼睛缺乏精血滋养而导致双目干燥，涩痛，视物模糊的一组临床常见症状，可伴有畏光、口干等表现，但并非由其他疾病引起，本症以女性多见。眼睛干涩的中医病机主要为气血津液不足。

（一）判断依据

本症以双目干涩为主要表现，可伴有双目疼痛、视物模糊、畏光、瘙痒等，并持续两周以上；会引起明显的苦恼，或精神活动效率下降；应排除会引起双目干涩的某些疾病，如沙眼、结膜炎、干燥综合征、糖尿病、高血压、肾上腺皮质功能减退症等。

（二）发生原因

1. 不良生活习惯
作息时间不规律，如熬夜等。

2. 身体状况不良
如久病虚损、失血过多等致阴血不足。

3. 长期处于某一特定视物状态
如久坐于电视、电脑前面。

4. 用眼过度疲劳
如长时间在光线较强或较弱的灯光下看书。

5. 工作环境光线损伤
如经常电焊、气焊操作或处于电焊、气焊环境。

（三）调理原则

调理原则主要是去除引起双目干涩的因素，进行自我调节，以改善双目干涩的状况，并注重个性化因素，辨证调理。

（四）调理方法

1. 明确原因
确定或检查引起目干涩的身体原因，进行针对性处理。

2. 培养良好的生活习惯
按时作息，尽量避免熬夜；坚持规律的运动，保持健康体魄，预防感冒，避免鼻泪管堵塞；适时做眼保健操，避免眼肌长时间处于痉挛状态；睡觉时尽量不要开灯，有睑闭不全者在眼部要盖上湿餐巾，以避免泪腺分泌的泪液蒸发；长期使用电脑者应注意适时调节用眼；避免长时间观看电视。

3. 改善学习环境
将灯光调节到适宜光线亮度，避免光线太强或太弱。

4. 电焊、气焊操作人员应注意戴好防护眼镜

一般人员尽量避免直视电焊、气焊弧光。

5. 眼部治疗

湿敷、蒸汽浴等。

6. 饮食调摄

均衡饮食,多吃各种水果、蔬菜(如菠菜、油菜、韭菜)及动物的肝脏、鱼、乳类、鸡蛋等,忌辛燥之品。多喝水对减轻眼睛干涩有益,尤其是用眼较多,如长时间看电脑屏幕者。可选用一些食疗验方以养阴润燥。

(1)牡蛎蘑菇紫菜汤 取牡蛎肉250g,蘑菇200g,紫菜30g,香油、盐、生姜、味精等适量。将蘑菇、生姜一起放入沸水中煮20分钟,再将牡蛎肉、紫菜加入其中,略煮至肉熟,调入香油、盐、味精搅匀即可盛出食用。本品具有滋阴养肝,益脾补血,明目的功效。适用于头目眩晕,视物昏花者。

(2)枸杞菊花茶 取枸杞子15g,菊花10g。将枸杞子、菊花用开水冲泡,代茶饮用。本品具有养阴生津,补益肝肾的功效。适用于肝肾阴亏,眼睛失养者。

(3)鸡肝汤 取鸡肝2副,谷精草15g,夜明砂10g。先将鸡肝洗净,同谷精草、夜明砂一起放入盆中,加少量清水,隔水蒸熟,吃肝、饮汁。本品具有养阴生津,补益肝肾的功效。适用于眼睛干涩,视物昏花者。

7. 中医辨证调摄

根据中医辨证分型给予治疗。

8. 针灸

选用足三里穴位注射治疗,隔日1次。或选五俞穴加脾俞、胃俞、三焦俞,每日针刺1次,留针30分钟,10天1个疗程。除胃俞用泻法外,其余穴位均用补法。

9. 运动健身

因人、因时而异,循序渐进,以放松项目为主,如瑜伽、气功、太极拳等。

10. 娱乐保健

如欣赏音乐、做健美操等。

二、耳鸣

耳鸣是指无外界声源刺激,耳内或头部主观上有声音的感觉,是一种症状而不是一种独立的疾病,也非相关疾病如耳蜗微循环病变、听神经损害、脑动脉硬化、糖尿病等引起的耳鸣。本症多见于中老年人,年轻人发病则多见于女性。耳鸣常常是早期听力损伤的暗示或先兆,可能发展成为耳聋。耳鸣的中医病机主要为肾虚髓海不足。

（一）判断依据

本症以耳鸣为主要症状，可表现为蝉鸣、蚊叫、铃声等，亦可有轰鸣等情况，持续两周以上；会使人们的生活质量和心理均有不同程度的影响，出现明显的烦躁、苦恼、睡眠障碍、精神紧张、生活乐趣缺乏、焦虑、抑郁等；应排除引起耳鸣的全身性疾病或局部病变如高血压、低血压、动脉硬化、高血脂、糖尿病的小血管并发症、微小血栓、颈椎病、神经脱髓鞘病变、听神经瘤、药物中毒、中耳炎等。环境干扰因素亦应排除如过量饮咖啡、浓茶、红酒及一些酒精饮料，以及过量进食奶酪、巧克力等引起的耳鸣。

（二）发生原因

1. 不良生活习惯
如经常过量饮用咖啡、浓茶、奶酪、巧克力，或吸烟、饮酒等。

2. 身体状况不良
如劳倦，耗损肾气，渐则肾阴亏虚；或年龄增长，肾阳渐衰。

3. 不良生活环境
如较长期、持续的噪音环境，或兼空气不流通。

4. 营养失衡
如饮食偏嗜致铁、锌等微量元素不足。

5. 心理因素
心理压力过大，或遭遇不良心理刺激。

（三）调理原则

去除引起耳鸣的因素，调节心理平衡，均衡饮食，改善居所、工作环境等，补肾充髓。应注重不同对象具体因素，辨证调理。

（四）调理方法

1. 明确原因
检查引起耳鸣的原因，并给予针对性处理。

2. 培养良好的生活习惯
常饮淡咖啡，不饮浓茶，尽量避免刺激性的饮食，如可乐，戒烟酒。按时作息，保证充分睡眠；规律、科学地进行运动；避免过度劳累。

3. 改善环境
避免暴露于强声或噪音环境中，保持空气流通。

4. 心理调节与治疗

向朋友、同事叙述自己的心理困扰，必要时寻求心理治疗，主动与心理治疗人员进行沟通，让其了解发生耳鸣的原因，扭转不良认知，以缓解负面心理暗示，减轻精神压力，并通过心理治疗达到自我调节。

5. 饮食调摄

营养均衡，多食富含维生素及铁、锌等微量元素多的食物，如黑芝麻、植物油、紫菜、海带、黑木耳、韭菜、黑糯米、牡蛎、动物肝脏、粗粮、干豆类、坚果类、蛋、肉、鱼等。此外，还可选用一些食疗验方。

（1）猪肾粥　取猪肾脏 1 对，粳米 150g。将猪肾洗净，切成细丁，和粳米一起煮粥，加葱白两根。每日早、晚服食。本品具有补肾健脾益胃的功效，适用于中老年腰膝酸软，头晕眼花，耳鸣耳聋者。

（2）莲肉红枣扁豆粥　取莲肉 10g，大枣 10 枚，白扁豆 15g，粳米 100g。莲肉、红枣、白扁豆、粳米加水煮粥。每日早、晚服食。本品具有益精气，健脾胃，强智力，聪耳目的功效。适用于脾胃不足者，症见少气懒言，体倦无力，听力下降，耳内虚鸣。

（3）黑木耳瘦肉汤　取黑木耳 30g，瘦猪肉 100g，生姜适量。将瘦猪肉切丁，黑木耳洗净，加生姜 3 片，水适量，文火炖煮 30 分钟，加盐服食。本品具有补肾纳气，活血润燥的功效，适用于耳鸣耳聋伴高脂血症者。

（4）羊肉粥　取瘦羊肉 150～250g，粳米 250g，姜、葱、蒜、食盐适量。将瘦羊肉切成小块，加粳米同煮，加入姜、葱、蒜、食盐适量。本品具有温补强肾的功效，适用于老年人阳虚畏冷者，症见腰膝酸软，耳鸣耳聋。

6. 中医辨证调摄

根据中医的辨证分型而施治。

7. 行为疗法

如掩蔽疗法、催眠疗法、生物反馈疗法、习服疗法等，进行放松训练以减轻耳鸣者紧张、焦虑和抑郁的情绪，从而提高生活质量。

8. 电刺激和离子介入

外耳道内灌注利多卡因溶液，在外耳道内放正电极，对侧小臂上放一个参照电极（负极）。离子介入与电刺激疗法可用于伴有严重听力下降而不能进行行为治疗的耳鸣者。

9. 佩戴助听器

有听力下降者可以通过佩戴助听器进行治疗，在听力得到改善的同时，放大的环境噪声有助于抑制耳鸣。

三、头晕

头晕是一种对空间移动或空间迷失的感觉，这种感觉可能是头部的感觉，也可能是身体的感觉，或两者皆有，多数描述为"整天昏昏沉沉，脑子不清，注意力不集中"，可伴有头痛、失眠、健忘、低热、肌肉关节疼痛和多种神经精神症状。其基本特征为休息后不能缓解，理化检查没有器质性病变，给头晕者的生活工作造成了一定的影响。头晕的中医病机主要是气血亏虚，肝阳上亢。

（一）判断依据

本症以对空间移动或空间迷失的感觉为主要症状，可伴有头痛、失眠、健忘、耳鸣、呕吐、心慌等表现，且超过两周；影响人们的生活质量，出现明显的烦躁、焦虑等；应排除引起头晕的全身性疾病或局部病变，如高血压、低血压、冠心病、动脉硬化、颈椎病、急性脑血管意外、药物过敏、贫血、甲亢、鼻窦炎、中耳炎、美尼尔综合征、听神经瘤、嗜铬细胞瘤、感染、中毒、脑外伤后神经症反应及精神疾病等疾患。

（二）发生原因

本症的发生原因，主要包括不良生活方式，如长期睡懒觉、躺着看电视、长期熬夜等；健康状况不良，如长期过度疲劳、经常失眠致气血两虚；情绪低落或心理压力大，如工作紧张、精神压力增高等引起肝气郁结，久郁化火出现肝火上炎；长期姿势不良，处于某些特定姿势，如长时间伏案工作、久视电脑屏幕等；

年龄增大颈椎退行性病变及颈椎周围组织发生功能性或器质性变化等；饮食结构不合理，常吃高脂肪、高胆固醇的食物或过度节食，致身体消瘦、长期低血糖或肥胖等。

（三）调理原则

本症的调理应当去除可以引起头晕的因素，合理饮食，纠正不良生活习惯，改善神经系统功能，进行自我心理调节。严重者根据个体情况进行辨证调理以缓解头晕症状。

（四）调理方法

1. 培养良好的生活习惯

戒烟限酒；按时作息，避免劳累、熬夜，保证充分睡眠，生活有规律；合理膳食，多吃蔬菜水果，忌生冷、油腻以及过咸、过辣、过酸等的食物，有动脉粥样硬化倾向者尤其忌食动物内脏。

2. 心理调节与治疗

将"头晕"想象成"生活中的一部分"，从而减少"时时想到头晕"的负面心理暗示，以达到"避免紧张、焦虑，减轻精神压力"的目的，并可减少对家庭成员的依赖。必要时，可寻求心理治疗，如经相关检查无器质性病变者可咨询心理医生，通过心理治疗帮助减轻头晕症状。

3. 饮食调摄

营养均衡，多食豆芽、瓜类、黑木耳、芹菜、豆、奶、鱼、虾等，常服炖猪蹄汤，还可选用一些食疗验方。

（1）龙眼枸杞粥　取龙眼肉、枸杞子、黑糯米、粳米各15g。将龙眼肉、枸杞子、黑糯米、粳米分别洗净同入锅，加水适量。大火煮沸后小火煨煮，至米烂汤稠即可，食渣喝粥。本品具有益气补虚，补血生血的功效，适用于气血亏虚头晕者。

（2）菊花天麻粥　取杭菊花15g（布包），天麻10g，大米50g。大米加水放入天麻同煮，先用大火煮沸后，改小火煮至大米半熟，加入菊花，煮至米烂成粥，以油盐调味，食粥。本品具有平肝潜阳的功效，适用于肝阳上亢的头晕者。

4. 中医辨证调摄

根据中医辨证分型给予治疗。

5. 针灸

（1）针刺　采用手法为平补平泻法（头针用快速捻转法），每日针刺1次，每次留针30分钟，10次为1个疗程，疗程间隔3天。主穴：百会、大椎、天柱、风池、后溪。配穴：后头痛者，配玉枕；失眠者，配神庭；胸闷，配璇玑、膻中；气虚，配合谷；阳盛烦躁者，刺太阳；如热甚可太阳放血；项僵项痛恶寒者，火针点刺项部阿是穴。

（2）灸法　予以灸百会，头晕者正坐位，术者将头晕者百会处头发向两侧分开，露出施灸部位，局部涂上凡士林以粘附艾炷，置艾炷（约麦粒大小）于穴位上点燃。待局部有热感时（以头晕者能耐受为度），术者用镊子压灭艾炷并停留片刻，使热力向内传，然后去掉残余艾绒继续施灸。每次灸6壮，每3～5天灸1次。

6. 其他方法

如保健按摩疗法、气功疗法、太极拳等。

（1）保健按摩疗法　如点按、拿揉风池、风府、肩井、天宗、曲池、外关等穴位。

（2）太极拳　经常打太极拳有助于保持愉快平和的心态，有助于活血舒筋。

四、夜尿多

夜尿多，是指夜间排尿次数和量均增多（夜间尿量＞24小时尿量的35%），或每夜排尿≥2次，或尿比重低于1.018，但24小时尿的总量并不增多，不包括各种疾病如高血压、糖尿病、前列腺增生、慢性肾小球肾炎、肾盂肾炎等引起的夜尿增多。夜尿多的中医病机主要是肾阳不足，肾气亏虚。

（一）判断依据

本症以夜尿多为主要症状，夜间尿量＞24小时尿量的35%，或每晚排尿2次以上者，每年出现夜尿增多的时间超过75天；严重干扰睡眠，影响生活质量和身心健康，给生活带来不便；应排除引起夜尿增多的各种疾病如泌尿系统疾病（如下尿路手术史、膀胱炎症、结石、慢性肾炎等）、内分泌及代谢性疾病（如尿崩症、前列腺病等）、心血管系统疾病（如充血性心力衰竭），还应排除药物，如利尿药所致的尿频。

（二）发生原因

本症的发生原因，包括遭遇重大事件，如家庭主要成员发生意外，或长期精神负担重，导致心理压力大，出现精神紧张、焦虑、恐惧、失眠等；身体状况不良，如消瘦、过度限制脂质摄入等；不良生活习惯，如睡前使用了浓茶、咖啡、大量饮水等；妇女多胎多产等耗伤肾气，引起肾气亏虚；或年龄增长，肾气不足，肾阳亏虚。

（三）调理原则

本症的调理在于去除引起夜尿多的因素，进行自我调节，辨证调理，以改善夜尿多的状况。

（四）调理方法

1. 改变不良生活习惯

睡前不饮浓茶、咖啡等，睡前尽量少饮水，并排空残尿。

2. 培养良好生活习惯

按时作息，保证睡眠充足；均衡饮食，避免过度限制脂质摄入。

3. 心理调节

将"夜尿多"这种不适认为是自我生活中的一部分，不要当作精神负担，通过散步、打太极拳、垂钓等方式缓解心理压力。也可进行心理辅导，寻求心理支持，缓解痛苦，帮助减轻精神紧张、焦虑、恐惧、失眠等。

4. 饮食调摄

适当搭配膳食，还可选用一些食疗验方。

（1）温肾化气羊腿肉　取补骨脂 50g，胡萝卜 250g，羊腿肉 1 腿，生姜 3 片，桂皮、植物油、黄酒、盐、酱油适量。将补骨脂洗净，羊腿肉连骨洗净切成大块，胡萝卜洗净切成块。将植物油烧热后先放入生姜，随即倒入羊肉，翻炒 5 分钟后，加黄酒、盐、酱油和半碗水，再焖烧 10 分钟盛入砂锅，再把补骨脂、胡萝卜、桂皮一起倒入砂锅，加水煮熟即可。本品具有暖脾胃，温肾阳的功效，对年老肾阳衰，天寒夜尿次数多者，食之甚宜。

（2）山药猪脬肚　取山药 100g，覆盆子 100g，猪肚 1 只，猪脬 1 只。将山药、覆盆子、猪脬放入猪肚内，用线将切口缝牢，放在锅内煮熟后，取出，去掉覆盆子。将猪脬、猪肚切片，放入汤内，再煮片刻即可。本品具有益肾气，健脾胃，固精液，缩小便的功效，适用于脾肾亏虚之夜尿多者。

（3）覆盆子烧牛肉　覆盆子 50g，牛肉 1000g，黄酒、酱油适量。覆盆子洗净加黄酒 1 匙湿润，牛肉洗净切块，上油锅炒；再加黄酒 2 匙，酱油 4 匙，焖烧 5 分钟后，盛入砂锅，放入覆盆子，加入凉水炖熟，佐膳食。本品具有健脾益胃，补肾缩尿的功效，适用于脾肾亏虚之夜尿多者。

（4）补肾缩尿乌龟汤　取肉苁蓉、覆盆子各 30g，乌龟 1 只，食盐适量。将肉苁蓉、覆盆子洗净，用冷却的淡盐水浸泡 1 小时。乌龟活杀，从侧面剖开，去内脏，洗净，用开水去膜。将乌龟、肉苁蓉、覆盆子连浸泡的淡盐水一起倒入大砂锅内，再加冷水浸没。先用武火烧开，再改用文火慢煨约 4 小时，直到龟甲散开，龟肉酥烂时食用。本品具有补肾壮阳，养阴缩尿的功效，对年老肾阳衰，天寒夜尿次数多者食之甚宜。

（5）柏子仁芡实粥　取柏子仁 10g，芡实 30g，糯米 30g，白糖适量。将柏子仁、芡实和糯米洗净后倒入小锅内，加水用武火煮成粥，食时加白糖。本品具有补脾益肾，安眠养心，固精缩尿的功效，适用于脾肾亏虚之夜尿多者。

5. 中医辨证调摄

根据中医辨证分型给予治疗。

6. 针灸

针刺配合艾灸治疗，针刺取肾俞、太溪、三阴交、复溜，用补法，并直接灸足三里。留针 30 分钟，隔日针 1 次，10 次为 1 个疗程。

五、牙齿松软

牙齿松软，是指自觉牙齿松动，外力拨弄牙齿不见动摇或仅见轻微动摇（活动范围在 1mm 以内），咀嚼食物时感觉软弱无力或疼痛的一种症状。可能伴有牙颈部遇酸、甜、冷、热等刺激的不适感，不包括各种疾病（如牙槽骨折、牙周炎、急性根尖周炎、牙神经损伤等）所致的牙齿松软。在亚健康状态，多见于老年人及有肾虚倾向的人群。

（一）判断依据

本症以自觉牙齿松软为主要不适感，咬硬物无力，较软食物尚可，并伴有酸麻感；上述症状已持续一定时间（超过两周），但可能并不知道确切时间；不为任何全身疾病或口腔疾病的一种临床症状；应排除已诊断为以牙齿松软为症状的口腔科疾病如牙周炎、牙神经损伤、牙周变性等；牙齿松动为非外界暴力造成。

（二）发生原因

咬合不正常会导致松动，长期发展造成牙齿松软，牙齿矫正治疗可以导致牙齿暂时松动，术后护理不当，可造成牙齿松软；神经末梢因为激素水平改变而较为敏感，或者是精神紧张所造成；老年人骨质流失，造成牙齿松软，或肾虚之体，精髓不足，筋骨失养，牙齿松软；气滞、寒凝造成血液运行不畅，牙齿失养；脾胃运化失常，气血亏虚，全身失养，牙齿松软。

（三）调理原则

牙齿松软是一种自我感觉，与个体的身体状况、饮食情况、精神生活等密切相关。干预原则主要是调整身体状态，改善生活习惯，避免干硬食物，调畅情志，综合干预，还应注意随个体情况以及年龄大小进行干预。

（四）调理方法

1. 明确原因

检查引起牙齿松软的原因，并予以针对性处理。

2. 培养良好的生活习惯

少吃零食，夜间睡前不要进食，以免食物残留，造成细菌大量繁殖，容易引起牙周炎及龋齿，长期发展则易导致牙齿松软。

3. 提高机体的抵抗力

增加营养，增强体质，如自觉牙齿松软，时间不长者，可每次细嚼 2 个核桃仁，嚼的时间越长越好，每日 3 次，连食 7 日，有较好的效果。

4. 掌握科学的护牙方法

坚持正确的刷牙方法，每天 3 次，每次 3 分钟；饭后、睡前漱口，保持口腔清洁；对不易去除的食物碎屑、软垢、菌斑，用牙线、牙签、牙刷清洁。

5. 饮食调摄

饮食定时定量，全面均衡营养。此外，可选用健齿固本食疗方。

（1）毛姜二地汤 毛姜 20g，地骨皮 30g，生地黄 30g，红花 10g，杜仲 10g，首乌 15g，细辛 3g，元胡 15g。水煎服，每次煎取 100mL，一日两次，坚持二至三服。本品具有活血散寒，固本健齿的功效。适用于寒凝血瘀，牙齿失养者。

（2）姜枣桂圆粥 取黑枣 30g，桂圆肉 50g，蜂蜜 30g，白糖 10g，姜汁 1 匙。将黑枣洗净、去核，用温水浸泡，再将水澄清过滤；将黑枣、桂圆肉同入锅，加适量清水，煎煮至七成熟后，加入姜汁、蜂蜜和白糖，煮熟。每日 1 次，长期服食。本品具有补肾填精，滋补强壮的功效，适用于肾阳虚衰牙齿松动者。

（3）百合枣龟汤 取百合 15g，大枣 10 枚，龟肉 150g，精盐少许。将百合、大枣洗净，大枣去核，龟肉洗净，除去内脏及爪等。百合、大枣、龟肉一并放入锅内，加适量清水，置火上炖煮。大火烧开，改小火慢炖，至龟肉熟透，加精盐少许调味，汤渣共食。本品具有益肾填精，养阴补血，补中益气的功效，适用于肾阴虚牙齿松动者。

6. 中医辨证调摄

中医中药对牙齿松软有较好疗效，根据不同分型，如肾阴虚证、肾阳虚证、胃火上炎证等进行治疗。

7. 针灸

选穴可以考虑太溪、照海等。

8. 其他方法

改变不良咬合习惯，选择对牙齿有最大保护的咬合姿势。保持心情舒畅，不因偶尔一次自觉牙齿松软而紧张。自觉牙齿松软后，取数滴纯甘油用热水温热，滴在牙刷上刷牙，尤其要多刷松软部位。

（1）"闭天门"的锻炼方法 双唇紧闭，屏气咬牙，把上、下牙齿整口紧紧合拢，且用力一紧一松的咬牙切齿，紧紧松松反复数次。这种锻炼能促进口腔黏膜的新陈代谢及牙龈的血液循环，有利于坚固牙齿。

（2）叩齿的锻炼方法 每天早晨和晚上，放松思想，轻闭口唇，先叩白齿，次叩门齿，再叩犬齿，三个部位各 50 次，长期坚持。此方法可巩固牙根及牙周组织，兴奋牙髓神经和血管，使牙齿坚固。

六、下肢无力

下肢无力，是指自觉双下肢筋脉弛缓，软弱无力，休息后可缓解的表现。症状持续两周以上，排除各种疾病，如腰椎间盘突出症、脑血管意外、神经炎、血管闭塞性脉管炎等引起的下肢无力。在亚健康状态，多见于各种虚弱体质和血瘀质者。

（一）判断依据

本症以自觉下肢无力为主要不适，其他不适均为继发或伴发，如神疲乏力、腰膝酸软、不能长期行走等；上述情况已持续两周以上，且无明显好转；已引起明显身体不适，尤其对运动能力造成损害；不为任何一种躯体疾病，如神经系统和运动系统疾病的临床表现；应排除某种疾病而有下肢无力表现者，如脑血管意外后遗症、血管闭塞性脉管炎、腰椎间盘突出症等；同时排除某一器官、系统病变合并下肢无力者。

（二）发生原因

本症的发生原因，包括长期高强度体力劳动，造成身体疲劳，出现下肢无力、酸软现象；长期营养不良，蛋白质、微量元素（尤其是钙、钾）摄入不足，导致肌肉萎缩、无力；长期疾病，身体处于恢复阶段，从而出现下肢无力、站立困难、行走吃力等情况；血液循环功能不佳，下肢血供不良，或血中红细胞减少，下肢肌肉血、氧相对不足；身体内环境改变，如激素水平变化等；个体心理波动造成的自我感觉改变；年老体虚，或肝肾不足，筋骨失养。

（三）调理原则

本症的调理当去除引起下肢无力的身体、心理等各方面原因，加强营养，进行适当的身体锻炼，补益肝肾，强筋健骨，综合干预。

（四）调理方法

1. 明确原因

确定或检查引起下肢无力的身体原因，并给予针对性处理。

2. 培养良好的习惯

不长期超负荷工作，注意休息，以利于身体恢复。久病痊愈后，应进行适当户外活动，以促进血液循环。

3. 加强身体锻炼

尤其注意下肢力量锻炼，如保健体操，太极拳等。

4. 调畅情志

保持良好的心情。

5. 饮食调摄

均衡营养，多摄入高蛋白及矿物质含量丰富的食物，可选用强身健体的食疗验方。

（1）海蛇酒　取海蛇1条，50度白酒500mL。将活海蛇入酒中浸死，取出，洗净，封浸于 50 度白酒中半年以上，每日睡前服 1 小杯。本品具有祛风除湿，通络活血的功效，适用于经络不通下肢无力者。

（2）木瓜糖茶 取川木瓜 10g，红茶 2g，红糖 5g。将川木瓜、红茶用温水洗净，再将洗好的川木瓜和红茶放入杯中，用沸水冲泡，盖好，焖 10 分钟，加入红糖调味即可，随意品饮。本品具有舒筋活络，祛寒止痛的功效，适用于经络不通下肢无力者。

（3）杜仲补骨核桃饮 取杜仲 10g，补骨脂 10g，核桃肉 10g。将杜仲、补骨脂、核桃肉去除杂质，洗净。将上述原料一并放入砂锅，加适量清水，用武火烧开，改小火炖半小时，调味饮用。本品具有补肾固精，强筋健骨的功效，适用于肾虚下肢无力者。

（4）木瓜牛膝酒 取木瓜 70g，牛膝 50g，白酒 1000mL。将木瓜、牛膝用清水洗净、切碎、晒干。原料放入酒坛中，加入白酒，摇匀，密封，浸泡 15 天，经常摇动。将药渣过滤，酒置瓶内备用。每日 2 次，早、晚各饮 10～15mL。本品具有补益肝肾，舒筋活络，强筋壮骨的功效，适用于肝肾亏虚下肢无力者。

6. 中医辨证调摄

根据中医辨证分型给予治疗。

7. 针灸

选取肝俞、肾俞、绝骨、阳陵泉等穴，采用补法。

七、烦躁易怒

烦躁易怒，是指经常自觉烦乱不适，常因微小的精神刺激而突然爆发非常强烈的愤怒和冲动，自我完全不能控制，盛怒之下出现残酷的或破坏性的冲动及攻击行为，这种突然出现的情绪和行为变化与平时不同。本症持续时间短（少于两周），并排除各种疾病（如狂躁症、癫狂、精神分裂等）引起的烦躁易怒。在亚健康状态，易见于气郁质和阳盛质者。

（一）判断依据

本症以自觉烦乱、容易激怒为主要不适感，其他不适感均为继发或伴发，包括情绪恶劣、激动、大发雷霆等；上述情况不适时有发生，但每次持续时间不超过两周；引起明显苦恼，可使精神活动效率降低，甚者轻微妨碍社会关系；不为任何躯体疾病或精神疾病的某一症状；应排除狂躁症或全身性疾病，如肝硬化引起的肝性脑病、癫症、狂躁症等有烦躁易怒表现者。并排除因药物原因引起的情绪改变，如长期使用安眠药、吸毒、酗酒等。

（二）发生原因

本症的发生原因，包括遭遇重大事件，如丧偶、离异、下岗等，产生心理、精神压力，学习、工作等受挫，计划未能实现，自觉人生悲观，精神压抑，导致情绪波动，容易激惹；长期受疾病困扰，身体状况不良，导致情绪变化；外界环境影响，如噪声、空气污染等，影响心情，居住环境较差影响休息，导致情绪恶化，长期的阴雨天或漫长的冬季和室内生活，影响心情；长期药物依赖，危害身体健康，对情绪产生负面影响，如长期大量吸烟、酗酒，突然戒断，造成身体不适，使人情绪变化；妇女的月经期。

（三）调理原则

本症的发生与个体身体状况、心理应激因素、社会应激因素等密切相关。干预原则主要是去除影响情绪的不利因素，进行自我心理健康教育，调畅情志，改善睡眠，加强营养，锻炼身体。同时应结合个人体质、生活环境、性格等进行调摄。

（四）调理方法

1. 认识自我

树立乐观开朗的人生观，分析产生心理压力的原因，找出解决问题的办法，学会面对压力。采取积极的心理暗示，转移注意力，告诫自我，烦躁也是正常现象，多回想愉快事情，缓解心理压力。

2. 创造舒适的环境

避免噪声、强光干扰，保持卧室温度、湿度在适宜范围内，保证充足、高质量的睡眠，以利于身体健康和心情舒畅。

3. 加强身体锻炼

提高自身免疫力，避免疾病影响，可选择太极拳、太极剑、瑜伽等。

4. 多进行户外活动

尤以团体活动为佳，通过消耗体能来达到消除烦躁的目的；多接受阳光，利用自然疗法。

5. 避免突然戒断

长期烟、酒、药品依赖者，戒断时不要突然停用，以免造成内环境剧烈变化，引起身体不适，而应逐步减量。

6. 饮食调摄

全面均衡营养，可选用解郁安神的食疗方。

（1）玫瑰金橘饮 取玫瑰花 6g，金橘饼半块。将玫瑰花摘成瓣，洗净晾干，与切碎的金橘饼同放入有盖杯中，用沸水冲泡，拧紧杯盖焖 10 分钟即可，当茶频饮。本品具有疏肝解郁的功效，适用于情绪不稳者。

（2）雪梨饮　取雪梨 3 个，白糖 20g。将雪梨洗净，去皮，去核，切片。将雪梨片放入锅内，用中火煮沸，改小火炖 20 分钟，加入白糖调味。本品具有除烦润燥，镇静安神的功效，适用于烦躁易怒者。

（3）安神茶　取龙齿 10g，石菖蒲 5g。将龙齿和石菖蒲用清水洗净，龙齿先入锅，加适量清水，置火上煎煮，微沸 20 分钟，再加入石菖蒲煎 10 分钟即可，每日 1 剂。本品具有安神，镇惊，开窍的功效。适用于心虚胆怯，烦躁易怒者。

（4）花旗参茶　取花旗参 9g，玫瑰花 9g，绿茶 3g。将花旗参、玫瑰花、绿茶同入杯中，加入适量沸水冲泡即可，代茶饮，长期饮用。

本品具有疏肝健脾祛湿的功效，适用于肝郁烦躁易怒者。

（5）枣圆洋参汤　取酸枣仁 10g，桂圆肉 15g，西洋参 10g。西洋参洗净后切片，桂圆肉和酸枣仁去杂质，洗净。将西洋参、桂圆肉、酸枣仁同入砂锅内，加适量清水，武火烧开后，用文火炖半小时即可。随意饮用，长期坚持。本品具有补益心脾，益气养血，宁心安神的功效。适用于气血不足伴烦躁易怒者。

（6）宁心酒　取桂圆肉 250g，桂花 60g，白糖 120g，米酒 2000mL。

将桂圆肉和桂花用清水洗净，晾干，桂圆肉捣碎成细末。将酒坛用开水洗净，晾干。桂圆肉、桂花用洁净纱布包好，与米酒同放入酒坛，加入白糖，密封浸泡，时间越长越好，滤去药渣，澄清装瓶备用。每日 2 次饮用，早、晚各 1 次，每次 10 ～ 30mL。本品具有养血安神，补益心脾的功效，适用于气血不足伴烦躁易怒者。

7. 中医辨证调摄

根据中医辨证分型给予辨证治疗。

8. 娱乐保健

娱乐保健活动，如舞蹈、足浴、按摩等。

八、经前乳胀

经前乳胀，即在月经前 3 ～ 7 天发生乳房胀痛不适，或在经后半个月左右即发生乳胀，至月经来潮 1 ～ 2 天才消失，甚至直到月经干净后开始消失，于下次月经前又重复发作。本症以青春期或育龄期妇女多见，其发生率不断上升，应早期干预，以防其转变成乳腺炎、乳腺小叶增生等乳房疾病。

（一）判断依据

乳房胀痛伴随月经周期而发，为本症的判断依据。一般发生在月经前 2 ～ 7 天，或在经后半个月左右即发生乳胀，有少数人群从排卵后（在下次来月经前两周左右）

即开始乳痛，经前 2 ～ 3 日达高峰，至月经来潮后 1 ～ 2 天才消失；以乳胀为其主要表现，经前乳房作胀、疼痛，可兼有灼热感，或胸胁闷胀，或精神抑郁，时时叹息，或烦躁易怒，或小腹胀痛等症状；上述症状引起了明显的苦恼，并不同程度地影响了工作和生活；应除外由于其他乳房疾病引起的经前乳胀，如乳腺炎、乳腺增生、乳腺癌等。

（二）发生原因

1. 精神因素

经常精神紧张、抑郁者很容易引起经前乳房胀痛。

2. 生活习惯

生活饮食没有规律，经常昼夜颠倒，喜食肥甘厚味，或辛辣、过酸、过咸食物，经常饮用咖啡等刺激性饮料，胸罩选择和穿带不合理，都容易导致经前乳房胀痛。

3. 性生活因素

这与性生活时乳房生理变化有关。性欲淡漠或者性生活不和谐者，因达不到性满足，乳房的充血、胀大就不容易消退，或消退不完全，持续性充血，加之经前期气血旺盛会使乳房胀痛。

4. 服用避孕药

避孕药会导致体内激素水平异常，可造成乳腺增生及乳房疼痛。

（三）调理原则

经前乳房胀痛主要是由于生活规律和精神情志等因素综合作用的结果，对其的干预应该以改善生活质量，重建规律生活，调畅情志为主要手段。

（四）调理方法

1. 心理调摄

加强对经前乳胀者的心理调理，逐步消除其心理上的抑郁，提高心理愉快度；改善其人际关系，使之多与人交流，以营造良好的生活和工作环境。

2. 健康教育

有本症者应保持心情舒畅，精神饱满，生活起居要有规律，适当参加运动，劳逸结合；宜保持挺胸收腹的良好姿势，合理选择和使用乳罩，尽量不要束胸或穿紧身衣，平时可以适当进行乳房的自我按摩，以改善局部血液循环。

3. 运动调理

取坐位，头部转动，从右至左，再从左至右缓慢进行；坐位，头前屈，下颌向胸，头后仰，眼望上方；坐位，头右侧屈，向左转，眼望上方；头左侧屈，向右转，眼望上方；坐位，头部轻松旋转；坐位，耸肩，使与耳接近，最初左右肩分别做，以后两肩同时做。

4. 饮食调摄

饮食要有规律，定时定量，营养全面均衡，可选用舒肝解郁的食疗验方。

（1）陈皮茯苓糕　取陈皮 10g，茯苓粉 20g，糯米粉 300g，白糖 100g，红糖 100g。将洗净的陈皮切碎后，与茯苓粉、糯米粉、红糖、白糖同放入盆中，加清水适量，充分搅拌均匀，倒入浅方盘中，用大火隔水蒸熟，取出冷却后切成小块即可食用。本品具有舒肝解郁，理气止痛的功效。适用于经前期乳房胀痛，胸胁胀闷，时叹息，易发怒者。

（2）麦芽贝母杏仁汤　取麦芽 40g，贝母 15g，杏仁 15g，加水煎至适量。本品具有理气止痛的功效，适用于经前期乳头胀痛较甚，胁肋闷胀，郁郁不欢者。

（3）玫瑰蚕豆花茶　取玫瑰花 6g，蚕豆花 10g。先将玫瑰花、蚕豆花分别洗净沥干，一同放入茶杯中，加开水冲泡，盖上杯盖，焖 10 分钟，代茶饮。本品具有理气活血，疏肝止痛的功效。适用于经前期乳房胀痛，或乳头胀痛，心情不悦，胁肋闷胀者。

5. 中医辨证调摄

中医学认为本症主要是由于肝气郁结或肝肾阴虚所致，故调理上主张舒肝解郁，理气止痛，或滋养肝肾。

6. 推拿调理

俯卧，施术者用手掌揉腰背部肝俞、脾俞、肾俞数次，揉拿双下肢后侧，按压承山穴；然后仰卧，施术者用手掌根部在腹部做左右方向的推揉数次，并用一手指按压中脘，另一手指按压关元，两手配合，一起一伏，交替按压数次，动作要缓慢，用力达于深层；最后，用拇指推印堂至太阳穴，揉眉弓、百会、风池穴数次；并可按摩胸腹部 20～30 次。

7. 乳房按摩

轻轻按摩乳房，可使过量的体液再回到淋巴系统。按摩时，先将润滑油涂在乳房上，沿着乳房表面旋转手指，约一个硬币大小的圆；然后用手将乳房压入再弹起，这对防止乳房不适症有极大的好处。

8. 针灸调理

取肝俞、太冲、中脘、膻中、三阴交，予毫针针刺，平补平泻，以起到疏肝和胃，理气止痛的作用。

九、月经失调

月经失调，是指月经失去正常的规律性，泛指由各种生物、社会、行为、情绪等因素引起的月经改变，包括初潮年龄的提前、延后和月经周期、经期与经量的变化等。本症是女性最常见的亚健康症状之一，常见于青年女性及夫妻长期分居女性。

（一）判断依据

月经先期或后期即经期提前或错后 7 天以上；或月经先后不定期即月经周期或前或后没有规律；或月经量过多或过少；或经色、经质异常与经期、经量异常同时发生；引起明显的不适感，不同程度地影响了工作、生活、学习以及家庭和谐等；除外引起月经失调的妇科疾病，如功能失调性子宫出血、闭经、痛经、经前期紧张综合征、更年期综合征等，或其他疾病所导致的月经失调，如生殖器官局部的炎症、肿瘤及发育异常、营养不良等，其他内分泌功能失调如甲状腺、肾上腺皮质功能异常，糖尿病、席汉氏病，以及肝脏疾患、血液疾患等；使用了治疗精神病的药物、内分泌制剂等。

（二）发生原因

1. 精神情志因素

生活工作压力大，经常忧郁，闷闷不乐，或心烦易怒等。

2. 生活习惯因素

生活经常没有规律，起居无常，饮食不节。

3. 吸烟

尼古丁能降低性激素的分泌量，干扰与月经有关的生理过程，引起月经不调。

4. 滥用药

滥用或经常大量使用抗生素，可致月经失调。

5. 便秘

直肠内大便过度充盈后，子宫颈被向前推移，子宫体则向后倾斜，子宫长久保持在后倾位置易诱发月经紊乱。

6. 噪声和电磁波

二者对女性的内分泌和生殖机能会产生不良影响，导致内分泌紊乱，月经失调。

7. 贪凉

女性经期受寒，会使盆腔内的血管收缩，导致卵巢功能紊乱，可引起月经失调。

8. 肥胖

肥胖者痰多，容易阻滞气血而引起月经不调。

（三）调理原则

引起月经失调的原因比较多，有生物、社会、行为、情绪等因素，其中社会和行为原因可通过情绪反应而影响月经，对其治疗除了去除诱因、综合干预外，还应该重视调畅情志的作用。

（四）调理方法

1.健康教育

加强对妇女月经期卫生知识的宣传教育，使其了解女性生理及解剖知识，消除对月经现象的神秘感或排斥感。

2.调畅情志

情志的变化对女性月经来潮有很大的影响，若长期情志不遂，急躁易怒，忧郁惊恐，会伤及心脾而致月经不调，在月经期更为明显。因此，要注意调节情绪，平心静气，遇事勿怒，泰然处之。

3.节制房事

控制房事的次数，房事不可过频，频则双方皆伤精血，肾中精血亏少，肾气不固，则经行量多不止。

4.培养良好的生活习惯

养成有规律的生活作息，劳逸结合；戒烟酒，少食刺激性食物；减少电脑、手机、微波炉等的使用次数，以减少电磁波的辐射伤害。

5.经期要防寒避湿

避免淋雨、涉水、游泳、喝冷饮等，尤其要防止下半身受凉，注意保暖。

6.饮食调摄

针对月经失调的不同表现，应该注意不同的饮食。月经先期者，应少吃辛香料和肉、葱、洋葱、青椒等，多吃青菜；月经后期者，少吃冷食，多食温热食品及肉类，经期第1、2天最好吃姜炒鸡肝或猪肝，多服用补血的食品；月经前烦躁不安、便秘、腰痛者，宜大量摄食促进肠蠕动及代谢之物，如生青菜、豆腐等，以调节身体之不适状态；月经后容易眩晕、贫血者，在经前可摄取姜、葱、辛香料等，经后宜多吃小鱼以及多筋的肉类、猪牛肚等，以增强食欲，恢复体力。

针对月经周期的不同阶段，给予合适的饮食，有利于月经的正常。月经来潮的前1周饮食宜清淡，易消化，富营养，可以多吃豆类、鱼类等高蛋白食物，并增加绿叶蔬菜、水果，也要多饮水，以保持大便通畅，减少骨盆充血；月经来潮初期时，女性常会感到腰痛，不思饮食，这时不妨多吃一些开胃、易消化的食物，如枣、面条、粥等；月经期要吃营养丰富、容易消化的食物，以利于营养物质的补充，多饮水，多吃蔬菜，可以保持大便通畅，也可减少盆腔充血；月经期会损失一部分血液，月经后期需要多补充富含蛋白及铁、钾、钠、钙、镁的食物，如肉、动物肝、蛋、奶等。

可以选择适当的食疗方。

（1）黑木耳红枣茶　取黑木耳 30g，红枣 20 枚。黑木耳、红枣共煮汤服之。每日 1 次，连服。本品具有补中益气，养血止血的功效，适用于气虚型月经出血过多者。

（2）浓茶红糖饮　取茶叶、红糖各适量。煮浓茶 1 碗，去渣，放红糖溶化后饮，每日 1 次。本品具有清热，调经的功效，适用于月经先期量多者。

（3）山楂红糖饮　取生山楂肉 50g，红糖 40g。山楂肉水煮去渣，冲入红糖，热饮。非妊娠者多服几次，经血亦可自下。本品具有活血调经的功效，适用于妇女经期错乱者。

（4）茴香酒　取小茴香、青皮各 15g，黄酒 250g。将小茴香、青皮洗净，入酒内浸泡 3 天，即可饮用。每次 15～30 克，每日 2 次，如不耐酒者，可以醋代之。本品具有疏肝理气的功效。适用于月经先期、先后不定期，经色正常，无块，行而不畅，乳房及小腹胀痛者。

（5）山楂红花酒　取山楂 30g，红花 15g，白酒 250g。将上药入酒中浸泡 1 周。每次 15～30 克，每日 2 次，视酒量大小，不醉为度。本品具有活血化瘀的功效。适用于经来量少，紫黑有块，腹痛，血块排出后痛减者。注意忌食生冷，勿受寒凉。

（6）韭菜羊肝汤　取韭菜 100g，羊肝 120g。将韭菜去杂质、洗净、切段，羊肝切片，用铁锅明火炒熟服食。本品具有凉肝止血的功效，适用于气虚月经过多者。

（7）黄芪粥　取黄芪 30g，粳米 100g。先煎黄芪去渣，下米同煮作粥，空腹服食。本品具有补气补血，强身的功效，适用于气虚不摄血之月经过多者。

（8）当归鸡蛋汤　取当归 9g，鸡蛋 2 个，红糖 50g。当归煎水取汁后，打入鸡蛋煮熟，入红糖调匀。每次经净后服食 1 次。本品具有滋阴润燥，补血的功效，适用于血虚之月经过少者。

（9）生地粥　取生地黄 30g，粳米 30～60g。将生地黄洗净切片，用清水前煮 2 次，共取汁 100mL 备用；下米入锅煮粥，待米八成熟时入药，共煮粥，食粥，可连服数日。本品具有清热，凉血止血的功效，适用于血热所致之月经先期者。

（10）当归黄花菜根猪肉汤　取瘦猪肉 250g，当归、黄花菜根各 15g。先煮肉至半熟后，加上两味药共煮，盐调味，食肉饮汤。本品具有补血活血，调经止痛的功效。适用于气血不足夹瘀之月经不调者。

7. 中医辨证调摄

根据中医辨证分型给予治疗。

8. 针灸

（1）梅花针疗法　月经先期或先后不定期可叩刺足三阴经经脉及冲脉、任脉、督脉、带脉，及脐下腹部和腰以下骶部的循行线。每日 1 次。

（2）艾灸疗法　取关元、气海、三阴交。经迟者加血海、归来；经乱者加肾俞、肝俞、脾俞、足三里；经多者加神阙、隐白、大敦等。可选艾炷灸、艾炷隔姜灸、艾条灸及温针灸等。

十、带下量多

带下量多是指女性阴道分泌物增多，并伴有不同程度的颜色、质地、气味的改变。多见于气虚体质、阳虚体质及痰湿体质者。

（一）判断依据

本症阴道分泌物较平常增多，并伴有不同程度的颜色、质地和气味的改变；

应排除由于阴道炎、子宫颈炎、盆腔炎、妇科肿瘤、性病等疾病引起的带下增多。

（二）发生原因

1. 卫生习惯不良

平时不注意对外阴、内裤、浴盆、坐便器等用品的清洗，而引起感染致带下异常。

2. 性生活不当

性生活不注意卫生，同房前未清洗外生殖器，男方患有包皮过长或包茎，同房后懒于排尿和清洗，引起感染致带下异常。

3. 肥胖

肥胖者多脾气虚或脾肾两虚，水湿失运，下焦湿盛，则带下异常。

（三）调理原则

带下量多主要由个人身体状况和个人生活习惯等因素引起，调理原则主要是消除诱因，进行健康卫生教育，培养良好的生活习惯，健脾补肾利湿，防止症状的加剧和传变。

（四）调理方法

1. 注意卫生

保持外阴和内裤的清洁，外阴瘙痒者要勤剪指甲、勤洗手，防止感染或抓破皮肤。

2. 衣着宽松

女性内裤宜柔软，每日更换，并用开水烫洗，于阳光下暴晒消毒。毛巾、浴盆应专用，不要坐浴或盆浴，防止污水进入阴道引起感染。

3. 节制房事

树立正确的性观念，房事有节，洁身自爱。月经期间应该禁房事，丈夫有外阴瘙痒者，要同时进行调理，以免交叉感染。

4. 经常参加运动

增强体质，防止肥胖。

5. 经期避免感湿

勿冒雨涉水和久居阴湿之地，以免感染湿邪。

6. 做好计划生育工作

避免早婚多产，避免多次人工流产。

7. 食疗验方

（1）芪术莲子炖乌鸡　取黄芪 30g，白术 20g，莲子 50g，乌骨鸡 1 只。将乌骨鸡宰杀，去毛及内脏后洗净，黄芪、白术用布包好，塞入鸡腹内，放入炖锅中，再入莲子及调味品，加水适量，用文火炖至鸡肉烂熟。拣去药包，吃鸡肉、莲子，喝汤，随量食用。本品具有健脾益气，除湿止带的功效，适用于脾虚带下量多者。

（2）参苓白果粥　取党参 30g，茯苓 20g，白果仁 15g，粳米 60g，红糖适量。先将党参、茯苓冲洗干净，放锅中加水适量，煎熬 30 分钟，去渣留汁；再将白果仁、粳米淘洗干净共放上述药汁中。用大火煮沸后，改用小火熬粥（若药汁不足可加开水），熬至粥稠白果仁熟透时，加入红糖煮化即可。分两次吃完，每天 1 剂。本品具有健脾益气，除湿止带的功效，适用于脾虚带下量多者。

（3）山药羊肉汤　取山药 150g，羊肉 250g，肉桂 10g，生姜 30g，调味品适量。先将羊肉剔去筋膜，洗净后切小块，入沸水锅淖去血水。将山药切成丁块，生姜拍碎，肉桂捣碎如绿豆大小。上述用料制作完毕后，全部放入锅中，加清水适量，先用武火煮沸，打去洋沫，再用文火炖至羊肉酥烂，加入调味品即可。分两次吃完，每天 1 剂。本品具有温肾培元，固涩止带的功效，适用于肾虚带下量多者。

8. 中医辨证调摄

带下量多的治疗原则以健脾、升阳、除湿为主，辅以疏肝固肾。但是湿浊可以从阳化热而成湿热，也可以从阴化寒而成寒湿，所以要佐以清热除湿、清热解毒、散寒除湿等法。

9. 针灸

（1）脾虚湿困证　常取气海、脾俞、阴陵泉、足三里等穴。

（2）肾阳亏虚证　常取肾俞、关元、命门、次髎等穴。

（3）阴虚夹湿证　常取肾俞、太溪、次髎、阴陵泉等穴。

（4）湿热下注证　常取中极、阴陵泉、下髎等穴。

10. 中药熏洗

取蛇床子、土茯苓各 30g，白鲜皮、百部各 15g，黄柏、苦参各 10g。将上药加清水适量，浸泡 20 分钟，煎煮，取药液与 1500mL 开水同入浴盆中，趁热熏蒸会阴部，待温度适宜后取 200mL 药液冲洗阴道，余水泡洗双脚，每天 2 次，每次 40 分钟，5 天为 1 个疗程。

11. 药带疗法

取苍术 90g，黄柏 30g，研末做成药带，系腰间带脉循行线上，即平时系腰带处。

第五章 常用中药

第一节 药食同源中药

一、阿胶

本品为马科动物驴的干燥皮或鲜皮经煎煮、浓缩制成的固体胶。

【性状】本品呈长方形块、方形块或丁状。棕色至黑褐色，有光泽。质硬而脆，断面光亮，碎片对光照呈棕色半透明状。气微，味微甘。

【产地与分布】主产山东、浙江，以山东产者最为著名，浙江产量最大。此外上海、北京、天津、武汉、沈阳等地亦产。

【性味与归经】甘，平。入肺、肝、肾经。

【功能与主治】补血滋阴，润燥，止血。用于血虚萎黄，眩晕心悸，肌痿无力，心烦不眠，虚风内动，肺燥咳嗽，劳嗽咯血，吐血尿血，便血崩漏，妊娠胎漏。

【临床应用】

1. 血虚证

本品为血肉有情之品，甘平质润，为补血要药，多用治血虚诸症，尤以治疗出血而致的血虚为佳。单用本品即效，亦常配熟地黄、当归、芍药等同用，如阿胶四物汤；若与桂枝、甘草、人参等同用，可治气虚血少之心动悸、脉结代，如炙甘草汤。

2. 出血证

本品味甘质黏，为止血要药。可单味炒黄为末服，治疗妊娠尿血；治阴虚血热吐衄，常配伍蒲黄、生地黄等；治肺破嗽血，配人参、天冬、白及等，如阿胶散；也可与熟地黄、当归、芍药等同用，治血虚、血寒、妇人崩漏下血等，如胶艾汤；若配白术、灶心土、附子等，可治脾虚便血、吐血等证，如黄土汤。

3. 肺阴虚燥咳

本品滋阴润肺，常配马兜铃、牛蒡子、杏仁等，治疗肺热阴虚，燥咳痰少，咽喉干燥，痰中带血，如补肺阿胶汤；也可与桑叶、杏仁、麦冬等同用，治疗燥邪伤肺，干咳无痰，心烦口渴，鼻燥咽干，如清燥救肺汤。

4. 热病伤阴

如心烦失眠及阴虚风动，手足瘛疭等。本品养阴以滋肾水，常与黄连、白芍等同用，治疗热病伤阴，肾水亏而心火亢，心烦不得眠，如黄连阿胶汤；也可与龟甲、鸡子黄等养阴息风药同用，用治温热病后期，真阴欲竭，阴虚风动，手足瘛疭，如大、小定风珠。

【常用配伍】

胶艾汤：阿胶、川芎、甘草、艾叶、当归、芍药、干地黄。主治妇人漏下，或半产后下血不绝；或妊娠下血，腹痛为胞阻；亦治损伤冲任，月水过多。

补肺阿胶汤：阿胶、牛蒡子、炙甘草、马兜铃、杏仁、糯米。主治阴虚肺热证，症见咳嗽气喘，咽喉干燥，咳痰不爽，或痰中带血，舌红少苔，脉细数。

【用法与用量】3～9g，烊化兑服。

【注意】本品黏腻，有碍消化，脾胃虚弱者慎用。

【贮藏】密闭。

二、白扁豆

本品为豆科植物扁豆的干燥成熟种子。秋冬两季采收成熟果实，晒干，取出种子，再晒干。

【性状】本品呈扁椭圆形或扁卵圆形，长8～13mm，宽6～9mm，厚约7mm。表面淡黄白色或淡黄色，平滑，略有光泽，一侧边缘有隆起的白色眉状种阜。质坚硬。种皮薄而脆，子叶肥厚，黄白色。气微，味淡，嚼之有豆腥气。

【产地与分布】主要分布于辽宁、河北、山西、陕西、山东、江苏、安徽、浙江、江西、福建、台湾、河南、湖北、湖南、广东、海南、广西、四川、贵州、云南等地。

【性味与归经】甘，微温。归脾、胃经。

【功能与主治】健脾化湿，和中消暑。用于脾胃虚弱，食欲不振，大便溏泻，白带过多，暑湿吐泻，胸闷腹胀。

【临床应用】

1. 脾气虚证

本品能补气以健脾，兼能化湿，药性温和，补而不滞，适用于脾虚湿滞，食少、便溏或泄泻。唯其"味轻气薄，单用无功，必须同补气之药共用为佳"，如参苓白术散，以本品作为人参、白术等药物的辅助。本品还可用于脾虚湿浊下注之白带过多，宜与白术、苍术、芡实等补气健脾除湿之品配伍。

2. 暑湿吐泻

暑多夹湿，夏日暑湿伤中，脾胃不和，易致吐泻。本品能健脾化湿以和中，性虽偏温，但无温燥助热伤津之弊，故可用于暑湿吐泻，如《备急千金要方》单用本品以水煎服。偏于暑热夹湿者，宜与荷叶、滑石等清暑、渗湿之品配伍；若属暑月乘凉饮冷，外感于寒，内伤于湿之"阴暑"，宜配伍散寒解表，化湿和中之品，如香薷散，以之与香薷、厚朴同用。

【常用配伍】

参苓白术散：莲子肉、薏苡仁、砂仁、桔梗、白扁豆、白茯苓、人参、甘草、白术、山药。主治脾胃虚弱，症见食少便溏，或吐或泻，胸脘闷胀，四肢乏力，形体消瘦，面色萎黄，舌苔白、质淡红，脉细缓或虚缓。

香薷散：香薷、白扁豆、厚朴。主治阴暑，症见恶寒发热，头痛身重，无汗，腹痛吐泻，胸脘痞闷，舌苔白腻，脉浮。

【用法与用量】煎服，10～15g。炒后可使健脾止泻作用增强，故用于健脾止泻及散剂服用时宜炒用。

【注意】无。

【贮藏】置干燥处，防蛀。

三、白果

本品为银杏科植物银杏的干燥成熟种子。秋季种子成熟时采收，除去肉质外种皮，洗净，稍蒸或略煮后烘干。

【性状】本品略呈椭圆形，一端稍尖，另端钝，长1.5～2.5cm，宽1～2cm，厚约1cm。表面黄白色或淡棕黄色，平滑，有2～3条棱线。中种皮（壳）骨质，坚硬。内种皮膜质，种仁宽卵球形或椭圆形，一端淡棕色，另一端金黄色，横断面外层黄色，胶质样，内层淡黄色或淡绿色，粉性，中间有空隙。气微，味甘、微苦。

【产地与分布】主产于山东、江苏、广西、四川、河南、湖北等地。

【性味与归经】甘，苦，涩，平，有毒。归肺、肾经。

【功能与主治】敛肺定喘，止带缩尿。用于痰多喘咳，带下白浊，遗尿尿频。

【临床应用】

1. 哮喘

本品性涩而收，能敛肺定喘，且兼有一定化痰之功，为治喘咳痰多常用。治寒喘由风寒之邪引发者，配麻黄辛散，敛肺而不留邪，开肺而不耗气，如鸭掌散；如肺肾两虚之虚喘，配五味子、胡桃肉等以补肾纳气，敛肺平喘；若外感风寒而内有蕴热而喘者，则配麻黄、黄芩等，如定喘汤；若治肺热燥咳，喘咳无痰者，宜配天门冬、麦冬、款冬花以润肺止咳。

2. 带下，白浊，尿频，遗尿

本品收涩而固下焦。治妇女带下，属脾肾亏虚，色清质稀者最宜，常配山药、莲子等健脾益肾之品；若属湿热带下，色黄腥臭者，也可配黄柏、车前子等，以化湿清热止带，如易黄汤；治小便白浊，可单用或与萆薢、益智仁等同用，遗精、尿频、遗尿，常配熟地黄、山萸肉、覆盆子等，以补肾固涩。

【常用配伍】

定喘汤：白果、麻黄、苏子、甘草、款冬花、杏仁、桑白皮、黄芩、法半夏。主治风寒外束，痰热内蕴证。症见咳喘，痰多，气急，质稠色黄，或微恶风寒，舌苔黄腻，脉滑数。

易黄汤：山药、芡实、黄柏、车前子、白果。主治肾虚湿热带下，症见带下黏稠量多，色黄如浓茶汁，其气腥秽，舌红，苔黄腻。

【用法与用量】煎服，5 ～ 10g，捣碎。

【注意】本品有毒，不可多用，小儿尤当注意。过食白果可致中毒，出现腹痛、吐泻、发热、发绀及昏迷、抽搐，严重者可因呼吸麻痹而死亡。

【贮藏】置通风干燥处。

四、白茅根

本品为禾本科植物茅的干燥根。春秋两季采挖，洗净，晒干，除去须根和膜质叶鞘，捆小把。

【性状】本品呈长圆柱形，长 30 ～ 60cm，直径 0.2 ～ 0.4cm。表面黄色或淡黄色，微有泽，纵皱纹，节明显，稍突起，节间长短不等，长 1.5 ～ 3cm。体轻，质略脆，断面皮部色白，多有裂隙，放射状排列，中柱淡黄色，易与皮部剥离。气微，味微甜。

【产地与分布】全国大部分地区均产。主产台湾、广东、海南，分布于印度、斯里兰卡、缅甸、马来西亚及印度尼西亚等地。

【性味与归经】甘，寒。归肺、胃、膀胱经。

【功能与主治】凉血止血，清热利尿。用于血热吐血，衄血，尿血，热病烦渴，湿热黄疸，水肿尿少，热淋涩痛。

【临床应用】

1. 血热出血证

本品味甘性寒入血分，能清血分之热而凉血止血，可用治多种血热出血之证，且单用有效，或配伍其他凉血止血药同用。如《妇人大全良方》治鼻衄出血，《千金翼方》治吐血不止，皆以茅根煎汁或鲜品捣汁服用；若治咯血，与藕同用，均取鲜品煮汁服，如二鲜饮。本品不仅善治上部火热之出血，又因其性寒降，入膀胱经，能清热利尿，导热下行，故对膀胱湿热蕴结而致的尿血、血淋之证，尤为适宜。如《圣惠方》治小便出血，单用本品煎服；若血尿时发，属虚而有热者，常配人参、地黄、茯苓等同用，如茅根饮子。

2. 水肿、热淋、黄疸

本品能清热利尿，而达利水消肿、利尿通淋、利湿退黄之效。如《肘后方》治热淋，《医学衷中参西录》治水肿、小便不利，均单用本品煎服，也可与其他清热利尿药同用；治湿热黄疸，常配茵陈、山栀等同用。

3. 胃热呕吐、肺热咳喘

本品既能清胃热而止呕，又能清肺热而止咳。用治胃热呕吐，常与葛根同用，如茅根汤；用治肺热咳喘，常配桑白皮，如如神汤。

【常用配伍】

茅根饮子：茅根 1 升，茯苓 3 两，人参 2 两，干地黄 2 两。主治胞络中虚热，时小便如血色。

茅根汤：茅根半升，葛根半升。主治温病有热，饮水暴冷哕者。

【用法与用量】煎服，9～30g，鲜品加倍，以鲜品为佳，可捣汁服。止血多炒炭用，清热利尿宜生用。

【注意】脾胃虚寒，溲多不渴者忌服。

【贮藏】置干燥处。

五、百合

本品为百合科植物卷丹、百合或细叶百合的干燥肉质鳞叶。秋季采挖，洗净，剥取鳞叶，置沸水中略烫，干燥。

【性状】本品呈长椭圆形，长 2～5cm，宽 1～2cm，中部厚 1.3～4mm。表面黄白色至淡棕黄色，有的微带紫色，有数条纵直平行的白色维管束。顶端稍尖，基部较宽，边缘薄，微波状，略向内弯曲。质硬而脆，断面较平坦，角质样。气微，味微苦。

【产地与分布】主产于湖南、四川、河南、江苏、浙江等地，全国各地均有种植，少部分为野生资源。

【性味与归经】甘，寒。归心、肺经。

【功能与主治】养阴润肺，清心神。用于阴虚燥咳，劳嗽咯血，虚烦惊悸，失眠多梦，精神恍惚。

【临床应用】

1. 肺阴虚证

本品微寒，作用平和，能补肺阴，兼能清肺热。润肺清肺之力虽不及北沙参、麦冬等药，但兼有一定的止咳祛痰作用。用于阴虚肺燥有热之干咳少痰、咯血或咽干音哑等症，常与生地黄、玄参、桔梗、川贝母等清肺、祛痰药同用，如百合固金汤。

2. 阴虚有热之失眠心悸及百合病心肺阴虚内热证

本品能养阴清心，宁心安神。治虚热上扰，失眠，心悸，可与麦冬、酸枣仁、丹参等清心安神药同用。治疗神志恍惚，情绪不能自主，口苦、小便赤、脉微数等为主的百合病心肺阴虚内热证，用本品既能养心肺之阴，又能清心肺之热，还有一定的安神作用。常与生地黄、知母等养阴清热之品同用。

此外，本品还能养胃阴，清胃热，对胃阴虚有热之胃脘疼痛亦宜选用。

【常用配伍】

百合固金汤：熟地黄、生地黄、当归身、白芍、甘草、桔梗、玄参、贝母、麦冬、百合。主治肺肾阴亏，虚火上炎证。症见咳嗽气喘，痰中带血，咽喉燥痛，头晕目眩，午后潮热，舌红少苔，脉细数。

【用法与用量】煎服，6～12g。蜜炙可增加润肺作用。

【注意】风寒咳嗽及中寒便溏者忌服。

【贮藏】置通风干燥处。

六、陈皮

本品为芸香科植物橘及其栽培变种的干燥成果。药材分为"陈""广陈"。采摘成熟果实，剥取果皮，晒干或低温干燥。

【性状】

陈皮：常剥成数瓣，基部相连，呈不规则的片状，厚1～4mm。外面橙色或红棕色，有细皱纹凹下的点状油室；内表面层浅黄白色，粗糙，附黄白色或黄棕色筋络状维管束。质稍硬而脆，气香，味辛、苦。

广陈皮：常3瓣相连，形状整齐，厚度均匀，约1mm。点状油室较大，对光照视，透明清晰。质较柔软。

【产地与分布】产于福建、浙江、广东、广西、江西、湖南、贵州、云南、四川等地。

【性味与归经】苦，辛。归肺经。

【功能与主治】理气健脾，燥湿化痰。用于脘腹胀满，食少吐泻，咳嗽痰多。

【临床应用】

1. 脾胃气滞证

本品辛行温通，有行气止痛，健脾和中之功，因其苦温而燥，故寒湿阻中之气滞最宜。治疗中焦寒湿，脾胃气滞，脘腹胀痛，恶心呕吐，泄泻，常与苍术、厚朴等同用，如平胃散；若食积气滞，脘腹胀痛，可配山楂、神曲等同用，如保和丸；若外感风寒，内伤湿滞之腹痛，呕吐，泄泻，可配藿香、苏叶等同用，如藿香正气散；若脾虚气滞，腹痛喜按，不思饮食，食后腹胀，便溏舌淡者，可与党参、白术、茯苓等同用，如异功散；若脾胃气滞，脘腹胀痛较剧者，每与木香、枳实等同用，以增强行气止痛之功。

2. 呕吐、呃逆证

陈皮辛香，善行气机、畅中焦而使之升降有序。治疗呕吐，呃逆，常配伍生姜、竹茹、大枣等，如橘皮竹茹汤；若脾胃寒冷，呕吐不止，可配生姜、甘草等同用，如姜橘汤。

3. 湿痰、寒痰咳嗽

本品既能燥湿化痰，又能温化寒痰，且辛行苦泄而能宣肺止咳，为治痰之要药。治湿痰咳嗽，多与半夏、茯苓等同用，如二陈汤；若治寒痰咳嗽，多与干姜、细辛、五味子等，如苓甘五味姜辛汤；若脾虚失运而至痰湿犯肺者，可配党参、白术等，如六君子汤。

4. 胸痹证

本品辛行温通，入肺走胸，能行气通痹止痛。治疗胸痹胸中气塞短气，可配伍枳实、生姜等，如橘皮枳实生姜汤。

【常用配伍】

平胃散：苍术、厚朴、陈皮、甘草。主治湿滞脾胃证。症见脘腹胀满，不思饮食，口淡无味，恶心呕吐，嗳气吞酸，肢体沉重，怠惰嗜卧，常多自利，舌苔白腻而厚，脉缓。

保和丸：山楂（焦）、六神曲（炒）、半夏（制）、茯苓、陈皮、连翘、莱菔子（炒）、麦芽（炒）。主治食积停滞，脘腹胀满，嗳腐吞酸，不欲饮食。

六君子汤：人参、白术、茯苓、甘草、陈皮、半夏。主治脾胃不和，不进饮食，上燥下寒，服热药不得者。

【用法与用量】煎服，3～9g。

【注意】气虚及阴虚燥咳者不宜，吐血者慎服。

【贮藏】置阴凉干燥处，防霉，防蛀。

七、赤小豆

本品为豆科植物赤小豆或赤豆的干燥成熟种子。秋季果实成而未开时拔取全株，晒干，打下种子，除去杂质，再晒干。

【性状】

赤小豆：呈长圆形而稍扁，长5～8mm，直径3～5mm。表面紫红色，无光泽或微有光泽。一侧有线形突起的种脐，偏向一端，白色，约为全长的2/3，中间凹陷成纵沟；另一侧有1条不明显的棱脊。质硬，不易破碎。气微，味微甘。

赤豆：呈短圆柱形，两端较平或钝圆，直径 4～6mm。表面呈棕红色，有光泽，种脐不突起。

【产地与分布】我国南部野生或栽培。原产亚洲热带地区，朝鲜、日本、菲律宾及其他东南亚国家亦有栽培，现作为经济作物全国各地普遍栽培，主产吉林、北京、天津、河北、陕西、山东、安徽、江苏、浙江、江西、广东、四川等地。

【性味与归经】甘，酸，平。归心、小肠经。

【功能与主治】利水消肿，解毒排脓。用于水肿胀满，脚气浮肿，黄疸尿赤，风湿热痹，痈肿疮毒，肠痈腹痛。

【临床应用】

1. 疮疡肿毒

后世医家利用赤小豆来消痈肿而解疮毒的案例不胜枚举，如《太平圣惠方》中的赤小豆散，《疡科捷径》中的赤豆薏苡汤以及在《肘后备急方》《小品方》《备急千金要方》中均有大量运用赤小豆消痈解毒的记载。

2. 黄疸证

赤小豆治伤寒瘀热在里，身必黄，予以麻黄二两（去节），连翘二两，赤小豆一升，杏仁四十个（去皮、尖），大枣十二枚（擘），生梓白皮（切）一升，生姜二两（切），甘草二两（炙）。上八味，以水一斗，先煮麻黄再沸，去上沫，纳诸药，煮取三升，去滓，分温三服，半日服尽。赤小豆散治急黄身如金色。

【常用配伍】

麻黄连轺赤小豆汤：麻黄、连翘、苦杏仁、赤小豆、大枣、桑白皮、生姜、炙甘草。主治阳黄兼表证，症见发热恶寒，无汗身痒，周身黄染如橘色，脉浮滑。

疏凿饮子：羌活、秦艽、大腹皮、茯苓皮、川木通、泽泻、姜皮、椒目、赤小豆、醋商陆、槟榔。主治水湿壅盛，症见遍身肿满，喘呼气急，烦躁口渴，二便不利。

【用法与用量】9～30g。外用适量，研末调敷。

【注意】阴虚津伤者慎服。

【贮藏】置干燥处，防蛀。

八、大枣

本品为鼠科枣植物枣的干燥成熟果实。秋季果实成熟时采收，晒干。

【性状】本品呈卵圆形或椭圆形，长 2～3.5cm，直径 1.5～2.5cm。表面呈暗红色，带光泽，有不规则皱纹，果实一端有深凹窝，中具一短细的果柄，另一端有一小凸点。皮薄，肉质松软，如海绵状，黄棕色。果核呈纺锤形，坚硬，两端尖锐，表面暗红色。气微弱，味香甜。以色红、肉厚、饱满、核小、味甜者为佳。

【产地与分布】分布全国各地。全国大部分地区有产，主产于河北、河南、山东、四川、贵州等地。

【性味与归经】 甘温。归脾、胃、心经。

【功能与主治】 补脾和胃，益气生津，调营卫，解药毒。治胃虚食少，脾弱便溏，气血津液不足，营卫不和，心悸怔忡，妇人脏躁。

【临床应用】

1. 脾虚证

本品甘温，能补脾益气，适用于脾气虚弱，见消瘦、倦怠乏力、便溏等症。单用有效，若气虚乏力较甚，宜与人参、白术等补脾益气药配伍。

2. 脏躁及失眠证

本品能养心安神，为治疗心失充养，心神无主而脏躁的要药。单用有效，如《证治准绳》治脏躁自哭自笑，以红枣烧存性，米饮调下。因其证多与心阴不足，心火浮亢有关，且往往心气亦不足，故常与小麦、甘草等配伍，如甘麦大枣汤。《备急千金要方》还用本品治疗虚劳烦闷不得眠者。

此外，本品与部分药性峻烈或有毒的药物同用，有保护胃气，缓和其毒烈药性之效，如十枣汤，即用以缓和甘遂、大戟、芫花的烈性与毒性。

【常用配伍】

甘麦大枣汤：甘草、小麦、大枣。主治脏躁，症见精神恍惚，常悲伤欲哭，不能自主，心中烦乱，睡眠不安，甚则言行失常，呵欠频作，舌淡红苔少，脉细微数。

十枣汤：芫花、大戟、甘遂、大枣。主治：悬饮，咳唾胸胁引痛，心下痞硬，干呕短气，头痛目眩，胸背掣痛不得息，舌苔白滑，脉沉弦；水肿，一身悉肿，尤以身半以下肿甚，腹胀喘满，二便不利。

【用法与用量】 内服：煎汤，6～15g；或捣烂作丸。外用：煎水洗或烧存性研末调敷。

【注意】 凡有湿痰，积滞，齿病，虫病者，均不相宜。

【贮藏】 置干燥处，防蛀。

九、淡竹叶

本品为禾本科植物竹叶的干燥茎叶。夏季未抽花穗前采割晒干。

【性状】 本品长25～75cm。茎呈圆柱形，有节，表面淡黄绿色，断面中空，叶鞘开裂。叶片披针形，有的皱缩卷曲，长5～20cm，宽1～3.5cm，表面浅绿色或黄绿色。叶脉平行，具横行小脉，形成长方形的网格状，下表面尤为明显。体轻，质柔韧。气微，味淡。

【产地与分布】 江苏、安徽、浙江、江西、福建、台湾、湖南、广东、广西、四川、云南等地。

【性味与归经】味甘淡，性寒。归心、肺、胃、膀胱经。

【功能与主治】清热泻火，除烦利尿。

【临床应用】

1. 热病烦渴

本品甘寒，主归心经能清心火以除烦，入胃经而泄胃火以止渴。用治热病伤津，心烦口渴，常配石膏、芦根等药；或配黄芩、知母、麦冬等，如淡竹叶汤。

2. 口疮尿赤，热淋涩痛

本品性寒能清心胃实火，甘淡能渗湿利尿。用治心、胃火盛，口舌生疮及热移小肠热淋涩痛，可配滑石、白茅根、灯心草等药用。

【常用配伍】

淡竹叶汤：淡竹叶、黄芩、知母、麦冬、茯苓。功能清心泄热，主治子烦，孕妇火盛内热而烦者。

清暑益气汤：西洋参、石斛、麦冬、黄连、竹叶、荷梗、知母、甘草、粳米、西瓜翠衣。功能清暑益气，养阴生津。主治暑热气津两伤证。症见身热多汗，口渴心烦，小便短赤，体倦少气，精神不振，脉虚数。

【用法与用量】煎服，6～9g。

【注意】体虚有寒或孕妇者忌服。

【贮藏】置通风干燥处，防蛀。

十、党参

本品为桔梗科植物素花或川党参的干燥根。秋季采挖，洗净，晒干。

【性状】

党参：呈长圆柱形，稍弯曲，长10～35cm，直径0.4～2cm。表面呈灰黄色、黄棕色至灰棕色，根头部有多数疣状突起的茎痕及芽，每个茎痕的顶端呈凹下的圆点状；根头下有致密的环状横纹，向下渐稀疏，有的达全长的一半，栽培品环状横纹少或无；全体有纵皱纹散在的横长皮孔样突起，支根断落处有黑褐色胶状物。质稍柔软或稍硬而略带韧性，断面稍平坦，有裂隙或放射状纹理，皮部呈淡棕黄色至黄棕色，木部淡黄色至黄色。有特殊香气，味微甜。

素花参（西党参）：长10～35cm，直径0.5～2.5cm。表面呈黄白色至灰黄色，根头下致密的环状横纹常达全长的一半以上。断面裂隙较多，皮部呈灰白色至淡棕色。

川党参：长10～45cm，直径0.5～2cm。表面呈灰黄色至黄棕色，有明显不规则的纵沟。质较软而结实，断面裂隙少，皮部呈黄白色。

【产地与分布】产于中国西藏东南部、四川西部、云南西北部、甘肃东部、陕西南部、宁夏、青海东部、河南、山西、河北、内蒙古及东北等地区。朝鲜、蒙古和苏联远东地区也有。生长于海拔 1560～3100 米的山地林边及灌丛中,中国各地有大量栽培。

【性味与归经】甘,平。归脾、肺经。

【功能与主治】健脾益肺,养血生津。用于脾肺气虚,气血不足者,症见食少倦怠,咳喘,面色萎黄,心悸气短,津伤口渴,内热消渴。

【临床应用】

1. 脾肺气虚证

本品性味甘平,主归脾肺二经,补脾肺之气。用于中气不足的体虚倦怠,食少便溏,常与补气健脾除湿的白术、茯苓等同用;对肺气亏虚的咳嗽气促,语声低弱,可与黄芪、蛤蚧等品同用,以补益肺气,止咳定喘。其补益脾肺之功与人参相似而力较弱,临床常用以代替古方中的人参,用以治疗脾肺气虚的轻证。

2. 气血两虚证

本品既能补气,又能补血,常用于气虚不能生血,或血虚无以化气,而见面色苍白或萎黄、乏力、头晕、心悸等症的气血两虚证。常配伍黄芪、白术、当归、熟地黄等品,以增强其补气补血效果。

3. 气津两伤证

本品对热伤气津之气短口渴,亦有补气生津作用,适用于气津两伤的轻证,宜与麦冬、五味子等养阴生津之品同用。

此外,本品亦常与解表药、攻下药等祛邪药配伍,用于气虚外感或里实热结而气血亏虚等邪实正虚之证,以扶正祛邪,使攻邪而正气不伤。

【常用配伍】

八珍汤:人参、白术、白茯苓、当归、川芎、白芍、熟地黄、甘草。主治气血两虚证,症见面色苍白或萎黄,头晕目眩,四肢倦怠,气短懒言,心悸怔忡,饮食减少,舌淡苔薄白,脉细弱或虚大无力。

十全大补汤:人参、茯苓、白术、炙甘草、川芎、当归、白芍、熟地黄、黄芪、肉桂。主治气血两虚证,男子、妇人诸虚不足,五劳七伤,症见不进饮食,久病虚损,时发潮热,气攻骨脊,拘急疼痛,夜梦遗精,面色萎黄,脚膝无力,一切病后气不如旧,忧愁思虑伤动血气,喘嗽中满,脾肾气弱,五心烦闷,并皆治之。

【用法与用量】煎服,9～30g。

【注意】不宜与藜芦用。

【贮藏】置通风干燥处,防蛀。

十一、丁香

本品为桃金娘科植物丁香的干燥花蕾,习称公丁香。通常于 9 月至次年 3 月,花蕾由绿转红时采收，晒干，生用。

【性状】本品略呈研棒状，长 1 ～ 2cm。花冠呈圆球形，直径 0.3 ～ 0.5cm，花瓣4 个，复瓦状抱合，棕褐色或褐黄色，花瓣内为雄蕊和花柱，搓碎后可见众多黄色细粒状的花药，萼筒呈圆柱状，略扁，有的稍弯曲，长 0.7 ～ 1.4cm，直径 0.3 ～ 0.6cm，红棕色或棕褐色，上部有 4 枚三角状的萼片，十字状分开。质坚实，富油性。气芳香浓烈，味辛辣，有麻舌感。

【产地与分布】原产印尼的摩鹿加岛及坦桑尼亚的桑哈巴尔岛。现在印尼的槟榔屿、爪哇以及马来半岛、越南和大洋洲等国家和地区均产。我国海南省及雷州半岛、广东、广西等地有栽培。药材主产于坦桑尼亚、马来西亚、印度尼西亚等地。

【性味与归经】辛，温。归脾、胃、肺、肾经。

【功能与主治】温中降逆，补肾助阳。用于脾胃虚寒，呃逆呕吐，食少吐泻，心腹冷痛，肾虚阳痿。

【临床应用】

1. 胃寒呕吐、呃逆

本品辛温芳香，暖脾胃而行气滞，尤善降逆，故有温中散寒，降逆止呕，止呃之功，为治胃寒呕逆之要药。常与柿蒂、党参、生姜等同用，治虚寒呕逆，如丁香柿蒂汤；与白术、砂仁等同用，治脾胃虚寒之吐泻、食少，如丁香散；治妊娠恶阻，可与人参、藿香等同用。

2. 脘腹冷痛

本品温中散寒止痛，可用治胃寒脘腹冷痛，常与延胡索、五灵脂、橘红等同用。

3. 阳痿，宫冷

本品性味辛温，入肾经，有温肾助阳起痿之功，可与附子、肉桂、淫羊藿等同用

【常用配伍】

丁香柿蒂汤：丁香、生姜、柿蒂、人参。主治脾胃虚寒证，症见呃逆不已，胸痞，脉迟。

十香丸：丁香、苏合香、沉香、檀香、木香、白术、香附、高良姜、安息香、熏陆香、麝香、朱砂、冰片、炒荜菝、诃子皮、犀角屑、姜厚朴。功能芳香通窍。主治中恶，霍乱不识人，不思饮食，心腹胀痛。

【用法与用量】煎服，1 ～ 3g。外用适量。

【注意】热证及阴虚内热者忌用。畏郁金。

【贮藏】置阴凉干燥处。

十二、佛手

本品为芸香科植物佛手的干燥果实。秋季果实尚未变黄或刚变黄时采收，纵切成

薄片，晒干或低温干燥，生用。

【**性状**】本品为类椭圆形或卵圆形的薄片，常皱缩或卷曲，长 6 ～ 10cm，宽 3 ～ 7cm，厚 0.2 ～ 0.4cm。顶端稍宽，常有 3 ～ 5 个手指状的裂瓣，基部略窄，有的可见果梗痕。外皮呈黄绿色或橙黄色，有皱纹和油点。果肉呈浅黄白色或浅黄色，散有凹凸不平的线状或点状维管束。质硬而脆，受潮后柔。气香，味微甜后苦。

【**产地与分布**】主产于广东、福建、云南、四川等地。

【**性味与归经**】辛，苦，酸，温。归肝、脾、胃、肺经。

【**功能与主治**】疏肝理气，和胃止痛，燥湿化痰。用于肝胃气滞，症见胸胁胀痛，胃脘痞满，食少呕吐，咳嗽痰多。

【**临床应用**】

1. 肝郁胸胁胀痛

本品辛行苦泄，疏肝解郁，行气止痛。治肝郁气滞及肝胃不和之胸胁胀痛，脘腹痞满，可与柴胡、香附、郁金等同用。

2. 气滞脘腹疼痛

本品辛行苦泄，气味芳香，能醒脾理气，和中导滞。治脾胃气滞之脘腹胀痛、呕恶、食少等，多与木香、香附、砂仁等同用。

3. 久咳痰多，胸闷作痛

本品芳香醒脾，苦温燥湿而善健脾化痰，辛行苦泄又能疏肝理气。治咳嗽日久痰多，胸膺作痛者，可与丝瓜络、瓜蒌皮、陈皮等配伍。

【**常用配伍**】

佛手散：当归、川芎、黄芪、北柴胡、前胡、桃枝、柳枝、大枣、乌梅、生姜。主治产后血虚劳倦，症见盗汗，多困少力，咳嗽。

【**用法与用量**】煎服，3 ～ 9g。

【**注意**】阴虚有火者不宜用佛手，无气滞症状者慎服佛手，久痢气虚者不宜用佛手。

【**贮藏**】置阴凉干燥处，防霉，防蛀。

十三、茯苓

本品为多孔菌真菌茯苓的干燥菌核。多于 7 ～ 9 月采挖，挖出后除去泥沙，堆置"发汗"后，摊开晾至表面干燥，再"发汗"，反复数次至现皱纹、内部水分大部散失后，阴干，称为"茯苓个"；或将鲜茯苓按不同部位切制，阴干，分别称为"茯苓块"和"茯苓片"。

【**性状**】

茯苓个：呈类球形、椭圆形、扁圆形或不规则团块，大小不一。外皮薄而粗糙，棕褐色至黑褐色，有明显的皱缩纹理。体重，质坚实，断面颗粒性，有的具裂隙，外层淡棕色，内部白色，少数淡红色，有的中间抱有松根。无臭，味淡，嚼之粘牙。

茯苓皮：为削下的茯苓外皮，形状大小不一。外面棕褐色至黑褐色，里面白色或淡棕色。质较松软，略具弹性。

茯苓块：为去皮后切制的茯苓，呈块状，大小不一，白色、淡红色或淡棕色。

赤茯苓：将棕红色或淡红色部分切成块状或片状。

白茯苓：切去赤茯苓后的白色部分。

【产地与分布】分布于河北、河南、山东、安徽、浙江、福建、广东、广西、湖南、湖北、四川、贵州、云南、山西等地，主产于安徽、云南、湖北等。

【性味与归经】甘，淡，平。归心、肺、脾、肾经。

【功能与主治】利水渗湿，健脾宁心。用于水肿尿少，痰饮眩悸，脾虚食少，便溏泄泻，心神不安，惊悸失眠。

【临床应用】

1. 水肿

本品味甘而淡，甘则能补，淡则能渗，药性平和，既可祛邪，又可扶正，利水而不伤正气，实为利水消肿之要药。可用治寒热虚实各种水肿，治疗水湿内停所致之水肿，小便不利，常与泽泻、猪苓、白术、桂枝等同用，如五苓散；治脾肾阳虚水肿，可与附子、生姜等同用，如真武汤；用于水热互结，阴虚小便不利之水肿，与滑石、阿胶、泽泻等合用，如猪苓汤。

2. 痰饮

本品善渗泄水湿，使湿无所聚，痰无由生，可治痰饮之目眩心悸，配以桂枝、白术、甘草等，如苓桂术甘汤；若饮停于胃而呕吐者，多和半夏、生姜等合用，如小半夏加茯苓汤。

3. 脾虚泄泻

本品能健脾渗湿而止泻，尤宜于脾虚湿盛泄泻，可与山药、白术、薏苡仁等同用，如参苓白术散；茯苓味甘，善入脾经，能健脾补中，常配以人参、白术、甘草等，治疗脾胃虚弱，倦怠乏力，食少便溏，如四君子汤。

4. 心悸，失眠

本品益心脾而宁心安神。常用治心脾两虚，气血不足之心悸，失眠，健忘，多与黄芪、当归、远志等同用，如归脾汤；若心气虚，不能藏神，惊恐而不安卧者，常与人参、龙齿、远志等同用，如安神定志丸。

【常用配伍】

五苓散：猪苓、茯苓、白术、泽泻、桂枝。主治膀胱气化不利之蓄水证，症见小便不利，头痛微热，烦渴欲饮，甚则水入即吐；或脐下动悸，吐涎沫而头目眩晕；或短气而咳，或水肿，泄泻，舌苔白，脉浮或浮数。

参苓白术散：白扁豆、白术、茯苓、甘草、桔梗、莲子、人参、砂仁、山药、薏苡仁。主治肺脾气虚证，症见食少便溏，气短咳嗽，肢倦乏力。

归脾汤：白术、人参、黄芪、当归、甘草、茯苓、远志、酸枣仁、木香、龙眼肉、生姜、大枣。主治心脾气血两虚证，症见心悸怔忡，健忘失眠，盗汗，体倦食少，面色萎黄，舌淡，苔薄白，脉细弱；脾不统血证，症见便血，皮下紫癜，妇女崩漏，月经超前，量多色淡，或淋沥不止，舌淡，脉细弱。

【用法与用量】煎服，9～15g。

【注意】虚寒精滑或气虚下陷者忌服。

【贮藏】置干燥处，防潮。

十四、覆盆子

本品为蔷薇科植物华东覆盆子的未成熟果实。主产浙江、福建等地，夏初果实含青时采收，沸水略烫，晒干生用。

【性状】本品为聚合果，由多数小核果聚合而成，呈圆锥形或扁圆锥形，高0.6～1.3cm，直径0.5～1.2cm。表面呈黄绿色或淡棕色，顶端钝圆，基部中心凹陷。宿萼棕褐色，下有果梗痕。小果易剥落，每个小果呈半月形，背面密被灰白色茸毛，两侧有明显的网纹，腹部有突起的棱线。体轻，质硬，气微，味微酸涩。

【产地与分布】产于江苏、浙江、安徽、福建、江西、广西等地。生于低海拔至中海拔地区，在山坡、路边阳处或阴处灌木丛中常见。

【性味与归经】甘，酸，温。归肾、膀胱经。

【功能与主治】益肾，固精，缩尿。用于肾虚遗尿，小便频数，阳痿早泄，遗精滑精。

【临床应用】

1. 遗精滑精，遗尿尿频

本品甘酸微温，主入肝肾，既能收涩固精缩尿，又能补益肝肾。治肾虚遗精、滑精、阳痿、不孕者，常与枸杞子、菟丝子、五味子等同用，如五子衍宗丸；治肾虚遗尿、尿频者，常与桑螵蛸、益智仁、补骨脂等药同用。

2. 肝肾不足，目暗不明

本品能益肝肾明目，治疗肝肾不足，目暗不明者，可单用久服，或与枸杞子、桑椹、菟丝子等药同用

【常用配伍】

五子衍宗丸：枸杞子，菟丝子（酒蒸，捣饼），北五味子（研碎），覆盆子（酒洗，去目），车前子（扬净）。主治肾虚精少，阳痿早泄，遗精，精冷，余沥不清，久不

生育。

【用法与用量】煎服，5～10g。

【注意】肾虚有火，小便短涩者慎服；强阳不倒，肾热阴虚，血燥血少者忌服。

【贮藏】置干燥处。

十五、甘草

本品为豆科植物甘、胀果甘草或光果甘草的干燥根。春秋两季采挖，除去须根，晒干。

【性状】

甘草：根呈圆柱形，长25～100cm，直径0.6～3.5cm。外皮松紧不一，表面呈红棕色或灰棕色，具显著的纵皱纹、沟纹、皮孔及稀疏的细根痕。质坚实，断面略显纤维性，黄白色，粉性，形成层环明显，射线放射状，有的有裂隙。根茎呈圆柱形，表面有芽痕，断面中部有髓。气微，味甜而特殊。

胀果甘草：根及根茎木质粗壮，有分枝，外皮粗糙，多呈灰棕色或灰褐色。质坚硬，木质纤维多，粉性小，根茎不定，芽多而粗大。

光果甘草：根及根茎质地较坚实，有分枝，外皮不粗糙，多呈灰棕色，皮孔细而不明显。

【产地与分布】生于干燥草原及向阳山坡。分布于东北、华北及陕西、甘肃、青海、新疆、山东等地区。

【性味与归经】甘，平。归心、肺、脾、胃经。

【功能与主治】补脾益气，清热解毒，祛痰止咳，缓急止痛，调和诸药，缓解药物毒性、烈性。用于脾胃虚弱者，症见倦怠乏力，心悸气短，咳嗽痰多，脘腹、四肢挛急疼痛，痈肿疮毒。

【临床应用】

1. 心气不足，脉结代，心动悸

本品能补益心气，益气复脉。主要用于心气不足而致脉结代，心动悸者，如《伤寒类要》单用本品，主治伤寒耗伤心气之心悸，脉结代；若属气血两虚，宜与补气养血之品配伍，如炙甘草汤，以之与人参、阿胶、生地黄等品同用。

2. 脾气虚证

本品味甘，善入中焦，具有补益脾气之力。因其作用缓和，宜辅助药用，能"助参芪成气虚之功"，故常与人参、白术、黄芪等补脾益气药配伍，用于脾气虚弱之证。

3. 咳喘

本品能止咳，兼能祛痰，还略具平喘作用。单用有效，可用于多种咳喘，有痰无痰均宜。

4. 脘腹、四肢挛急疼痛

本品味甘，善于缓急止痛。对脾虚肝旺的脘腹挛急疼痛或阴血不足之四肢挛急作痛，均常与白芍同用，即芍药甘草汤。临床常以芍药甘草汤为基础，用于血虚、血瘀、寒凝等多种原因所致的脘腹、四肢挛急作痛。

5. 热毒疮疡，咽喉肿痛及药物、食物中毒

本品还长于解毒，应用十分广泛。生品药性微寒，可清解热毒，用治热毒疮疡，可单用煎汤浸渍，或熬膏内服。常与地丁、连翘等清热解毒、消肿散结之品配伍。用治热毒咽喉肿痛，宜与板蓝根、桔梗、牛蒡子等清热解毒利咽之品配伍。本品对附子等多种药物所致的中毒，或多种食物所致的中毒，有一定解毒作用。对于药物或食物中毒的患者，在积极送医院抢救的同时，可用本品辅助解毒救急。

6. 调和药性

本品在许多方剂中都可发挥调和药性的作用，通过解毒可降低方中某些药（如附子、大黄）的毒烈之性；通过缓急止痛，可缓解方中某些药（如大黄）刺激胃肠引起的腹痛；其甜味浓郁，可矫正方中其他药物的滋味。

【常用配伍】

炙甘草汤：甘草、生姜、桂枝、人参、生地黄、阿胶、麦冬、麻仁、大枣。主治阴血阳气虚弱，心脉失养证，症见脉结代，心动悸，虚羸少气，舌光少苔，或质干而瘦小者；虚劳肺痿，症见干咳无痰，或咳吐涎沫，量少，形瘦短气，虚烦不眠，自汗盗汗，咽干舌燥，大便干结，脉虚数。

芍药甘草汤：芍药、甘草。主治伤寒伤阴，筋脉失濡，症见腿脚挛急，心烦，微恶寒，肝脾不和，脘腹疼痛。

【用法与用量】煎服，1.5～9g。生用性微寒，可清热解毒；蜜炙性微温，可增强补益心脾和润肺止咳的作用。

【注意】实证腹胀满忌服。不宜与京大戟、芫花、甘遂等同用。

【贮藏】置通风干燥处，防蛀。

十六、高良姜

本品为姜科植物高良姜的干燥根茎。夏末、秋初采挖，除去须根及残留的鳞片，洗净，切段，晒干。

【性状】本品呈圆柱形，多弯曲，有分枝，长5～9cm，直径1～1.5cm。表面呈棕红色至暗褐色，有细密的纵皱纹及灰棕色的波状环节，节间长0.2～1cm，一面有圆形的根痕。质坚韧，不易折断，断面呈灰棕色或红棕色，纤维性，中柱约占1/3。气香，味辛辣。

【产地与分布】主产于广东、海南等地。

【**性味与归经**】辛，热。归脾、胃经。

【**功能与主治**】温胃散寒，消食止痛。用于脘腹冷痛，胃寒呕吐，嗳气吞酸。

【**临床应用**】

1. 胃寒冷痛

本品辛散温通，能散寒止痛，为治胃寒脘腹冷痛之常用药，每与炮姜相须为用，如二姜丸；治胃寒肝郁，脘腹胀痛，多与香附合用，以疏肝解郁，散寒止痛，如良附丸；治心腹绞痛如剧，两胁支满，烦闷不可忍者，可与厚朴、当归、桂心等同用，如高良姜汤。

2. 胃寒呕吐

本品性热，能温散寒邪，和胃止呕。治胃寒呕吐，多与半夏、生姜等同用；治虚寒呕吐，常与党参、茯苓、白术等同用。

【**常用配伍**】

二姜丸：干姜（炮）、良姜（去芦头）。养脾温胃，去冷消痰，宽胸下气。主心脾疼痛，一切冷物所伤。

良附丸：高良姜（酒洗七次，焙干），香附子（醋洗七次，焙干），用时以米饮汤加入生姜汁1匙，盐1撮，为丸服之。功能疏肝理气，温胃祛寒。治肝郁气滞，胃有寒凝，症见脘腹疼痛，喜温喜按，胸胁胀痛，或痛经，苔白，脉沉紧。

【**用法与用量**】煎服，3～6g。研末服，每次3g。

【**注意**】体虚者不宜单用。

【**贮藏**】置阴凉干燥处。

十七、葛根

本品为豆科植物野葛或甘葛藤的干燥根。秋冬两季采挖，野葛多趁鲜切成厚片或小块，干燥；甘葛藤习称"粉葛"，多除去外皮，用硫黄熏后，稍干，截段或再纵切两半，干燥，生用，或煨用

【**性状**】

野葛：呈纵切的长方形厚片或小方块，长5～35cm，厚0.5～1cm。外皮呈淡棕色，有纵皱纹，粗糙。切面呈黄白色，纹理不明显。质韧，纤维性强。无臭，味微甜。

粉葛：呈圆柱形、类纺锤形或半圆柱形，长12～15cm，直径4～8cm；有的为纵切或斜切的厚片，大小不一。表面呈黄白色或淡棕色，未去外皮的呈灰棕色。横切面可见由纤维形成的浅棕色同心环纹，纵切面可见由纤维形成的数条纵纹。体重，质硬，富粉性。

【**产地与分布**】野葛主产于湖南、河南、广东、浙江、四川等地；甘葛藤多为栽培，主产于广西、广东等，四川、云南等地亦产。

【**性味与归经**】甘，辛，凉。归脾、胃经。

【**功能与主治**】解肌退热，生津，透疹，升阳止泻。用于外感发热头痛，项背强痛，口渴，消渴，麻疹不透，热痢，泄泻，颈项强痛。

【**临床应用**】

1. 表证发热，项背强痛

本品甘辛性凉，轻扬升散，具有发汗解表，解肌退热之功。外感表证发热，无论风寒与风热，均可选用本品。治疗风热感冒发热、头痛等症，可与薄荷、菊花、蔓荆子等辛凉解表药同用；若风寒感冒，邪郁化热，发热重，恶寒轻，头痛无汗，目疼鼻干，口微渴，苔薄黄，常配伍柴胡、黄芩、白芷、羌活等药，如柴葛解肌汤。本品既能辛散发表以退热，又长于缓解外邪郁阻，经气不利，筋脉失养所致的颈背强痛，故风寒感冒，表实无汗，恶寒，项背强痛者，常与麻黄、桂枝等同用，如葛根汤；若表虚汗出，恶风，项背强痛者，常与桂枝、白芍等配伍，如桂枝加葛根汤。

2. 麻疹不透

本品味辛性凉，有发表散邪，解肌退热，透发麻疹之功，故可用治麻疹初起，表邪外束，疹出不畅，常与升麻、芍药、甘草等同用如升麻葛根汤；若麻疹初起，已现麻疹，但疹出不畅，见发热咳嗽，或乍冷乍热者，可配伍牛蒡子、荆芥、蝉蜕、前胡等药，如葛根解肌汤。

3. 热病口渴，消渴证

本品甘凉，于清热之中，又能鼓舞脾胃清阳之气上升，而有生津止渴之功。用治热病津伤口渴，常与芦根、天花粉、知母等同用；治疗消渴证属阴津不足者，可与天花粉、鲜地黄、麦冬等清热养阴生津药配伍，如天花散；若内热消渴，口渴多饮，体瘦乏力，气阴不足者，又多配伍乌梅、天花粉、麦冬、党参、黄芪等药，如玉泉丸。

4. 热泄热痢，脾虚泄泻

本品味辛升发，能升发清阳，鼓舞脾胃清阳之气上升而奏止泻痢之效，故可用治表证未解，邪热入里，身热，下利臭秽，肛门有灼热感，苔黄脉数，或湿热泻痢，热重于湿者，常与黄芩、黄连、甘草等同用，如葛根芩连汤；若脾虚泄泻，常配伍人参、白术、木香等药，如七味白术散。

此外，葛根能直接扩张血管，使外周阻力下降，而有明显降压作用，能较好缓解高血压患者的"项紧"症状，故临床常用治高血压病颈项强痛，如北京同仁堂生产的愈风宁心片即由葛根一味药组成。

【**常用配伍**】

柴葛解肌汤：柴胡、干葛、甘草、黄芩、芍药、羌活、白芷、桔梗、石膏、生姜、大枣。功能解肌清热，主治感冒风寒，郁而化热。症见恶寒发热，头痛肢酸，目疼鼻干，眼眶疼痛，心烦不眠，舌苔薄黄，脉浮微洪。现用于感冒、流行性感冒等有上述症状者。

葛根汤：葛根、麻黄、桂枝、生姜、炙甘草、芍药、大枣。功能发汗解毒，升津舒筋。主治外感风寒表实，症见恶寒发热，头痛，项强，身痛无汗，腹微痛，或下利，或干呕，或微喘，舌淡苔白，脉浮紧。现用于感冒、流行性感冒、麻疹、痢疾以及关节痛等病见上述症状者。

【用法与用量】煎服，9～15g。解肌退热，透疹，生津宜生用，升阳止泻宜煨用

【注意】虚寒者忌用，胃寒呕吐者慎用。

【贮藏】置通风干燥处，防蛀。

十八、枸杞子

本品为茄科植物枸杞的干燥成熟果实。夏秋两季果实呈红色时采收，热风烘干，除去果梗。或晾至皮皱后，晒干，除去果梗。

【性状】本品呈类纺锤形或椭圆形，长6～20mm，直径3～10mm。表面呈红色或暗红色，顶端有小凸起状的花柱痕，基部有白色的果梗痕。果皮柔韧，皱缩，果肉肉质柔润。种子20～50粒，类肾形，扁而翘，长1.5～1.9mm，宽1～1.7mm，表面呈浅黄色或棕黄色。气微，味甜。

【产地与分布】分布于华北、西北等地，其他地区也有栽培。

【性味与归经】甘，平。归肝、肾经。

【功能与主治】滋补肝肾，益精明目。用于虚劳精亏，症见腰膝酸痛，眩晕耳鸣，内热消渴，血虚萎黄，目昏不明。

【临床应用】

本品能滋肝肾之阴，为平补肾精肝血之品，用治肝肾阴虚及早衰证。治疗精血不足所致的视力减退，内障目昏，头晕目眩，腰膝酸软，遗精滑泄，耳聋，牙齿松动，须发早白，失眠多梦以及肝肾阴虚所致的潮热盗汗，消渴。可单用，或与补肝肾，益精补血之品配伍，如《寿世保元》枸杞膏单用本品熬膏服；七宝美髯丹以之与怀牛膝、菟丝子、何首乌等品同用。其还能明目，故尤多用于肝肾阴虚或精亏血虚之两目干涩，内障目昏，常与熟地黄、山茱萸、山药、菊花等品同用，如杞菊地黄丸。

【常用配伍】

七宝美髯丹：赤何首、白何首、赤茯苓、白茯苓、牛膝、当归、枸杞子、菟丝子、补骨脂。主治肝肾不足证，症见须发早白，脱发，齿牙动摇，腰膝酸软，梦遗滑精，肾虚不育。

杞菊地黄丸：枸杞子、菊花、熟地黄、山萸肉、牡丹皮、山药、茯苓、泽泻，辅料为蜂蜜。功能滋肾养肝，用于肝肾阴亏证，症见眩晕耳鸣，畏光，迎风流泪，视物昏花。

【**用法与用量**】煎服，6～12g。熬膏、浸酒或入丸、散。

【**注意**】外邪实热，脾虚有湿及泄泻者忌服。

【**贮藏**】置阴凉干燥处，防闷热，防潮，防蛀。

十九、广藿香

本品为唇形科植物广藿香的干燥地上部分。按产地不同分石牌广藿香及海南广藿香。枝叶茂盛时采割，日晒夜闷，反复至干。

【**性状**】

本品茎略呈方柱形，多分枝，枝条稍曲折，长30～60cm，直径0.2～0.7cm。表面被柔毛，质脆，易折断，断面中部有髓，老茎类圆柱形，直径1～1.2cm，被灰褐色栓皮。叶对生，皱缩成团，展平后叶片呈卵形或椭圆形，长4～9cm，宽3～7cm，两面均被灰白色茸毛，先端短尖或钝圆，基部楔形或钝圆，边缘具大小不规则的钝齿，叶柄细，长2～5cm，被柔毛。气香特异，味微苦。

石牌广藿香，枝条较瘦小，表面较皱缩，灰黄色或灰褐色，节间长3～7cm，叶痕较大而凸出，中部以下被栓皮，纵皱较深，断面渐呈类圆形，髓部较小。叶片较小而厚，呈暗绿褐色或灰棕色。

海南广藿香，枝条较粗壮，表面较平坦，呈灰棕色至浅紫棕色，节间长5～13cm，叶痕较小，不明显凸出，枝条近下部始有栓皮，纵皱较浅，断面呈钝方形。叶片较大而薄，呈浅棕褐色或浅黄棕色。

【**产地与分布**】主产于广东。

【**性味与归经**】辛，微温。归脾、胃、肺经。

【**功能与主治**】芳香化浊，开胃止呕，发表解暑。用于湿浊中阻，脘痞呕吐，暑湿倦怠，胸闷不舒，寒湿闭暑，腹痛吐泻，鼻渊头痛。

【**临床应用**】

1. 湿阻中焦

本品气味芳香，为芳香化湿要药。又因其性微温，故多用于寒湿困脾所致的脘腹痞闷，少食作呕，神疲体倦，常与苍术、厚朴等同用，如不换金正气散。

2. 呕吐

本品既能化湿，又能和中止呕。治湿浊中阻所致之呕吐，常与半夏、丁香等同用，如藿香半夏汤。偏于湿热者，配黄连、竹茹等；妊娠呕吐，配砂仁、苏梗等；脾胃虚弱者，配党参、白术等。

3. 暑湿、湿温

本品既能化湿，又可解暑。治暑月外感风寒，内伤生冷而致恶寒发热，头痛脘闷，呕恶吐泻的暑湿证者，配紫苏、厚朴、半夏等，如藿香正气散；若湿温病初起，湿热并重者，多与黄芩、滑石、茵陈等同用，如甘露消毒丹。

【常用配伍】

不换金正气散：厚朴（姜炒）、苍术（米泔水泡）、陈皮（去白）、半夏（制）、藿香叶（净）、甘草（炙）、草果。主治一切山岚瘴气，八般疟疾，四时伤寒，五种膈气，症见腹痛胀满，吞酸噫气，噎塞干呕，恶心；内受寒湿，外感风邪，症见头痛头眩，鼻塞；及一切霍乱时气，水土不服。

藿香正气散：大腹皮、白芷、紫苏、茯苓、半夏曲、白术、陈皮、厚朴、苦桔梗、藿香、甘草。主治外感风寒，内伤湿滞证。症见恶寒发热，头痛，胸膈满闷，脘腹疼痛，恶心呕吐，肠鸣泄泻，舌苔白腻，以及瘴疟。

【用法与用量】煎服，5～10g，鲜品加倍。

【注意】阴虚者禁服。

【贮藏】置阴凉干燥处，防潮。

二十、黑芝麻

本品为脂麻科（胡麻科）脂麻属植物脂麻的干燥成熟种子。秋季果实成熟时采割植株，晒干，打下种子，除去杂质，再晒干。

【性状】本品呈扁卵圆形，长约3mm，宽约2mm。表面黑色，平滑或有网状皱纹。尖端有棕色点状种脐，种皮薄，子叶2个，白色，富油性。气微，味甘，有油香气。

【产地与分布】我国黑芝麻主要分布在江淮区和华南区，东北、西北区和云贵高原区较少。黑芝麻的主要性状因生态区不同而有差异。

【性味与归经】甘，平。归肝、肾、大肠经。

【功能与主治】补肝肾，益精血，润肠燥。用于头晕眼花，耳鸣耳聋，须发早白，病后脱发，肠燥便秘。

【临床应用】

1. 肾精肝血亏虚所致的早衰

本品为具有营养作用的益精养血药，其性平和，甘香可口，为食疗佳品。古方多用于精亏血虚，肝肾不足引起的头晕眼花、须发早白、四肢无力等症，如《寿世保元》中的扶桑至宝丹（又名桑麻丸），以之配伍桑叶为丸服；亦常与巴戟天、熟地黄等补肾益精养血之品配伍，以延年益寿。

2. 肠燥便秘

本品富含油脂，能润肠通便，适用于精亏血虚之肠燥便秘。可单用，或与肉苁蓉、苏子、火麻仁等润肠通便之品配伍。

【常用配伍】

扶桑至宝丹：嫩桑叶（晒干）、黑芝麻、白蜜。功能消痰生津，补髓填精，除风湿，润五脏。

二仙膏：人参、枸杞子、鹿角胶、龟甲胶、牛鞭（干）、黄芪（蜜炙）、熟地黄（砂仁拌）、制何首乌、五味子（酒制）、沙苑子（盐炒）、牛膝、核桃仁、黑芝麻（炒）、山药（炒）、远志（制）、丹参，辅料为蜂蜜。功能滋阴助阳，益气益血。用于气血两虚，神疲体倦，周身懒软，神经衰弱。

【用法与用量】 煎服，9～15g。或入丸、散剂。

【注意】 脾虚便溏腹泻者忌用。有阳痿、遗精、带下过多等情况则禁食。可引起咳嗽，低血糖者慎用。

【贮藏】 置阴凉干燥处，防潮。

二十一、黄精

本品为百合科多年生草本植物黄精或囊丝黄精，以及同属多种植物的根茎。冬春采挖，洗净晒干，切段黄酒蒸熟用。

【性状】

大黄精：呈肥厚肉质的结节块状，结节长可达 10cm 以上，宽 3～6cm，厚 2～3cm。表面呈淡黄色至黄棕色，具环节，有皱纹及须根痕，结节上侧茎痕呈圆盘状，圆周凹入，中部突出。质硬而韧，不易折断，断面角质，呈淡黄色至黄棕色。气微，味甜，嚼之有黏性。

鸡头黄精：呈结节状弯柱形，长 3～10cm，直径 0.5～1.5cm。结节长 2～4cm，略呈圆锥形，常有分枝；表面呈黄白色或灰黄色，半透明，有纵皱纹，茎痕圆形，直径 5～8mm。

姜形黄精：呈长条结节块状，长短不等，常数个块状结节相连。表面灰黄色或黄褐色，粗糙，结节上侧有突出的圆盘状茎痕，直径 0.8～1.5cm。

【产地与分布】 主产于贵州、湖南、浙江、广西、河北、山西、辽宁等地。

【性味与归经】 甘，平。入脾、肺、肾经。

【功能与主治】 补气养阴，健脾，润肺，益肾。用于肺阴不足，干咳无痰，脾胃虚弱，倦怠食少，肾阴亏虚或病后虚羸，体倦乏力。

【临床应用】 用于肺阴不足，干咳无痰，黄精滋养肺阴，可单用本品熬膏或与清养润肺药同用。用于肾精亏损，腰膝酸软，须发早白，黄精可滋补肾阴，与苍术、地骨皮、天门冬、侧柏叶等共研蜜丸服。用于脾胃虚弱，倦怠食少，或病后虚羸，体倦乏力，黄精健脾养胃，常与党参、黄芪等同用。此外，黄精具有疗癣之功，煎汤外洗，可治股癣、足癣，亦可制成 2% 提取液局部涂敷。

【常用配伍】

枸杞丸：枸杞子（冬采者佳）、黄精等分。治精血不足所致的头晕耳鸣，腰膝酸软，须发早白。

黄精煎：黄精、白蜜、生地黄。治大风癞病，面赤疹起，手足挛急，身发疮痍及指节已落者。

【用法与用量】10～30g，煎服。

【注意】黄精味甘厚腻，易助湿邪，凡痰湿壅滞，消化不良者，不宜用。

【贮藏】置通风干燥处，防霉，防蛀。

二十二、黄芪

本品为豆科多年生草本植物膜荚黄芪或蒙古黄芪的根。春秋两季采挖，去须根，洗净切片晒干，生用或蜜炙用。

【性状】本品呈圆柱形，有的有分枝，上端较粗，长30～90cm，直径1～3.5cm。表面呈淡棕黄色或淡棕褐色，有不整齐的纵皱纹或纵沟。质硬而韧，不易折断，断面纤维性强，粉性，皮部黄白色，木部淡黄色，有放射状纹理及裂隙，老根中心偶有枯朽状，黑褐色或呈空洞。气微，味微甜，嚼之微有豆腥味。

【产地与分布】主产于山西、甘肃、内蒙古、黑龙江等地，辽宁、吉林、河北等地亦产。

【性味与归经】甘，温。入脾、肺经。

【功能与主治】补气升阳，固表止汗，托疮生肌，利尿消肿。用于气虚体倦乏力，懒言食少，体弱表虚，肌表不固之自汗盗汗，痈肿疮疡久溃不愈，心肾阳虚面目四肢浮肿。

【临床应用】

1. 气虚血虚

本品常与人参同用（参芪膏），以增强补气力量；如兼阳虚者，可配附子（芪附膏）；兼血虚者，可配当归；若血虚发热，或大失血后虚极欲脱之症，需补气生血者，可重用本品与当归同用（当归补血汤）。

2. 血痹及中风后遗症

治血痹，常与桂枝、白芍等同用，如黄芪桂枝五物汤；若肩臂肢节痹痛者，可加防风、姜黄等；半身不遂，可重用本品与桃仁、红花、川芎、地龙等同用，如补阳还五汤。

3. 中气下陷

黄芪可补气升阳，常与人参、升麻、柴胡等同用，如补中益气汤。

4. 体弱表虚

黄芪可固表止汗，常与白术、防风等同用，如玉屏风散；亦可与牡蛎、浮小麦、麻黄根等同用，如牡蛎散。

5. 痈肿疮疡

黄芪可托疮生肌，常与当归、川芎、穿山甲、皂角刺等配伍，如黄芪内托散；若小儿体虚，痘疹内陷，亦可与透疹药同用。

6. 心肾阳虚

本品常与白术、防己等同用，用治面目四肢浮肿，小便不利，心悸气促，如防己黄芪汤；若慢性肾炎，尿有蛋白，身面浮肿，可重用本品 15～30g 煎服。

7. 消渴

本品可与山药、生地黄、天花粉、五味子等配用。

【常用配伍】

当归补血汤：黄芪、当归。主治血虚阳浮发热证。

补阳还五汤：黄芪、当归尾、赤芍、地龙、川芎、红花、桃仁。主治中风之气虚血瘀证。

【用法与用量】10～15g，大剂量可用 30～60g，煎服。

【注意】黄芪蜜炙，补气力强，故专用于补气，宜炙用；用于止汗利水，托疮生肌，宜生用。本品功偏温补，易于助火，故凡气滞湿阻，消化不良，或外疡初起，表实邪盛之证，均不宜用。

【贮藏】低温贮存。

二十三、火麻仁

本品为桑科 1 年生草本植物大麻的种仁。秋季白露至霜降为采集期。去外壳，取净仁微炒打碎用。

【性状】本品呈卵圆形，长 4～5.5mm，直径 2.5～4mm。表面呈灰绿色或灰黄色，有细微的白色或棕色网纹，两边有棱，顶端略尖，基部有圆形果梗痕。果皮薄而脆，易破碎。种皮绿色，子叶呈乳白色，富油性。气微，味淡。

【产地与分布】主产于山东、河北、河南、安徽、江苏、湖北、四川等地。

【性味与归经】甘，平。入脾、胃、大肠经。

【功能与主治】润肠通便，滋养补虚。用治大便秘结。

【临床应用】用于老人或体虚者之大便秘结，常与大黄、枳实等同用，如麻子仁丸；若治老人或妇女产后血虚之便秘，可与肉苁蓉、当归等同用，如麻仁苁蓉汤。

【常用配伍】

麻子仁丸：麻子仁、枳实、厚朴、大黄、杏仁、芍药。主治胃肠燥热，脾约便秘证。

【用法与用量】10～15g，煎服。

【注意】麻仁性味甘平，富含油脂，有润燥滑肠通便之功，常用于津枯便秘之疾。

因兼有补益作用，所以用于老人、体虚者之肠热便秘以及老人、产妇之血虚津枯肠燥便秘。

【贮藏】置阴凉干燥处，防热，防蛀。

二十四、鸡内金

本品为雉科动物家鸡的砂囊角质内膜（鸡胗内的黄皮）。杀鸡后，取出砂囊剖开，趁热将内壁剥下，洗净晒干，研末用。

【性状】本品为不规则卷片，厚约 2mm。表面呈黄色、黄绿色或黄褐色，薄而半透明，具明显的条状皱纹。质脆，易碎，断面角质样，有光泽。气微腥，味微苦。

【性味与归经】甘、涩，平。入脾、胃、膀胱经。

【功能与主治】健胃消食，固摄缩尿，消结石。用于饮食停滞，消化不良及小儿疳积，遗尿，小便频数，胆、肾及膀胱结石。

【临床应用】

用于饮食停滞，消化不良及小儿疳积，可单用，或与神曲、麦芽、山楂等同用；遗尿，小便频数，可与桑螵蛸、黄芪、龙骨、牡蛎等配用；用于胆、肾及膀胱结石，常与金钱草、郁金等配伍；治肾及膀胱结石常与胡桃、海金砂等同用，如三金胡桃汤、内金胡桃膏等。

【常用配伍】

鸡内金散：鸡内金、瓜蒌根。主治膀胱有热，消渴饮水。

【用法与用量】3～9g，煎服；散剂吞服每次 1.5～3g，散剂以冲服为宜。

【注意】因其健运力强，对脾胃虚弱证，宜与健脾药同用，其功尤捷，以治小儿疳积更为相宜；用治遗尿、小便频数等症疗效亦好。本品炒后研末吞服，疗效较入汤剂为佳。

【贮藏】置阴凉干燥处。

二十五、金银花

本品为忍冬科多年生半常绿缠绕灌木忍冬的花蕾。夏初采集花蕾，晾晒或阴干，生用。

【性状】

忍冬：呈棒状，上粗下细，略弯曲，长 2～3cm，上部直径约 3mm，下部直径约 1.5mm。表面呈黄白色或绿白色（贮久色渐深），密被短柔毛，偶见叶状苞片。花萼绿色，先端 5 裂，裂片有毛，长约 2mm。开放者花冠筒状，先端二唇形，雄蕊 5 个，附于筒壁，黄色；雌蕊 1 个，子房无毛。气清香，味淡，微苦。

红腺忍冬：长 2.5～4.5cm，直径 0.8～2mm。表面呈黄白至黄棕色，无毛或疏被毛。萼筒无毛，先端 5 裂，裂片长三角形，被毛。开放者花冠下唇反转，花柱无毛。

山银花：长 1.6～3.5cm，直径 0.5～2mm。萼筒和花冠密被灰白色毛，子房有毛。

毛花柱忍冬：长 2.5～4cm，直径 1～2.5mm。表面呈淡黄色微带紫色，无毛。花萼裂片呈短三角形。开放者花冠上唇常不整齐，花柱下部多密被长柔毛。

【产地与分布】主产于河南、山东等地。

【性味与归经】甘，寒。入肺、心、胃经。

【功能与主治】清热解毒，凉血止痢。用于各种热性病初起，身热或微感恶风及发斑发疹，热毒疮痈，咽喉肿痛，热毒痢疾。

【临床应用】

1. 各种热性病初起

本品兼有宣风散热作用，可与连翘、豆豉、薄荷等同用，如银翘散；若热毒较重，并发喉痛，腮肿，如急性咽喉炎、急性腮腺炎等，亦可与黄芩、大黄、黄柏、板蓝根等同用。

2. 热毒疮痈

咽喉肿痛，通常与连翘配用，如银花解毒汤；若肿痛较重，为促使消散或加速溃破，亦可与炮山甲、皂角刺等配伍，如仙方活命饮；治喉痛，可配山豆根、薄荷等品。

3. 热毒痢疾

便如鱼脑，或便血，可与黄芩、芍药等配用，单用浓煎亦可。

此外，亦可用于皮肤湿疹、疥癞等。

【常用配伍】

银翘散：连翘、银花、苦桔梗、薄荷、竹叶、生甘草、芥穗、淡豆豉、牛蒡子。治发热，微恶风寒，无汗或有汗不畅，头痛口渴，咳嗽，咽痛。

【用法与用量】10～15g，热盛毒重者，可用 30～60g，煎服。

【注意】脾胃虚寒，气虚疮疡脓清者忌用。

【贮藏】真空包装，置阴凉干燥处。

二十六、菊花

本品为菊科多年生草本植物菊的头状花序。药用有栽培与野生两类，分黄菊花、白菊花、野菊花三种，前 2 种系栽培品。秋末冬初当花盛开时采集，去枝叶，晾干或微火烘干入药。

【性状】

亳菊：呈倒圆锥形或圆筒形，有时稍压扁呈扇形，直径 1.5～3cm，离散。总苞呈碟状，总苞片 3～4 层，卵形或椭圆形，草质，黄绿色或褐绿色，外面被柔毛，边缘膜质。花托半球形，无托片或托毛。舌状花数层，雌性，位于外围，类白色，劲直，上举，纵向折缩，散生金黄色腺点；管状花多数，两性，位于中央，为舌状花所隐藏，黄色，顶端 5 齿裂。瘦果不发育，无冠毛。体轻，质柔润，干时松脆。气清香，味甘，微苦。

滁菊：呈不规则球形或扁球形，直径 1.5 ～ 2.5cm。舌状花尖白色，不规则扭曲，内卷，边缘皱缩，有时可见淡褐色腺点；管状花大多隐藏。

贡菊：呈扁球形或不规则球形，直径 1.5 ～ 2.5cm。舌状花白色或类白色，斜升，上部反折，边缘稍内卷而皱缩，通常无腺点；管状花少，外露。

杭菊：呈碟形或扁球形，直径 2.5 ～ 4cm，常数个相连成片。舌状花类白色或黄色，平展或微折叠，彼此粘连，通常无腺点；管状花多，外露。

【产地与分布】主产浙江、安徽、河南、江苏、山东、四川等地。

【性味与归经】甘，微苦，微寒。入肺、肝经。

【功能与主治】疏散风热，平肝明目。用于外感风热，头昏头痛，目赤肿痛，肝阳上亢。

【临床应用】

1. 外感风热

症见头昏头痛、目赤肿痛等症。菊花具有疏散风热之功，常与桑叶、薄荷、连翘等同用，如桑菊饮；如风热眼痛，可与防风、白蒺藜等配伍。

2. 肝阳上亢

菊花可平肝明目，常与石决明、钩藤、生地黄、白芍等同用，如羚角钩藤汤，用治头痛、头晕、目赤等症；若肝肾阴虚，血不养目之眼目昏花，可与熟地黄、枸杞子等配伍，如杞菊地黄丸。

【常用配伍】

桑菊饮：桑叶、菊花、桔梗、连翘、杏仁、甘草、薄荷、芦根、知母、石膏。主治风温初起，见咳嗽，身热不甚，口微渴，苔薄白，脉浮数者。

羚角钩藤汤：羚角、霜桑叶、京川贝、生地黄、双钩藤、滁菊花、茯神木、生白芍、生甘草、淡竹茹。主治热盛动风证，见高热不退，烦闷躁扰，手足抽搐，发为痉厥，甚则神昏。

【用法与用量】6 ～ 12g，煎服。

【注意】疏散风热宜用黄菊花；平肝，清肝明目宜用白菊花。

【贮藏】置阴凉干燥处。

二十七、陈皮

本品为芸香科常绿小乔木橘树的成熟果实之果皮。入药以陈者为佳，故又名陈皮。取成熟果实的果皮，干燥后切丝生用。

【性状】完整的果皮常剖成 4 瓣，每瓣多呈椭圆形，果柄处连在一起。有时破碎分离，或呈不规则形的碎片状。片厚 1 ～ 2mm，通常向内卷曲。外表面橙红色、黄棕色至棕褐色，有无数细小而凹入的油室；内表面淡黄白色，海绵状，并有短线状的维管束（橘络）痕，果蒂处较密。质柔软，干燥后质脆，易折断，断面不平。气芳香，味苦。以皮薄、片大、色红、油润、香气浓者为佳。

【产地与分布】产于四川、福建、广东、浙江等地。

【性味与归经】辛，苦，温。入脾、肺经。

【功能与主治】燥湿化痰，理气健脾。用于痰湿滞塞，咳嗽痰多，脾胃气滞者。

【临床应用】

1. 痰湿滞塞

咳嗽痰多，胸闷不畅。常与半夏、茯苓、甘草等同用，如二陈汤。

2. 理气健脾

用于脾胃气滞，消化不良，腹胀脘闷，食欲不振，恶心呕吐，常与厚朴、白术、生姜等药同用。

【常用配伍】

二陈汤：半夏、橘红、白茯苓、甘草。治湿痰证，见咳嗽痰多，色白易咯，恶心呕吐，胸膈痞闷，肢体困重。

【用法与用量】3 ～ 10g，煎服。

【注意】气虚及阴虚燥咳者不宜，吐血证慎服。

【贮藏】防霉，密封储藏。

二十八、决明子

本品为豆科 1 年生草本植物草决明的成熟种子。秋季种子成熟时采收，洗净晒干，微炒打碎用。

【性状】

决明：略呈棱方形或短圆柱形，两端平行倾斜，长 3 ～ 7mm，宽 2 ～ 4mm。表面绿棕色或暗棕色，平滑有光泽。一端较平坦，另一端斜尖，背腹面各有 1 条突起的棱线，棱线两侧各有 1 条斜向对称而色较浅的线形凹纹。质坚硬，不易破碎，种皮薄，子叶为黄色，呈"S"形曲折并重叠。气微，味微苦。

小决明：呈短圆柱形，较小，长 3 ～ 5mm，宽 2 ～ 3mm。表面棱线两侧各有 1 片宽广的浅黄棕色带。

【产地与分布】主产于安徽、广西、四川等地。

【性味与归经】甘，苦，咸，微寒。入肝、肾经。

【功能与主治】清肝益肾，祛风明目，降压通便。用于风热所致的目赤肿痛、头痛，肝热所致的高血压、头痛眩晕、肠燥便秘等。

【临床应用】

1. 风热所致的目赤肿痛、头痛

本品可与菊花、蔓荆子、木贼、川芎等同用，如决明子散；如用于肝肾不足之青盲内障，可与生地黄、山药、枸杞子、玄参等同用，如决明丸。

2. 肝热所致的高血压

单用或与钩藤、菊花、夏枯草等同用。

3. 肠燥便秘

可单用或与火麻仁、郁李仁等同用。

【常用配伍】

决明子散：决明子、地肤子、细辛、白芷、桂心、车前子、柏子仁、防风、川椒。治视物昏暗，迎风泪出。

决明丸：决明子、天雄、柏子仁、熟地黄、菟丝子、枸杞子。主治虚冷，神思昏沉，头晕目眩。

【用法与用量】10～15g，煎服。单味亦可用开水泡服。

【注意】泄泻和血压低者慎用。

【贮藏】置干燥处。

二十九、莱菔子

本品为十字花科植物萝卜的成熟种子。夏季果实成熟时采割植株，晒干，搓出种子，除去杂质，再晒干。生用或炒用，用时捣碎。

【性状】本品呈类卵圆形或椭圆形，稍扁，长2.5～4mm，宽2～3mm。表面黄棕色、红棕色或灰棕色。一端有深棕色圆形种脐，一侧有数条纵沟。种皮薄而脆，子叶2个，黄白色，有油性。无臭，味淡、微苦辛。

【产地与分布】全国各地均有栽培。

【性味与归经】辛，甘，平。归肺、脾、胃经。

【功能与主治】消食除胀，降气化痰。用于饮食停滞，脘腹胀痛，大便秘结，积滞泻痢，痰壅喘咳。

【临床应用】

本品味辛行散，消食化积之中，尤善行气消胀。常与山楂、神曲、陈皮等同用。治食积气滞所致的脘腹胀满或疼痛，嗳气吞酸，如保和丸；若再配白术，可攻补兼施，治疗食积气滞兼脾虚者，如大安丸。本品既能消食化积，又能降气化痰，止咳平喘，尤宜治咳喘痰壅，胸闷兼食积者，如《食医心镜》单用本品为末服；或与白芥子、苏子等同用，如三子养亲汤。

【常用配伍】

保和丸：焦山楂、六神曲、半夏、茯苓、陈皮、连翘、莱菔子、麦芽。主治食积停滞，脘腹胀满，嗳腐吞酸，不欲饮食。

三子养亲汤：紫苏子、白芥子、莱菔子。主治痰壅气逆食滞证，见咳嗽喘逆，痰多胸痞，食少难消，舌苔白腻，脉滑者。

【用法与用量】6～10g，煎服，生用吐风痰，炒用消食下气化痰。

【注意】本品辛散耗气，故气虚及无食积、痰滞者慎用。不宜与人参同用。

【贮藏】置通风干燥处，防蛀。

三十、莲子

本品为睡莲科植物莲的干燥成熟种子，除去莲心者称莲肉。秋季果实成熟时采割莲房，取出果实，除去果皮，干燥。

【性状】本品略呈椭圆形或类球形，长 1.2～1.8cm，直径 0.8～1.4cm。表面浅黄棕色至红棕色，有细纵纹和较宽的脉纹。一端中心呈乳头状突起，深棕色，多有裂口，其周边略下陷。质硬，种皮薄，不易剥离。子叶 2 个，黄白色，肥厚，中有空隙，具绿色莲子心。无臭，味甘，微涩；莲子心味苦。

【产地与分布】南方各地池沼湖塘中。

【性味与归经】甘，涩，平。归脾、肾、心经。

【功能与主治】固精止带，补脾止泻，益肾养心。用于遗精滑精，带下，脾虚泄泻，心悸，失眠。

【临床应用】

治肾虚精关不固之遗精、滑精，常与芡实，龙骨等同用，如金锁固精丸；治脾虚带下者，常与茯苓、白术等同用；治脾肾两虚，带下清稀，腰膝酸软者，可与山茱萸、山药、芡实等药同用；治脾虚久泻，食欲不振者，常与党参、茯苓、白术等同用，如参苓白术散；治心肾不交之虚烦，心悸，失眠者，常与酸枣仁、茯神、远志等药同用。

【常用配伍】

金锁固精丸：沙苑子（炒）、芡实（蒸）、莲子、莲须、煅龙骨、煅牡蛎。治肾虚不固，遗精滑泄，神疲乏力，四肢酸软，腰痛耳鸣。

参苓白术散：白扁豆、白术、茯苓、甘草、桔梗、莲子、人参、砂仁、山药、薏苡仁。治脾胃虚弱，食少便溏，气短咳嗽，肢倦乏力。

【用法与用量】煎服，10～15g。去心打碎用。

【注意】中满痞胀及大便燥结者，忌服。

【贮藏】置阴凉干燥处。

三十一、龙眼肉

本品为无患子科龙眼属植物龙眼的假种皮。夏秋果实成熟时采摘，烘干或晒干，除去壳、核，晒至爽不粘，贮存备用。

【性状】本品为纵向破裂的不规则薄片，常数片粘连。长 1.5cm，宽 2 ~ 4cm，厚约 0.1cm。棕褐色，半透明。一面皱缩不平，一面光亮而有细纵皱纹。质柔润。气微香，味甜。

【产地与分布】主产于广东、福建、台湾、广西等地。

【性味与归经】甘，温。归心、脾经。

【功能与主治】补益心脾，养血安神。用于气血不足，心悸怔忡，健忘失眠，血虚萎黄。

【临床应用】

用于思虑过度，劳伤心脾，惊悸怔忡，失眠健忘，本品与人参、当归、酸枣仁等同用，如归脾汤；用于年老体衰，产后，大病之后，气血亏虚，可单服本品，如五灵膏（一名代参膏），即单用本品加白糖蒸熟，开水冲服。

【常用配伍】

归脾汤：白术、人参、黄芪、当归、甘草、茯苓、远志、酸枣仁、木香、龙眼肉、生姜、大枣。主治心脾气血两虚证及脾不统血证。

【用法与用量】煎服，10 ~ 25g；大剂量 30 ~ 60g。

【注意】湿盛中满或有停饮、痰、火者忌服。

【贮藏】置干燥密闭处。

三十二、罗汉果

本品为葫芦科植物罗汉果的果实。秋季果熟时采摘，用火烘干，刷毛，生用。

【性状】本品呈卵形、椭圆形或球形，长 4.5 ~ 8.5cm，直径 3.5 ~ 6cm。表面褐色、黄褐色或绿褐色，有深色斑块及黄色柔毛，有的有 6 ~ 11 条纵纹。顶端有花柱残痕，基部有果梗痕。体轻，质脆，果皮薄，易破。果瓤（中、内果皮）海绵状，浅棕色。种子扁圆形，数量多，长约 1.5cm，宽约 1.2cm，浅红色至棕红色，两面中间微凹陷，四周有放射状沟纹，边缘有槽。气微，味甜。

【产地与分布】主产于广西。

【性味与归经】甘，凉。归肺、大肠经。

【功能与主治】清肺利咽，化痰止咳，润肠通便。用于咳喘，咽痛，便秘。

【临床应用】用治咳嗽，有痰，气喘，可单味煎服，或配伍百部、桑白皮等同用；治咽痛失音，可单用泡茶饮；用于肠燥便秘，可配蜂蜜泡饮。

【常用配伍】治百日咳，罗汉果一个，柿饼五钱。

【用法与用量】煎服，10～30g，或开水泡服。

【注意】脾胃虚寒者忌服。

【贮藏】置干燥处，防霉，防蛀。

三十三、麦芽

本品为禾本科植物大麦的成熟果实经发芽干燥而成。将大麦洗净，浸泡4～6小时后，捞出，保持适宜温、湿度，待幼芽长至约0.5cm时，晒干或低温干燥。生用、炒黄或炒焦用。

【性状】本品呈梭形，长8～12mm，直径3～4mm。表面淡黄色，背面为外稃包围，具5脉，腹面为内稃包围。除去内外稃后，腹面有1条纵沟；基部胚根处生出幼芽及须根，幼芽长披针状条形，长约0.5cm。须根数条，纤细而弯曲。质硬，断面白色，粉性。无臭，味微甘。

【产地与分布】全国各地均可生产。

【性味与归经】甘，平。归脾、胃、肝经。

【功能与主治】消食健胃，回乳消胀。用于米面薯芋食滞，断乳，乳房胀痛。

【临床应用】

用治米面薯芋类积滞不化，常配山楂、神曲、鸡内金等；治小儿乳食停滞，单用本品煎服或研末服有效；若配白术、陈皮，可治脾虚食少，食后饱胀，如健脾丸；用治妇女断乳或乳汁郁积之乳房胀痛等，可单用生麦芽或炒麦芽120g，或生、炒麦芽各60g，煎服；此外，本品又兼能疏肝解郁，常配川楝子、柴胡等，用治肝气郁滞或肝胃不和之胁痛、脘腹痛等。

【常用配伍】

保和丸：莱菔子、山楂、神曲、麦芽、陈皮、甘草。主治食积。

健脾丸：人参、白术、陈皮、麦芽、山楂、枳实。主治脾虚食积证，症见食少难消，脘腹痞闷，体倦少气，舌淡苔白，脉虚弱。

【用法与用量】煎服，10～15g；大剂量30～120g。生麦芽功偏消食健胃，炒麦芽多用于回乳消胀。

【注意】哺乳期妇女不宜使用。

【贮藏】置阴凉干燥处。

三十四、牡蛎

本品为牡蛎科动物长牡蛎或近江牡蛎的贝壳。全年均可采收，去肉，洗净，晒干，生用或煅用，用时打碎。

【性状】

长牡蛎：呈长片状，背腹缘几乎平行，长 10～50cm，高 4～15cm。右壳较小，鳞片坚厚，层状或层纹状排列。壳外面平坦或具数个凹陷，淡紫色、灰白色或黄褐色；内面瓷白色，壳顶两侧无小齿。左壳凹陷深，鳞片较右壳粗大，壳顶附着面小。质硬，断面层状，洁白。无臭，味微咸。

大连湾牡蛎：呈类三角形，背腹缘呈八字形。右壳外面淡黄色，具疏松的同心鳞片，鳞片起伏成波浪状，内面白色。左壳同心鳞片坚厚，自壳顶部放射肋数个，明显，内面凹下呈盒状，铰合面小。

近江牡蛎：呈圆形、卵圆形或三角形等。右壳外面稍不平，有灰、紫、棕、黄等色，环生同心鳞片，幼体者鳞片薄而脆，多年生长后鳞片层层相叠，内面白色，边缘有的淡紫色。

【产地与分布】 我国沿海一带均有分布。

【性味与归经】 咸，微寒。归肝、胆、肾经。

【功能与主治】 敛阴潜阳，止汗涩精，化痰软坚。用于惊痫，眩晕，自汗，盗汗，遗精，淋浊，崩漏，带下，瘰疬，瘿瘤。

【临床应用】

用治心神不安，惊悸怔忡，失眠多梦，常与龙骨相须为用，如桂枝甘草龙骨牡蛎汤，亦可配伍朱砂、琥珀、酸枣仁等安神之品。用治水不涵木，阴虚阳亢，头目眩晕，烦躁不安，耳鸣者，常与龙骨、龟甲、白芍等同用，如镇肝息风汤；亦治热病日久，灼烁真阴，虚风内动，四肢抽搐之症，常与生地黄、龟甲、鳖甲等养阴息风止痉药配伍，如大定风珠。用治痰火郁结之痰核、瘰疬、瘿瘤等，常与浙贝母、玄参等配伍，如消瘰丸；用治气滞血瘀癥瘕积聚，常与鳖甲、丹参、莪术等同用。用治自汗，盗汗，常与麻黄根、浮小麦等同用，如牡蛎散，亦可用牡蛎粉扑撒汗处，有止汗作用；治肾虚遗精，滑精，常与沙苑子、龙骨、芡实等配伍，如金锁固精丸；治尿频，遗尿，可与桑螵蛸、金樱子、益智仁、龙骨等同用；治疗崩漏，带下，又常与海螵蛸、山茱萸、山药、龙骨等配伍。煅牡蛎有制酸止痛作用，可治胃痛反酸，与乌贼骨、浙贝母共为细末，内服取效。

【常用配伍】

桂枝甘草龙骨牡蛎汤：桂枝、甘草（炙）、牡蛎、龙骨。主治火逆下之，因烧针烦躁者，以及心悸、虚烦、脏躁、失眠、遗精等。

镇肝息风汤：怀牛膝、生赭石、生龙骨、生牡蛎、生龟甲、生杭芍、玄参、天冬、川楝子、生麦芽、茵陈、甘草。主治类中风，症见头目眩晕，目胀耳鸣，头部热痛，甚或眩晕跌仆，昏不知人者。

【用法与用量】 煎服，9～30g，宜打碎先煎，外用适量。收敛固涩宜煅用，其他宜生用。

【注意】本品多服久服，易引起便秘和消化不良，凡虚病而有寒者忌用。

【贮藏】置干燥处。

三十五、木瓜

本品为蔷薇科植物贴梗海棠的干燥近成熟果实。夏秋两季果实黄绿时采收，置沸水中烫至外皮灰白色，对半纵剖，晒干。

【性状】本品为长圆形，多纵剖成两半，长 4～9cm，宽 2～5cm，厚 1～2.5cm。外表面紫红色或红棕色，有不规则的深皱纹；剖面边缘向内卷曲，果肉红棕色，中心部分凹陷，棕黄色；种子扁长三角形，多脱落。质坚硬，气微清香，味酸。

【产地与分布】主产于安徽、四川、湖北、浙江等地。安徽宣城产者称"宣木瓜"，质量较好。

【性味与归经】酸，温。归肝、脾经。

【功能与主治】舒筋活络，和胃化湿。用于风湿痹证，脚气水肿，吐泻转筋。

【临床应用】

本品用于腰膝关节酸重疼痛，常与乳香、没药、生地黄等同用，治筋急项强，不可转侧，如木瓜煎；与羌活、独活、附子等配伍，治足膝疼重，不能远行久立者，如木瓜丹。用于脚气水肿，多配吴茱萸、槟榔、苏叶等，如鸡鸣散。用于湿阻中焦之腹痛吐泻转筋，偏寒者，木瓜能化湿和胃，常配吴茱萸、茴香、紫苏等，如木瓜汤；偏热者，多配蚕沙、薏苡仁、黄连等，如蚕矢汤。

【常用配伍】

木瓜汤：米豆子、木瓜、干姜、甘草。主治泻不止。

水瓜煎：木瓜、没药、乳香。主治筋急项强，不可转侧。

【用法与用量】煎服，6～9g。

【注意】内有郁热，小便短赤者忌服

【贮藏】置阴凉干燥处，防潮，防蛀。

三十六、蒲公英

本品为菊科植物蒲公英、碱地蒲公英或同属数种植物的干燥全草。春至秋季花初开时采挖，除去杂质，洗净，晒干。

【性状】本品呈皱缩卷曲的团块。根呈圆锥形，多弯曲，长 3～7cm；表面棕褐色，抽皱；根头部有棕褐色或黄白色的茸毛，有的已脱落。叶基生，多皱缩破碎，完整叶片呈倒披针形，绿褐色或暗灰色，先端尖或钝，边缘浅裂或羽状分裂，基部渐狭，下延呈柄状，下表面主脉明显。花茎 1 至数条，每条顶生头状花序，总苞片多层，内面一层较长，花冠黄褐色或淡黄白色。有的可见多数具白色冠毛的长椭圆形瘦果。气微，味微苦。

【产地与分布】全国各地均有分布。

【性味与归经】苦，甘，寒。归肝、胃经。

【功能与主治】清热解毒，消肿散结，利湿通淋。用于痈肿疔毒，乳痈内痈，热淋涩痛，湿热黄疸。

【临床应用】

本品清热解毒，用于乳痈肿痛，可单用本品浓煎内服，或以鲜品捣汁内服，渣敷患处，也可与全瓜蒌、金银花、牛蒡子等药同用；用于热毒肿痛，常与野菊花、紫花地丁、金银花等药同用，如五味消毒饮；用于肠痈腹痛，常与大黄、牡丹皮、桃仁等同用；用治肺痈吐脓，常与鱼腥草、冬瓜仁、芦根等同用。本品解毒消肿散结，与板蓝根，玄参等配伍，还可用治咽喉肿痛；鲜品外敷可用治毒蛇咬伤。本品苦，甘而寒，能清利湿热，利尿通淋，对湿热引起的淋证、黄疸等有较好的疗效，用治热淋涩痛，常与白茅根、金钱草、车前子等同用，以加强利尿通淋的效果；治疗湿热黄疸，常与茵陈、栀子、大黄等同用。

【常用配伍】

五味消毒饮：金银花、野菊花、蒲公英、紫花地丁、紫背天葵。主治疗疮初起，发热恶寒，疮形如粟，坚硬根深，状如铁钉，以及痈疡疖肿，红肿热痛，舌红苔黄，脉数。

【用法与用量】煎服，9～15g。外用鲜品适量，捣敷或煎汤熏洗患处。

【注意】用量过大可致缓泻，阳虚外寒、脾胃虚弱者忌用。

【贮藏】置通风干燥处，防潮，防蛀。

三十七、芡实

本品为睡莲科植物芡的干燥成熟种仁。秋末、冬初采收成熟果实，除去果皮，取出种子，洗净，再除去硬壳（外种皮），晒干，捣碎生用或炒用。

【性状】本品呈类球形，多为破粒，完整者直径5～8mm。表面有棕红色内种皮，一端黄白色，约占全体的1/3，有凹点状的种脐痕，除去内种皮显白色。质较硬，断面白色，粉性。无臭，味淡。

【产地与分布】主产于湖南、江西、安徽、山东等地。

【性味与归经】甘，涩，平。归脾、肾经。

【功能与主治】益肾固精，健脾止泻，除湿止带。用于遗精滑精，脾虚久泻，带下。

【临床应用】

本品用治肾虚不固之腰膝酸软，遗精滑精者，芡实可益肾固精，常与金樱子相须而用，如水陆二仙丹；亦可与莲子、莲须、牡蛎等配伍，如金锁固精丸。用治脾虚湿盛，久泻不愈者，芡实可健脾止泻，常与白术、茯苓、扁豆等药同用。

治脾肾两虚之带下清稀者，芡实可除湿止带，常与党参、白术、山药等药同用。若治湿热带下黄稠，则配伍清热利湿之黄柏、车前子等，如易黄汤。

【常用配伍】

金锁固精丸：沙苑子、芡实、莲子、莲须、煅龙骨、煅牡蛎。治肾虚不固，遗精滑泄，神疲乏力，四肢酸软，腰痛耳鸣。

易黄汤：山药、芡实、黄柏、车前子、白果。主治肾虚湿热带下，见带下黏稠量多，色黄如浓茶汁，其气腥秽，舌红，苔黄腻者。

【用法与用量】 煎服，10～15g。

【注意】 大小便不利者禁服，食滞不化者慎服。

【贮藏】 置阴凉干燥、通风处。

三十八、人参

本品为五加科植物人参的干燥根。栽培者为"园参"，野生者为"山参"。多于秋季采挖，洗净；园参经晒干或烘干，称"生晒参"；山参经晒干，称"生晒山参"；经水烫，浸糖后干燥，称"白糖参"；蒸熟后晒干或烘干，称"红参"。切片或粉碎用。

【性状】

生晒参：主根呈纺锤形或圆柱形，长3～15cm，直径1～2cm。表面灰黄色，上部或全体有疏浅断续的粗横纹及明显的纵皱，下部有支根2～3条，并着生多数细长的须根，须根上常有不明显的细小疣状突起。根茎（芦头）长1～4cm，直径0.3～1.5cm，多拘挛而弯曲，具不定根和稀疏的凹窝状茎痕（芦碗）。质较硬，断面淡黄白色，显粉性，形成层环纹棕黄色，皮部有黄棕色的点状树脂道及放射状裂隙。香气特异，味微苦、甘。

生晒山参：主根与根茎等长或较短，呈人字形、菱形或圆柱形，长2～10cm。表面灰黄色，具纵纹，上端有紧密而深陷的环状横纹，支根多为2条，须根细长，清晰不乱，有明显的疣状突起，习称"珍珠疙瘩"。根茎细长，上部有密集的茎痕，不定根较粗，形似枣核。

【产地与分布】 主产于吉林、辽宁，黑龙江。

【性味与归经】 甘，微苦，平。归肺，脾。心经。

【功能与主治】 大补元气，补脾益肺，生津，安神益智。用于元气虚脱证、肺脾心肾气虚证、热病气虚津伤口渴及消渴证等。

【临床应用】

本品用于因大汗、大泻、大失血或大病、久病所致元气虚极欲脱，气短神疲，脉微欲绝的重危证候，单用有效，如独参汤；若气虚欲脱兼见汗出，四肢逆冷者，应与回阳救逆之附子同用，以补气固脱与回阳救逆，如参附汤；若气虚欲脱兼见汗出身暖，渴喜冷饮，舌红干燥者，本品兼能生津，常与麦冬、五味子等配伍，以补气养阴，敛汗固脱，如生脉散。治咳喘，痰多者，常与五味子、苏子，杏仁等药同用，如补肺汤。用治倦怠乏力、食少便溏等脾气虚衰症状，因脾虚不运常兼湿滞，故常与白术、茯苓等健脾利湿药配伍，如四君子汤；若脾气虚弱，不能统血，导致长期失血者，本品又能补气以摄血，常与黄芪、白术等补中益气之品配伍，如归脾汤；若脾气虚衰，气虚不能生血，以致气血两虚者，本品还能补气以生血，可与当归、熟地黄等药配伍，如八珍汤。本品用治心悸怔忡、胸闷气短、脉虚等心气虚衰症状，还能安神益智，治疗失眠多梦，健忘，常与酸枣仁、柏子仁等药配伍，如天王补心丹。用于肾不纳气的短气虚喘，常与蛤蚧、五味子、胡桃等药同用；治肾阳虚衰，肾精亏虚之阳痿，则常与鹿茸等补肾阳，益肾精之品配伍。对于热病气津两伤，口渴，脉大无力者，本品既能补气，又能生津，常与知母、石膏等同用，如白虎加人参汤。本品还常与解表药、攻下药等祛邪药配伍，用于气虚外感或里实热结而邪实正虚之证，有扶正祛邪之效。

【常用配伍】

参附汤：人参、附子。主治元气大亏，阳气暴脱，症见汗出黏冷，四肢不温，呼吸微弱，或上气喘急，或大便自利，或脐腹疼痛，面色苍白，脉微欲绝。

生脉散：人参、麦冬、五味子。主治温热、暑热、耗气伤阴证，症见汗多神疲，体倦乏力，气短懒言，咽干口渴，舌干红少苔，脉虚数者。

四君子汤：人参、茯苓、白术、甘草。主治脾胃气虚证，症见面色萎黄，语声低微，气短乏力，食少便溏，舌淡苔白，脉虚数。

【用法与用量】煎服，3 ～ 19g；挽救虚脱可用 15 ～ 30g。宜文火另煎分次兑服，野山参研服。

【注意】不宜与藜芦同用。实证、热证忌服。

【贮藏】置阴凉干燥处，密闭保存，防蛀。

三十九、肉苁蓉

本品为列当科植物肉苁蓉的干燥带鳞叶的肉质茎。多于春季苗未出土或刚出土时采挖，除去花序，切段，晒干。切片生用，或酒制用。

【性状】本品呈扁圆柱形，稍弯曲，长 3 ～ 15cm，直径 2 ～ 8cm。表面棕褐色或灰棕色，密被覆瓦状排列的肉质鳞叶，通常鳞叶先端已断，体重，质硬，微有柔性，不易折断，断面棕褐色，有淡棕色点状维管束，排列成波状环纹。气微，味甜，微苦。

【产地与分布】主产于内蒙古、甘肃、新疆、青海等地。

【性味与归经】甘，咸，温。归肾、大肠经。

【功能与主治】补肾助阳，润肠通便。用于肾阳亏虚，精血不足，肠燥津枯便秘。

【临床应用】

肉苁蓉可补肾助阳，常配伍菟丝子、续断、杜仲等，如肉苁蓉丸，用于阳痿早泄，宫冷不孕，腰膝酸痛，萎软无力者；亦可与杜仲、巴戟天、紫河车等同用，治肾虚骨痿，如金刚丸。本品甘咸质润入大肠，可润肠通便，常与沉香、麻子仁等同用，治津液耗伤所致的大便秘结，如润肠丸；或与当归、牛膝、泽泻等同用，治肾气虚弱引起的大便不通，小便清长，腰酸背冷，如济川煎。

【常用配伍】

肉苁蓉丸：肉苁蓉、菟丝子、薯蓣、牛膝、巴戟天、杜仲、续断、白茯苓、枸杞子、五味子、蛇床子、山茱萸、茯神、远志、柏子仁。治虚劳羸瘦，阳痿，健忘，腰膝疼痛。

济川煎：当归、牛膝、肉苁蓉、泽泻、升麻、枳壳。主治肾阳虚弱，精津不足证，症见大便秘结，小便清长，腰膝酸软，头目眩晕，舌淡苔白，脉沉迟者。

【用法与用量】煎服，10～15g。

【注意】本品能助阳，滑肠，故阴虚火旺及泄泻者不宜服。肠胃实热、大便秘结者亦不宜服。

【贮藏】置通风干燥处，防蛀。

四十、肉豆蔻

本品为肉豆蔻科肉豆蔻属植物肉豆蔻的干燥种仁。冬、春两季果实成熟时采收。除去皮壳后，干燥，煨制去油用。

【性状】本品呈卵圆形或椭圆形，长2～3cm，直径1.5～2.5cm。表面灰棕色或灰黄色，有时外被白粉（石灰粉末）。全身有浅色纵行沟纹及不规则网状沟纹。种脐位于宽端，呈浅色圆形突起，合点呈暗凹陷。种脊呈纵沟状，连接两端。质坚，断面呈棕黄色相杂的大理石花纹，宽端可见干燥皱缩的胚，富油性。气香浓烈，味辛。

【产地与分布】主产于马来西亚、印度尼西亚等。我国广东、广西、云南等地亦有栽培。

【性味与归经】辛，温。归脾、胃、大肠经。

【功能与主治】涩肠止泻，温中行气。用于脾胃虚寒，久泻不止，脘腹胀痛，食少呕吐。

【临床应用】

1. 脾胃虚寒之久泻、久痢

肉豆蔻可涩肠止泻，常与肉桂、干姜、党参、白术等药同用；若配补骨脂、五味子，吴茱萸，可治脾肾阳虚，五更泄泻者，如四神丸。

2. 胃寒气滞

肉豆蔻可温中行气，常与木香、干姜、半夏等药同用，治疗脘腹胀痛，食少呕吐。

【**常用配伍**】

四神丸：肉豆蔻、补骨脂、五味子、吴茱萸、大枣。主治肾阳不足所致的泄泻，症见肠鸣腹胀，五更泄泻，食少不化，久泻不止，面黄肢冷。

肉豆蔻丸：肉豆蔻、槟榔、轻粉、黑牵牛。主治水湿胀如鼓，不食者。

【**用法与用量**】内服，煎汤，1.5 ～ 6g；或入丸、散。内服须煨熟去油用。

【**注意**】湿热泻痢者忌用。

【**贮藏**】置阴凉干燥处，防蛀。

四十一、肉桂

本品为樟科植物肉桂的干燥树皮。多于秋季剥取，刮去栓皮，阴干。

【**性状**】肉桂是樟科樟属中等大乔木，树皮灰褐色。叶互生或近对生，长椭圆形至近披针形，革质，边缘软骨质，内卷，绿色，有光泽，无毛，叶柄粗壮。圆锥花序腋生或近顶生，花白色，花被裂片，花丝被柔毛，扁平，花药卵圆状长圆形，子房卵球形。果椭圆形，成熟时黑紫色，无毛，果托浅杯状。花期 6 ～ 8 个月，果期 10 ～ 12 个月。

【**产地与分布**】主产于广东、广西、海南、云南等地。

【**性味与归经**】辛，甘，大热。归肾、脾、心、肝经。

【**功能与主治**】补火助阳，散寒止痛，温经通脉，引火归原。用于阳痿、宫冷、腹痛、寒疝、腰痛等。

【**临床应用**】

1. 阳痿，宫冷

本品辛甘大热，能补火助阳，益阳消阴，作用温和持久，为治命门火衰之要药。

2. 腹痛，寒疝

本品甘热助阳以补虚，辛热散寒以止痛，善去痼冷沉寒。治寒邪内侵或脾胃虚寒的脘腹冷痛，可单用研末，酒煎。

3. 腰痛，胸痹，阴疽，闭经，痛经

本品辛散温通，能行气血，运经脉，散寒止痛。

4. 虚阳上浮诸症

本品大热入肝肾，能使因下元虚衰所致上浮之虚阳回归故里，故曰引火归原。

【**常用配伍**】

肾气丸：治肾阳不足，命门火衰的阳痿宫冷，腰膝冷痛，夜尿频多，滑精遗尿。

独活寄生汤：治风寒湿痹，尤以治寒痹腰痛为主。

【用法与用量】煎服，1～4.5g，宜后下或焗服；研末冲服，每次1～2g。

【注意】阴虚火旺，里有实热，血热妄行出血及孕妇忌用。畏赤石脂。

【贮藏】置阴凉干燥处。

四十二、桑椹

本品为桑科植物桑的果穗。4～6月果实变红时采收，晒干，或略蒸后晒干用。

【性状】桑椹多数密集成一卵圆形或长圆形的聚花果，由多数小核果集合而成，呈长圆形，长2～3cm，直径1.2～1.8cm。初熟时为绿色，成熟后变肉色、黑紫色或红色，种子小，花期3～5月，果期5～6月。桑椹也会出现黄棕色、棕红色至暗紫色（比较少见成熟后呈乳白色），有短果序梗。小核果卵圆形，稍扁，长约2毫米，宽约1毫米，外具肉质花被片4枚。气味微酸而甜。

【产地与分布】主产于江苏、浙江、湖南等地。

【性味与归经】甘，酸，寒。归肝、肾经。

【功能与主治】滋阴补血，生津润燥。用于肝肾阴虚证，症见津伤口渴，消渴及肠燥便秘。

【临床应用】

1. 肝肾阴虚证

本品能补益肝肾之阴，兼能凉血退热，适用于肝肾阴虚之头晕耳鸣、目暗昏花、关节不利、失眠、须发早白等症。对肝肾阴虚兼血虚者，还能补血养肝。其作用平和，宜熬膏常服；或与熟地黄、何首乌等滋阴、补血之品同用。

2. 津伤口渴，消渴及肠燥便秘

本品能生津止渴，润肠通便，兼阴血亏虚者，又能补养阴血。治津伤口渴、内热消渴及肠燥便秘等，鲜品食用有效。

【用法与用量】煎服，9～15g。

【贮藏】置阴凉干燥处。

四十三、沙棘

本品为淡胡颓子科植物沙棘的成熟果实。秋冬两季果实成熟时或天冷冻硬后采收，除去杂质，晒干或蒸后晒干，生用。

【性状】落叶灌木或乔木，高1.5m，生长在高山沟谷中可达，18m，棘刺较多，粗壮，顶生或侧生；嫩枝褐绿色，密被银白色带褐色鳞片或有时具白色星状柔毛，老枝灰黑色，粗糙；芽大，金黄色或锈色。单叶通常近对生，与枝条着生相似，纸质，狭披针形或矩圆状披针形，长30～80mm，宽4～10mm，两端钝形或基部近圆形，基部最宽，上面绿色，初被白色盾形毛或星状柔毛，下面银白色或淡白色，被鳞片，无星状毛；叶柄极短，几无或长 1 ～ 1.5m。果实圆球形，直径 4 ～ 6mm，橙黄色或橘红色；果梗长 1 ～ 2.5mm；种子小，阔椭圆形至卵形，有时稍扁，长 3 ～ 4.2mm，黑色或紫黑色，具光泽。花期 4 ～ 5 月，果期 9 ～ 10 月。

【产地与分布】主产于西南、华北、西北等地区。野生或栽培。

【性味与归经】甘，酸，温。归脾、胃、肺、心经。

【功能与主治】健脾消食，止咳祛痰，活血祛瘀。用于脾虚食少，咳嗽痰多，瘀血证。

【临床应用】

1. 脾虚食少

本品能温养脾气，开胃消食，其味酸甘，又可化阴生津。

2. 咳嗽痰多

本品入肺经，能止咳祛痰，为藏医和蒙医治疗咳喘痰多较为常用的药物。

3. 瘀血证

本品具有活血祛瘀作用，可以治疗胸痹心痛、跌打损伤、妇女月经不调等多种瘀血证。因其长于活血通脉，故以胸痹瘀滞疼痛者多用，单用有效。

【常用配伍】

五味沙棘散，治咳嗽痰多。

【用法与用量】煎服，3 ～ 9g。

【注意】脾胃虚弱或胃酸分泌过多者均慎用。

【贮藏】置阴凉干燥处。

四十四、砂仁

本品为姜科植物阳春砂、绿壳砂或海南砂的干燥成熟果实。于夏、秋间果实成熟时采收，晒干或低温干燥，用时打碎生用。

【性状】阳春砂、绿壳砂呈椭圆形或卵圆形，有不明显的三棱，长 1.5 ～ 50cm，直径 1 ～ 37.5cm。表面棕褐色，密生刺状突起，顶端有花被残基，基部常有果梗，果皮薄而软。种子集结成团，具三钝棱，中有白色隔膜，将种子团分成 3 瓣，每瓣有种子 5 ～ 26 粒。种子为不规则多面体，直径 2 ～ 3mm；表面棕红色或暗褐色，有细皱纹，外被淡棕色膜质假种皮，质硬，胚乳灰白色。气芳香而浓烈，味辛凉，微苦。海南砂呈长椭圆形或卵圆形，有明显的三棱，长 1.5 ～ 50cm，直径 0.8 ～ 30cm。表面被片状、分枝的软刺，基部有果梗痕。果皮厚而硬，种子团较小，每瓣有种子 3 ～ 24 粒，种子直径 1.5 ～ 2mm。气味稍淡。

【产地与分布】阳春砂主产于广东、广西、云南、福建等地；绿壳砂主产于广东、云南等地；海南砂主产于海南及雷州半岛等地。

【性味与归经】辛，温。归脾、胃、肾经。

【功能与主治】化湿行气，温中止泻，安胎。用于湿阻中焦及脾胃气滞、脾胃虚寒吐泻、气滞妊娠恶阻及胎动不安等。

【临床应用】

1. 湿阻中焦及脾胃气滞

本品辛散温通，气味芬芳，其化湿醒脾，行气温中之效均佳，古人曰其："为醒脾调胃要药。"故凡湿阻或气滞所致之脘腹胀痛等脾胃不和诸症常用，尤其是寒湿气滞者最为适宜。

2. 脾胃虚寒吐泻

本品善温中暖胃以达止呕止泻之功，但其重在温脾。可单用研末吞服，或与干姜、附子等药同用。

3. 气滞妊娠恶阻及胎动不安

本品能行气和中而止呕安胎。若妊娠呕逆不能食，可单用。

【常用配伍】

香砂六君子汤，用治脾胃虚弱之证。

【用法与用量】煎服，3 ～ 6g，入汤剂宜后下。

【注意】阴虚血燥者慎用。

【贮藏】置阴凉干燥处。

四十五、山药

本品为薯蓣科植物薯蓣的根茎。人们习惯认为河南（怀庆府）所产者品质最佳，故有"怀山药"之称。霜降后采挖，刮去粗皮，晒干或烘干，为"毛山药"，或再加工为"光山药"。润透，切厚片，生用或麸炒用。

【性状】块茎长圆柱形，垂直生长。茎通常带紫红色，右旋，无毛。单叶，在茎下部的互生，中部以上的对生。雄花序为穗状花序，长 2 ～ 8cm，近直立，2 ～ 8 个着生于叶腋。蒴果不反折，种子着生于每室中轴中部。花期 6 ～ 9 月，果期 7 ～ 11 月。

【产地与分布】主产于河南省，湖南、江南等地亦产。

【性味与归经】甘，平。归脾、肺、肾经。

【功能与主治】补脾养胃，生津益肺，补肾涩精。用于脾虚证、肺虚证、肾虚证、消渴气阴两虚证等。

【临床应用】

1. 脾虚证

本品性味甘平，能补脾益气，滋养脾阴。多用于脾气虚弱或气阴两虚，消瘦乏力，食少，便溏；或脾虚不运，湿浊下注之妇女带下。

2. 肺虚证

本品又能补肺气，兼能滋肺阴。其补肺之力虽较和缓，但对肺脾气阴俱虚者，补土亦有助于生金。

3. 肾虚证

本品还能补肾气，兼能滋养肾阴，对脾肾俱虚者，其补后天亦有助于充养先天，适用于肾气虚之腰膝酸软，夜尿频多或遗尿，滑精早泄，女子带下清稀及肾阴虚之形体消瘦、腰膝酸软、遗精等症。不少补肾名方，如肾气丸、六味地黄丸等，都配有本品。

4. 消渴气阴两虚证

消渴一病，与肺脾肾有关，气阴两虚为其主要病机。本品既补肺脾肾之气，又补肺脾肾之阴，常与黄芪、天花粉、知母等品同用，

【常用配伍】

六味地黄丸，治肾气虚之腰膝酸软，夜尿频多或遗尿，滑精早泄，女子带下清稀及肾阴虚之形体消瘦、腰膝酸软、遗精等症。

玉液汤，治消渴气阴两虚证。

【用法与用量】 煎服，15 ～ 30g。麸炒可增强补脾止泻作用。

【贮藏】 置阴凉干燥处。

四十六、山楂

本品为蔷薇科植物山里红或山楂的成熟果实，多为栽培品。秋季果实成熟时采收。切片，干燥。生用或炒用。

【性状】 近球形或梨形，直径 1 ～ 1.5cm，深红色，有浅色斑点；小核 3 ～ 5，外面稍具棱，内面两侧平滑；萼片脱落很迟，先端留一圆形深洼。花期 5 ～ 6 月，果期 9 ～ 10 月。

【产地与分布】 主产于河南、山东、河北等地，以山东产量大质佳。

【性味与归经】 酸，甘，微温。归脾、胃、肝经。

【功能与主治】 消食化积，行气散瘀。用于饮食积滞证、泻痢腹痛、疝气痛、瘀阻胸腹痛、痛经等。

【临床应用】

1. 饮食积滞证

本品酸甘，微温不热，功善消食化积，能治各种饮食积滞，尤为消化油腻肉食积滞之要药。

2. 泻痢腹痛，疝气痛

山楂入肝经，能行气散结止痛，炒用兼能止泻止痢。

3. 瘀阻胸腹痛，痛经

本品性温兼入肝经血分，能通行气血，有活血祛瘀止痛之功。

【常用配伍】

匀气散，治积滞脘腹胀痛。

【用法与用量】煎服，10～15g，大剂量30g。生山楂、炒山楂多用于消食散瘀，焦山楂、山楂炭多用于止泻痢。

【注意】脾胃虚弱而无积滞者或胃酸分泌过多者均慎用。

【贮藏】置阴凉干燥处。

四十七、生姜

本品为姜科植物姜的新鲜根茎。秋冬两季采挖，除去须根及泥沙，切片，生用。

【性状】多年生宿根草本，根茎肉质、肥厚、扁平，有芳香和辛辣味。叶子列，披钍形至条状披针形，长15～30cm，宽约2cm，先端渐尖基部渐狭，平滑无毛，有抱茎的叶鞘，无柄。

【产地与分布】各地均产。

【性味与归经】辛，温。归肺、脾、胃经。

【功能与主治】解表散寒，温中止呕，温肺止咳。用于风寒感冒、脾胃寒证、呕吐、肺寒咳嗽等。

【临床应用】

1. 风寒感冒

本品辛散温通，能发汗解表，祛风散寒，但作用较弱，故适用于风寒感冒轻者，可单煎或配红糖、葱白煎服。

2. 脾胃寒证

本品辛散温通，能温中散寒，对寒犯中焦或脾胃虚寒之胃脘冷痛，食少，呕吐，可收祛寒开胃，止痛止呕之效。

3. 呕吐

本品辛散温通，能温胃散寒，和中降逆，其止呕功良，素有"呕家圣药"之称，可治疗多种呕吐。

4. 肺寒咳嗽

本品辛温发散，能温肺散寒，化痰止咳，对于肺寒咳嗽，不论有无外感风寒，或痰多痰少，皆可选用。

【常用配伍】

小半夏汤，治痰饮呕吐。

三拗汤，治疗风寒客肺，痰多咳嗽，恶寒头痛。

【用法与用量】煎服，3～9g，或捣汁服。

【注意】本品助火伤阴，故热盛及阴虚内热者忌服。

【贮藏】置阴凉干燥处。

四十八、酸枣仁

本品为鼠李科植物酸枣的干燥成熟种子。秋末、冬初采收成熟果实，除去果肉及核壳，收集种子，晒干。生用或炒用，用时捣碎。

【性状】花黄绿色，两性，5 基数，无毛，具短总花梗，单生或 2～8 个密集成腋生聚伞花序，花梗长 2～3mm，花盘厚，肉质，圆形，5 裂；核果矩圆形或长卵圆形，长 2～3.5cm，直径 1.5～2cm，成熟时红色，后变红紫色，中果皮肉质，厚，味甜，核顶端尖锐，基部尖锐或钝，2 室，有 1 或 2 个种子，果梗长 2～5mm；种子扁椭圆形，长约 1cm，宽 8mm。花期 5～7 月，果期 8～9 月。

【产地与分布】主产于河北、陕西、辽宁、河南、山西、山东、甘肃等地。

【性味与归经】甘，酸，平。归心、肝、胆经。

【功能与主治】养心益肝，安神，敛汗。用于心悸，失眠，自汗，盗汗。

【临床应用】

1. 心悸，失眠

本品味甘，入心、肝经，能养心阴，益肝血而有安神之效，为养心安神要药。

2. 自汗，盗汗

本品味酸能敛而有收敛止汗之功效，常用治体虚自汗，盗汗，每与五味子、山茱萸、黄芪等益气固表止汗药同用。

【常用配伍】

酸枣仁汤，治肝虚有热之虚烦不眠。

归脾汤，治心脾气血亏虚，惊悸不安，体倦失眠者。

【用法与用量】煎服，9～15g。研末吞服，每次 1.5～2g。本品炒后质脆易碎，便于煎出有效成分，可增强疗效。

【贮藏】置阴凉干燥处。

四十九、桃仁

本品为蔷薇科植物桃或山桃的成熟种子。6～7 月果实成熟时采摘，除去果肉及核壳，取出种子，去皮，晒干，生用或炒用。

【性状】落叶小乔木，高 3～8m。叶互生，在短枝上呈簇 15cm，宽 2～3.5cm，先端渐尖，基部阔楔形，边缘有锯齿。花单生，先叶开放；萼片 5 个，外面被毛；花瓣 5 个，淡红色，稀白色；雄蕊多数，短于花瓣；心皮 1，稀 2，有毛（已确认）。核果肉质，多汁，心状卵形至椭圆形，一侧有纵沟，表面具短柔毛；果核坚硬，木质，扁卵圆形，顶端渐尖，表面具不规则的深槽及窝孔。种子1粒。花期4月，果期5～9月。

【产地与分布】植物桃全国各地均产，多为栽培；山桃主产于辽宁、河北、河南、山东、四川、云南等地，野生。

【性味与归经】苦，甘，平；有小毒。归心、肝、大肠经。

【功能与主治】活血祛瘀，润肠通便，止咳平喘。用于瘀血阻滞、肺痈、肠痈、肠燥便秘、咳嗽气喘等。

【临床应用】

1. 瘀血阻滞

本品味苦，入心肝血分，善泄血滞，祛瘀力强，又称破血药，为治疗多种瘀血阻滞病证的常用药。

2. 肺痈，肠痈

本品活血祛瘀能消痈，配清热解毒药，常用治肺痈、肠痈等。

3. 肠燥便秘

本品富含油脂，能润燥滑肠，可用于肠燥便秘。

4. 咳嗽气喘

本品味苦，能降肺气，有止咳平喘之功，治咳嗽气喘。

【常用配伍】

桃红四物汤，治瘀血经闭、痛经。

大黄牡丹皮汤，治肠痈。

【用法与用量】煎服，5～10g，捣碎用；桃仁霜入汤剂宜包煎。

【注意】孕妇忌用，便溏者慎用。本品有毒，不可过量。

【贮藏】置阴凉干燥处。

五十、铁皮石斛

本品为兰科植物环草石斛、马鞭石斛、黄草石斛、铁皮石斛或金钗石斛的茎。全年均可采取，以秋季采收为佳。烘干或晒干，切段，生用。鲜者可栽于砂石内，以备随时取用。

【性状】茎直立，肉质状肥厚，稍扁的圆柱体，长10～60cm，粗达1.3cm，上部多回折状弯曲，基部明显狭窄，不分枝，具多节，节有时稍肿大；节间多呈倒圆锥形，长2～4cm，干后金黄色。叶革质，长圆形，长6～11cm，宽1～3cm，先端钝并且不等侧2裂，基部有抱茎的鞘。

【产地与分布】主产于四川、贵州、云南等地。

【性味与归经】甘，微寒。归胃、肾经。

【功能与主治】益胃生津，滋阴清热。用于胃阴虚及热病伤津、肾阴虚等。

【临床应用】

1. 胃阴虚及热病伤津

本品长于滋养胃阴，生津止渴，兼能清胃热。

2. 肾阴虚

本品能滋肾阴，兼能降虚火，适用于肾阴亏虚之目暗不明、筋骨萎软及阴虚火旺、骨蒸劳热等。

【常用配伍】

石斛夜光丸，治肾阴亏虚，目暗不明者。

【用法与用量】煎服，6～12g。鲜用，15～30g。

【贮藏】置阴凉干燥处。

五十一、乌梅

本品为蔷薇科植物梅的近成熟果实。夏季果实近成熟时采收，低温烘干后闷至皱皮，色变黑时即成。去核生用或炒炭用。

【性状】果实近球形，直径2～3cm，黄色或绿白色，被柔毛，味酸，果肉与核粘贴，核椭圆形，顶端圆形而有小突尖头，基部渐狭成楔形，两侧微扁，腹棱稍钝，腹面和背棱上均有明显纵沟，表面具蜂窝状孔穴。花期冬春季，果期5～6月（在华北果期延至7～8月）。

【产地与分布】主产于浙江、福建、云南等地。

【性味与归经】酸，涩，平。归肝、脾、肺、大肠经。

【功能与主治】敛肺止咳，涩肠止泻，安蛔止痛，生津止渴。用于肺虚久咳，久泻，久痢，蛔厥腹痛，呕吐，虚热消渴。

【临床应用】

1. 肺虚久咳

本品味酸而涩，其性收敛，入肺经能敛肺气，止咳嗽。适用于肺虚久咳少痰或干咳无痰。

2. 久泻，久痢

本品酸涩入大肠经，有良好的涩肠止泻痢作用，为治疗久泻、久痢之常用药。

3. 蛔厥腹痛，呕吐

蛔得酸则静，本品极酸，具有安蛔止痛，和胃止呕的功效，为安蛔之良药。

4. 虚热消渴

本品味酸性平，能生津液，止烦渴。

【常用配伍】

乌梅丸，用于蛔虫所致腹痛、呕吐、四肢厥冷等蛔厥病证。

【用法与用量】煎服，3～10g，大剂量可用至30g。外用适量，捣烂或炒炭研末外敷。止泻止血宜炒炭用。

【贮藏】置阴凉干燥处。

五十二、西洋参

本品为五加科植物西洋参的根。秋季采挖生长3～6年的根，切片生用。

【性状】多年生草木，主根呈圆形或纺锤形，表面浅黄色或黄白色，色泽油光，皮纹细腻，质地饱满而结实，断切面干净，呈现较清晰的菊花纹理，参片甘苦味浓，透喉，全体无毛。根肉质，纺锤形，有时有分枝。根茎短，圆柱体，长约25cm，有纵条纹，或略具棱。

【产地与分布】主产于美国、加拿大等。我国北京、吉林、辽宁等地亦有栽培。

【性味与归经】甘，微苦，凉。归肺、心、肾、脾经。

【功能与主治】补气养阴，清热生津。用于气阴两伤、肺气虚及肺阴虚、热病气虚津伤口渴及消渴等。

【临床应用】

1. 气阴两伤

本品能补益元气，作用弱于人参，其药性偏凉，兼能清火养阴生津。

2. 肺气虚及肺阴虚

本品能补肺气，兼能养肺阴，清肺火，适用于火热耗伤肺脏气阴所致短气喘促，咳嗽痰少，或痰中带血。

3. 热病气虚津伤口渴及消渴

本品不仅能补气，养阴生津，还能清热，适用于热伤气津所致的身热汗多，口渴心烦，体倦少气，脉虚数者。临床亦常配伍养阴生津之品用于消渴病气阴两伤之证。

【常用配伍】

清暑益气汤，治暑热伤气阴证。

【用法与用量】另煎兑服，3～6g。

【贮藏】置阴凉干燥处。

五十三、鲜芦根

本品为禾本科植物芦苇的新鲜或干燥根茎。全年均可采挖，除去芽、须根及膜状叶。鲜用，或切后晒干用。

【性状】多年生高大草本，具有匍匐状地下茎，粗壮，横走，节间中空，每节上具芽。茎高 2～5m，节下通常具白粉。叶两列式排列，具叶鞘；叶鞘抱茎无毛或具细毛；叶灰绿色或蓝绿色，较宽，线状披针形，长 30～60cm，宽 2～5cm，粗糙，先端渐尖。花期 9～10 月。

【产地与分布】全国各地均有分布。

【性味与归经】甘，寒。归肺、胃经。

【功能与主治】清热泻火，生津止渴，除烦，止呕，利尿。用于热病烦渴、胃热呕哕、肺热咳嗽、热淋涩痛等。

【临床应用】

1. 热病烦渴

本品性味甘寒，既能清透肺胃气分实热，又能生津止渴，除烦，故可用治热病伤津，烦热口渴者。

2. 胃热呕哕

本品能清胃热而止呕逆，可用鲜品配竹茹、生姜等煎服。

3. 肺热咳嗽，肺痈吐脓

本品入肺经善清肺热，用治肺热咳嗽，常配黄芩、浙贝母、瓜蒌等药。

4. 热淋涩痛

本品能清热利尿，可用治热淋涩痛，小便短赤，常配白茅根、车前子等药。

【常用配伍】

桑菊饮，治风热咳嗽。

苇茎汤，治肺痈吐脓。

【用法与用量】煎服，干品 15～30g；鲜品加倍，或捣汁用。

【注意】脾胃虚寒者忌服。

【贮藏】置阴凉干燥处。

五十四、小茴香

本品为蔷薇科植物梅的近成熟果实。夏季果实近成熟时采收，低温烘干后闷至皱皮，色变黑时为伞形科植物茴香的干燥成熟果实。秋季果实初熟时采割植株，晒干，打下果实，除去杂质。生用或盐水炙用。

【性状】一年生草本，一年生草本。茎高 0.3～1m，四棱形，多分枝，被灰白色疏短柔毛，茎下部的节及小枝基部通常微红色。叶通常为指状三裂，大小不等，长 1～3.5cm，宽 1.5～2.5cm，先端尖锐，基部楔状渐狭并下延至叶柄，裂片披针形，宽 1.5～4mm，中间的较大，两侧的较小，全缘，草质，上面暗橄榄绿色，被微柔毛，下面灰绿色，被短柔毛，脉上及边缘较密，有腺点；叶柄长 2～10mm。小坚果长圆状三棱形，长约 1.5mm，直径约 0.7mm，褐色，有小点。花期 7～9 月，果期在 9

以后。

【产地与分布】全国各地均有栽培。

【性味与归经】辛，温。归肝、肾、脾、胃经。

【功能与主治】散寒止痛，理气和胃。用于寒疝腹痛、中焦虚寒气滞等。

【临床应用】

1. 寒疝腹痛

本品辛温，能温肾暖肝，散寒止痛，用治睾丸偏坠胀痛，少腹冷痛，痛经。

2. 中焦虚寒气滞

本品辛温能温中散寒止痛，理脾胃之气而开胃，止呕。

【常用配伍】

天台乌药散，治寒疝腹痛。

【用法与用量】煎服，3～6g。外用适量。

【注意】阴虚火旺者慎用。

【贮藏】置阴凉干燥处。

五十五、浮小麦

本品为禾本科植物小麦未成熟的颖果。收获时，扬起其轻浮干瘪者，或以水淘之，浮起者为佳，晒干。生用，或炒用。

【性状】秆直立，丛生，具6～7节，高60～100cm，直径5～7mm。叶鞘松弛包茎，下部者长于上部者短于节间；叶舌膜质，长约1mm；叶片长披针形。穗状花序直立，长5～10cm（芒除外），宽1～1.5cm；小穗含3～9小花，上部者不发育；颖卵圆形，长6～8mm，主脉于背面上部具脊，于顶端延伸为长约1mm的齿，侧脉的背脊及顶齿均不明显；外稃长圆状披针形，长8～10mm，顶端具芒或无芒，内稃与外稃等长。

【产地与分布】各地均产。

【性味与归经】甘，凉。归心经。

【功能与主治】固表止汗，益气，除热。用于自汗，盗汗，骨蒸劳热。

【临床应用】

1. 自汗，盗汗

本品甘凉入心，能益心气，敛心液；轻浮走表，能实腠理，固皮毛，为养心敛液，固表止汗之佳品。凡自汗，盗汗者，均可应用。可单用炒焦研末，米汤调服。

2. 骨蒸劳热

本品甘凉并济，能益气阴，除虚热。治阴虚发热，骨蒸劳热，常与玄参、麦冬、生地黄、地骨皮等药同用。

【常用配伍】

牡蛎散，用治自汗。

【注意】表邪汗出者忌用。

【用法与用量】煎服，15～30g；研末服，3～5g。

【贮藏】置阴凉干燥处。

五十六、益智仁

本品为姜科植物益智的成熟果实。夏、秋季间果实由绿转红时采收，晒干。砂炒后去壳取仁，生用或盐水微炒用，用时捣碎。

【性状】株高1～3m，茎丛生，根茎短，长3～5cm。叶片披针形，长25～35cm，宽3～6cm，顶端渐狭，具尖尾，基部近圆形，边缘有脱落性小刚毛；叶柄短，叶舌膜质，2裂，长1～2cm，稀长，被淡棕色疏柔毛。蒴果鲜时球形，干时纺锤形，长1.5～2cm，宽约1cm，被短柔毛，果皮上有隆起的维管束线条，顶端有花萼管的残迹；种子不规则扁圆形，被淡黄色假种皮。花期3～5月，果期：4～9月。

【产地与分布】主产于广东、广西、云南、福建等地。

【性味与归经】辛，温。归肾、脾经。

【功能与主治】暖肾固精缩尿，温脾开胃摄唾。用于下元虚寒遗精，遗尿，小便频数，脾肾虚寒，腹痛吐泻及口涎自流。

【临床应用】

下元虚寒遗精，遗尿，小便频数，可以本品暖肾固精缩尿，补益之中兼有收涩之功。脾主运化，在液为涎，肾主闭藏，在液为唾，脾肾阳虚，统摄无权，多见涎唾，本品辛温，入脾肾经，能治脾肾虚寒，腹痛吐泻及口涎自流。

【常用配伍】

缩泉丸，治下焦虚寒，小便频数。

【用法与用量】煎服，3～10g。

【贮藏】置阴凉干燥处。

五十七、薏苡仁

本品为禾本科植物薏苡的干燥成熟种仁。秋季果实成熟时采割植株，晒干，打下果实，再晒干，除去外壳、黄褐色种皮及杂质，收集种仁。生用或炒用。

【性状】本品呈宽卵圆形或长椭圆形，长4～8mm，宽3～6mm。表面乳白色，光滑，偶有残存的黄褐色种皮。一端钝圆，另一端较宽而微凹，有淡棕色点状种脐。背面圆凸，腹面有1条较宽而深的纵沟。质坚实，断面白色，粉性。气微，味微甜。

【产地与分布】我国大部分地区均产，主产于福建、河北、辽宁等地。

【性味与归经】甘，淡，凉。归脾、胃、肺经。

【功能与主治】利水消肿，渗湿，健脾，除痹，清热排脓。

【临床应用】

1. 水肿，小便不利，脚气

本品淡渗甘补，既利水消肿，又健脾补中。

2. 脾虚泄泻

本品能渗湿，健脾止泻，尤宜治脾虚湿盛之泄泻。

3. 湿痹拘挛

本品渗湿除痹，能舒筋脉，缓和拘挛。

4. 肺痈，肠痈

本品清肺肠之热，排脓消痈。

【常用配伍】

三仁汤，治疗湿温初起或湿邪在气分，头痛恶寒，胸闷身重者。

苇茎汤，治疗肺痈胸痛，咳吐脓痰。

【用法与用量】煎服，9～30g。清利湿热宜生用，健脾止泻宜炒用。

【使用注意】津液不足者慎用。

【贮藏】置阴凉干燥处。

五十八、鱼腥草

本品为三白草科植物蕺菜的干燥地上部分。夏季茎叶茂盛花穗多时采割，除去杂质，迅速洗净，切段，晒干，生用。

【性状】多年生草本植物，高 15～50cm，有腥臭气。茎下部伏地，生根，上部直立。叶互生，心形或阔卵形，长 3～8cm，宽 4～6cm，先端渐尖，全缘，有细腺点，脉上被柔毛，下面紫红色，叶柄长 3～5cm，托叶条形，下半部与叶柄合生成鞘状。穗状花序生于茎顶，与叶对生，基部有白色花瓣状苞片 4 枚；花小，无花被，有一线状小苞；雄蕊 3 个，花丝下部与子房合生；心皮 3 个，下部合生。蒴果卵圆形，顶端开裂。花期 5～8 月，果期 7～10 月。生于山地、沟边、塘边、川埂或林下湿地等。

【产地与分布】分布于长江流域以南方各省。

【性味与归经】辛，微寒。归肺经。

【功能与主治】清热解毒，消痈排脓，利尿通淋。用于肺痈吐脓，肺热咳嗽，热毒疮毒，湿热淋证。

【临床应用】

1. 肺痈吐脓，肺热咳嗽

本品寒能降泄，辛以散结，主入肺经，以清解肺热见长，又具消痈排脓之效，故为治肺痈之要药。

2. 热毒疮毒

本品辛寒，既能清热解毒，又能消痈排脓，亦为外痈疮毒常用之品，常与野菊花、蒲公英、金银花等同用，亦可单用鲜品捣烂外敷。

3. 湿热淋证

本品有清热除湿，利水通淋之效，清膀胱湿热，常与车前草、白茅根、海金沙等药同用，治疗小便淋沥涩痛。

【用法与用量】 煎服，15～25g。鲜品用量加倍，水煎或捣汁服。外用适量，捣敷或煎汤熏洗患处。

【注意】 本品含挥发油，不宜久煎。虚寒证及阴性疮疡忌服。

【贮藏】 置阴凉干燥处。

五十九、玉竹

本品为百合科植物玉竹的根茎。秋季采挖，洗净，晒至柔软后，反复揉搓，晾晒至无硬心，晒干；或蒸透后，揉至半透明，晒干，切厚片或段用。

【性状】 根状茎圆柱体，直径5～14mm，茎高20～50cm，具7～12叶。叶互生，椭圆形至卵状矩圆形，长5～12cm，宽3～16cm，先端尖，下面带灰白色，上面脉上平滑至呈乳头状粗糙。花序具1～4花（在栽培情况下，可多至8朵），总花梗（单花时为花梗）长1～1.5cm，无苞片或有条状披针形苞片；花被黄绿色至白色，全长13～20mm，花被筒较直，裂片长3～4cm；花丝丝状，近平滑至具乳头状突起，花药长约4mm；子房长3～4mm，花柱长10～14mm。浆果蓝黑色，直径7～10mm，有7～9颗种子。花期5～6月，果期7～9月。

【产地与分布】 主产于湖南、河南、江苏等地。

【性味与归经】 甘，微寒。归肺、胃经。

【功能与主治】 养阴润燥，生津止渴。用于肺阴虚证、胃阴虚证。

【临床应用】

1. 肺阴虚证

本品药性甘润，能养肺阴，为微寒之品，并略能清肺热。

2. 胃阴虚证

本品能养胃阴，清胃热，主治燥伤胃阴，口干舌燥，食欲不振，常与麦冬、沙参等品同用；治胃热津伤之消渴，可与石膏、知母、麦冬、天花粉等品同用，共收清胃生津之效。此外，本品还能养心阴，亦能清心热，还可用于热伤心阴之烦热多汗。

【常用配伍】

沙参麦冬汤，用于阴虚肺燥有热的干咳少痰、咯血、声音嘶哑等症。

【用法与用量】煎服，6～12g。

【贮藏】置阴凉干燥处。

六十、紫苏子

本品为唇形科植物紫苏的成熟果实。秋季果实成熟时采收，晒干。生用或微炒，用时捣碎。

【性状】一年生草本植物，高30～200cm，具有特殊芳香。茎直立，叶对生，被长节毛，叶下面有细油腺点，多分枝，紫色、绿紫色或绿色，钝四棱形，花萼钟状，花冠唇形，果萼较小。

【产地与分布】主产于江苏、安徽、河南等地。

【性味与归经】辛，温。归肺、大肠经。

【功能与主治】降气化痰，止咳平喘，润肠通便。

【临床应用】

1.咳喘痰多

本品性主降，长于降肺气，化痰涎，气降痰消则咳喘自平。

2.肠燥便秘

本品富含油脂，能润燥滑肠，又能降泄肺气以助大肠传导。

【常用配伍】

用治痰壅气逆，咳嗽气喘，痰多胸痞，甚则不能平卧之证，常配白芥子、莱菔子，如三子养亲汤。治上盛下虚之久咳痰喘，则配肉桂、当归、厚朴等温肾化痰下气之品，如苏子降气汤。

【用法与用量】煎服，5～10g；煮粥食或入丸、散。

【注意】阴虚喘咳及脾虚便溏者慎用。

【贮藏】置阴凉干燥处。

第二节　养生保健中药

一、丹参

本品为唇形科植物丹参的干燥根及根茎。主产于四川、山东、河北等地。气微，味微苦涩。生用或酒炙用。

【药性】苦，微寒。归心、肝经。

【功效】活血祛瘀，通经止痛，清心除烦，凉血消痈。

【应用与配伍】

月经不调，痛经经闭，产后腹痛或恶露不下，可单用研末用酒调服，如丹参散；胸痹心痛，常配伍檀香，如丹参饮；治癥瘕积聚，配伍三棱、莪术、皂角刺等；治跌打损伤，常配伍没药，如活络效灵丹；治风湿痹痛，配伍牛膝，如丹参丸；治疮痈肿痛，配伍金银花、连翘、紫花地丁等；心血不足所致心烦失眠，配伍酸枣仁，如天王补心丹；热入营血所致心烦失眠，配伍生地黄，如清营汤。

【用法用量】 单味文火慢煎，饮汁食渣，用量一般为 10 ～ 15g。丹参烘干研末，每次 5g，用沸水冲服。

【注意】 本与其他活血化瘀中药联用时，应适当减量。血寒、血虚者，对本品过敏者禁用。孕妇、月经期妇女慎用。不宜与藜芦同用。忌食油腻、腥燥食物，少食生蒜、生葱等刺激性食物，忌食醋或酸物。

【现代用药研究】 现代药理学研究证实，丹参具有强心、扩张冠状动脉、抗血栓、改善微循环、促进组织的修复与再生、保肝护肝、镇静、抗菌等作用。

二、白术

本品为菊科植物白术的干燥根茎。主产于浙江、安徽等，以浙江於潜产者最佳，称为"於术"。本品气清香，香气浓，味甜微辛。生用或炒用。

【药性】 甘，苦，温。归脾、胃经。

【功效】 补气健脾，燥湿利水，止汗，安胎。

【应用与配伍】

治食少而腹泻者，常配伍人参，如四君子汤；治痰饮内停，常与桂枝配伍，如苓桂术甘汤；治水肿者，可与黄芪、茯苓、猪苓等药同用；治带下清稀者，配伍山药，如完带汤。治疗气虚自汗，可单用，或与黄芪配伍，如玉屏风散。胎动不安，气虚兼有内热者，配伍黄芩以清热安胎；兼有胸腹胀满者，可配伍苏梗、砂仁等理气安胎；体虚胎动不安，或先兆流产者，宜配伍人参、黄芪、当归等益气养血安胎，如泰山磐石散；肾虚胎元不固，可与杜仲、续断、阿胶等同用以补肾安胎。

【用法用量】 煎服，6 ～ 12g。可熬制成膏，或入丸、散。

【临床用药注意】 本品药性偏燥，长期服用有伤阴耗液之弊，应注意顾护津液。阴虚内热，津液亏耗者忌用，气滞胀满者慎用。妊娠胎动不安属热证者，不宜单用。不宜与桃、李、雀肉、蒜、青鱼等同用。

【现代用药研究】 本品能增强唾液淀粉酶活性，促进营养吸收，调节胃肠道功能，且有利尿，增强细胞免疫功能，抗衰老的作用。此外该药还有保肝、利胆、降血糖、抗菌、抗肿瘤、镇静、镇咳、祛痰等作用。

三、川芎

本品为伞形科植物川芎的干燥根茎。主产于四川，气浓香，味苦辛，稍有麻舌感，微回甜。切片，生用。

【药性】辛，温。归肝、胆、心包经。

【功效】活血行气，祛风止痛。

【应用与配伍】

本品治肝郁气滞，胁肋作痛，常配伍柴胡，如柴胡疏肝散；心脉瘀阻，胸闷心痛，配伍丹参、红花、降香等；胸胁肿块，胸胁刺痛，配伍桃仁、红花等，如血府逐瘀汤；跌仆损伤，瘀肿疼痛，配伍乳香、没药、三七等；瘀滞痛经闭经，月经不调，可配伍赤芍，如血府逐瘀汤；寒凝血瘀之痛经、闭经，常配伍当归，如温经汤；产后瘀阻腹痛，恶露不行，常配伍桃仁，如生化汤。感冒头痛，偏正头痛，配伍白芷、羌活等药，如川芎茶调散；风热头痛，配伍升麻、藁本、黄芩等；风寒头痛，配伍荆芥、防风、羌活等；风湿头痛，配伍羌活、防风等药，如羌活胜湿汤；血瘀头痛，配伍赤芍，如血府逐瘀汤。风湿痹阻，肢节疼痛，配伍羌活、当归、姜黄等。

【用法用量】煎服，3～10g。外用适量，研末撒，或煎汤漱口。

【注意】

本品香窜辛散，易伤阴耗血，不宜单用久服；阴虚火旺，多汗热盛，各种出血性疾病或有出血倾向者不宜使用；阴虚阳亢之头痛忌用；孕妇及月经过多者慎用。

本品不宜与黄连、黄芪、山茱萸、狼毒、硝石、滑石、藜芦等同用；不宜与当归、丹参等活血化瘀药合用于出血性脑病早期；不宜与阿司匹林、肝素、链激酶等抗凝血、溶栓药物合用。

忌食猪犬肉、油腻羹鲙、腥臊陈臭诸物；不可多食诸果、诸滞之物；不宜过食辛辣、葱、姜、蒜等辛燥食品，避免辛燥伤阴。

【现代用药研究】药理研究表明，本品能扩张冠状动脉，增加冠脉血流量，扩张脑血管，改善微循环，预防血栓的形成，并有降压，延缓慢性肾损害，扩张支气管平滑肌，抑制子宫平滑肌收缩，镇静，镇痛的作用。

四、熟地黄

本品为玄参科植物地黄的干燥块根，经炮制加工品制成。我国大部分地区均产。本品气微，味甜。

【药性】甘，微温。归肝、肾经。

【功效】补血滋阴，益精填髓。

【应用与配伍】

治疗血虚面色萎黄，月经不调，可与当归同用，如四物汤；血虚心悸怔忡，配伍远志、酸枣仁等；若血虚崩漏下血者，配阿胶、艾叶等，如胶艾汤；气血两虚者，配伍人参、当归等药，如八珍汤。

肝肾阴虚，症见腰膝酸软，骨蒸潮热，盗汗遗精，内热消渴，常配伍山茱萸，如六味地黄丸；或配伍知母、黄柏，如知柏地黄丸。治疗须发早白，常与何首乌同用，如七宝美髯丹。治疗小儿五迟五软，配伍龟甲、锁阳等补肾强骨之品，如虎潜丸。

【用法用量】煎汤，10～30g；亦可入丸散，或熬膏，或浸酒。

【注意】

根据病证特点选择合适配伍，重用或久服宜配伍健脾开胃药陈皮、砂仁等，以免滋腻碍胃。

气滞痰多，脘腹胀痛，食少便溏者忌服。糖尿病患者、单纯性肥胖患者，忌单味大量长期服用。本品不宜与贝母、芜荑同用。忌食萝卜、葱、蒜、猪血等品。

【现代用药研究】本品能用于治疗糖尿病、高血压、慢性肾炎及神经衰弱等病。本品能促进红细胞的恢复，并能促进肾上腺皮质激素的合成，增强免疫功能，促进凝血，强心，降血糖，防治骨质疏松，调节免疫，抗衰老，抗焦虑，改善学习记忆。

五、菟丝子

本品为旋花科植物南方菟丝子或菟丝子的干燥成熟种子。我国大部分地区均产。本品气微，味淡。生用或盐水炙用。

【药性】辛，甘，平。归肝、肾、脾经。

【功效】补益肝肾，固精缩尿，安胎，明目，止泻；外用消风祛斑。

【应用与配伍】

肾虚腰膝酸软，配伍杜仲、山药等；阳痿遗精，配伍枸杞子、覆盆子、车前子等；遗尿尿频，配伍桑螵蛸、肉苁蓉、鹿茸等；遗精，白浊，尿有余沥，配伍沙苑子、芡实、萆薢等；胎漏，胎动不安，常与续断、桑寄生等同用，如寿胎丸；目昏耳鸣，常与熟地黄、车前子、枸杞子等同用；脾肾虚泻，配伍补骨脂、白术、肉豆蔻等；白癜风，可酒浸外涂。

【用法用量】煎汤，6～12g；或入丸、散；或适量炒研调敷外用。

【注意】临床使用时，注意区分生品与制品的药效差异，区别证候轻重选择药量。本品平补之中偏于补阳，凡阴虚火旺，大便燥结，小便短赤者忌用；阳强者禁用。孕妇无肾虚者慎服；忌食生冷、致泻的食物。

【现代用药研究】本品有雌激素样作用和抗衰老作用，能改善性冷淡，增强心脏收缩力，降低胆固醇，软化血管，降低血压，并能促进造血，抑制肠运动，延缓半乳糖性白内障的发展。

六、赤芍

本品为毛茛科植物芍药或川赤芍的干燥根。主产于内蒙古、辽宁、河北、四川等地。本品气微香，味微苦、微涩。

【药性】苦，微寒。归肝经。

【功效】清热凉血，散瘀止痛。

【应用与配伍】

斑疹紫暗，血热吐衄，为温热病热入营血，迫血妄行所致，常与水牛角同用，如犀角地黄汤；温毒发斑，血热毒盛，斑疹紫黑者，配伍紫草、蝉蜕、甘草等药；血热吐衄，可配伍生地黄、大黄、白茅根等药；肝经风热，目赤肿痛，畏光羞明多眵，配伍荆芥、薄荷、黄芩等；痈肿疮疡，配金银花，如仙方活命饮；肝郁血滞之胁痛配伍柴胡、牡丹皮、郁金等；血滞经闭痛经，配伍川芎，如少腹逐瘀汤；跌打损伤，瘀肿疼痛，可与虎杖、苏木、刘寄奴等同用。

【用法用量】煎服，6～12g。

【注意】临床使用时，注意区别证候轻重选择药量。本品性寒，长期服用容易损伤脾胃。血寒经闭者慎用，低血压患者不宜单味药大量长期服用，出血性疾病而非血热者不宜单味药大量服用。儿童、老年患者不宜单味药大量长期服用，经血过多者或月经期慎用，孕妇慎用。赤芍不宜与石斛、芒硝、鳖甲、小蓟合用，不宜与藜芦配伍。忌腥膻发物、辛辣、油腻等食物。

【现代用药研究】本品可抑制关节炎，并能改善IgE复合体诱导的过敏炎症反应。本品可解热镇痛，镇静，抗血小板聚集，抗血栓形成，抗心肌缺血，改善微循环。此外，还具有保肝护肝，抗胃溃疡，调节免疫，抗氧化，抗肿瘤，抗抑郁，保护神经细胞，改善学习记忆的作用。

七、红花

本品为菊科植物红花的干燥花。主产于河南、新疆、四川等地。本品气微香，味微苦，生用。

【药性】辛，温。归心、肝经。

【功效】活血通经，散瘀止痛。

【应用与配伍】

妇人腹中刺痛，单用本品加酒煎服；经闭痛经，常配伍桃仁，如桃红四物汤；产后瘀滞腹痛，配伍丹参、蒲黄、牡丹皮等；胸痹心痛，配伍桂枝、瓜蒌、丹参等；瘀滞腹痛，配伍川芎、牛膝等药，如血府逐瘀汤；胁肋刺痛，配伍大黄等药，如复元活血汤；跌打损伤，配伍血竭、麝香等，如七厘散，也可制为红花油、红花酊等外用；治疗疮疡肿痛，配伍当归、赤芍、重楼等；皮肤斑疹色暗，配伍当归、葛根、牛蒡子等。

【用法用量】煎服，3～10g。

【注意】临床用药时，注意区别证候轻重选择药量。素体阳热亢盛、血热妄行及血虚无瘀滞者不宜服用。消化性溃疡病、各种出血证急性期及有出血倾向者慎用，口舌干燥患者慎用。对本品过敏者禁用，孕妇、经期妇女、肝功能不全者慎用，儿童、老年人、体弱者慎用。本品不宜与阿司匹林、肝素、链激酶等抗凝血、溶栓药物合用。不宜食油腻、腥燥、辛辣、生冷食物。

【现代用药研究】本品能扩张冠状动脉，改善心肌缺血，扩张血管，降低血压，抗心律失常；能抑制血小板聚集，增强纤维蛋白溶解，降低全血黏度；对中枢神经系统有镇痛，镇静和抗惊厥作用。红花注射液、醇提物、红花苷能显著提高耐缺氧能力，红花煎剂对子宫和肠道平滑肌有兴奋作用。本品近年来常用于治疗冠心病、心绞痛、血栓闭塞性脉管炎等临床病症。

八、淫羊藿

本品为小檗科植物淫羊藿、箭叶淫羊藿、柔毛淫羊藿或朝鲜淫羊藿等的干燥叶。主产于山西、四川、湖北、吉林等地。本品气微，味微苦。生用或以羊脂油炙用。

【药性】辛，甘，温。归肝、肾经。

【功效】补肾壮阳，强筋骨，祛风湿。

【应用与配伍】

1.阳痿遗精

肾阳虚衰之男子阳痿不育，可单用或与其他补肾壮阳药同用；肾虚阳痿遗精，配伍肉苁蓉、巴戟天、杜仲等。

2.风寒湿痹

本品尤宜于久病累及肝肾，筋骨不健，或素体肾阳不足，筋骨不健而患风寒湿痹证者，可与威灵仙、巴戟天、附子等同用。

【用法用量】煎服，6～10g。浸酒，熬膏或入丸、散。外用，煎水洗。

【注意】实热证、阴虚火旺、相火易动者忌用，阳强不痿者忌服，孕妇慎用。

【现代用药研究】本品能增强性功能，对免疫功能有调节作用，可提高血清SOD活性和雄激素水平，延缓性腺衰老。此外，还能影响心血管系统、骨髓和造血系统的功能，抗骨质疏松，改善学习记忆力，抗辐射，抗肿瘤。

九、白芍

本品为毛茛科植物芍药的干燥根。主产于浙江、安徽等地。本品气微，味微苦，酸。生用，清炒，或酒炙用。

【药性】苦，酸，微寒。归肝、脾经。

【功效】养血调经，敛阴止汗，柔肝止痛，平抑肝阳。

【应用与配伍】

1. 面色萎黄，月经不调，崩漏

血虚面色萎黄，眩晕心悸，可配伍熟地黄，如四物汤；血虚有热，月经不调，配伍黄芩、黄柏、续断等；崩漏下血，可与阿胶、艾叶等养血、止血药同用。

2. 自汗，盗汗

外感风寒，营卫不和之汗出恶风，配伍温经通阳的桂枝，以调和营卫，如桂枝汤；虚劳自汗不止，配伍黄芪、白术等；若阴虚盗汗，可与龙骨、牡蛎、浮小麦等同用。

3. 胁肋脘腹疼痛，四肢挛急疼痛

血虚肝郁，胁肋疼痛，常配伍柴胡，如逍遥散；脾虚肝旺之腹痛泄泻，可与白术、防风等同用，如痛泻要方；痢疾腹痛，配伍木香，如芍药汤；阴血亏虚，筋脉失养而致手足挛急作痛，可配伍甘草以缓急止痛。

4. 肝阳上亢，头痛眩晕

常配伍牛膝，如镇肝熄风汤等。

【用法用量】煎服，6～15g，可入丸、散。大剂量可用15～30g。

【注意】

临床使用时，注意区分生、制品药效差异，区别证候轻重选择药量，并根据疾病特点选择合适配伍。

阳衰虚寒之证忌用，外感风寒、内伤生冷、脾胃虚寒、肾阳虚衰等证忌用，月经不调属虚寒者不宜单味药大量服用，气虚自汗、阳虚汗出等忌用，伤寒病在上焦之阳结、疹子等忌用。孕妇慎服，小儿、老年人、妇女产后不宜大量长期服用。本品不宜与藜芦配伍合用，不宜与芒硝、石斛、鳖甲、小蓟等同用。慎食生冷之品。

【现代用药研究】本品能抗肝、肾损伤，有抗脑缺血的作用，还具有镇静、抗抑郁、调节胃肠功能的作用，本品能调节免疫、抗炎、镇痛、解痉、抗胃溃疡、抗血栓、扩张冠状血管和外周血管、降血压、抗菌、抗病毒、抗衰老、增强记忆力、抗疲劳、促进造血。

十、香附

本品为莎草科植物莎草的干燥根茎。主产于山东、浙江、福建、湖南等地。本品气香，味微苦。生用，或醋炙用，用时碾碎。

【药性】辛，微苦，微甘，平。归肝、脾、三焦经。

【功效】疏肝解郁，理气宽中，调经止痛。

【应用与配伍】

1. 胸胁胀痛，疝气疼痛

本品用治肝郁气滞之胸胁胀痛，可与柴胡同用，如柴胡疏肝散；寒凝气滞，肝气犯胃之胃脘疼痛，可配高良姜；寒疝腹痛，可与小茴香、乌药、吴茱萸等同用。

2. 月经不调，乳房胀痛

气滞型月经不调可单用，或与柴胡、川芎、当归等同用；治乳房胀痛，多与柴胡、青皮、瓜蒌皮等同用。

3. 脘腹痞满，胀满疼痛

气滞胸膈，噎塞，噫气吞酸，纳呆，可与砂仁、乌药、苏梗等同用；外感风寒兼脾胃气滞者，配伍苏叶同用，如香苏散；治气、血、痰、火、湿、食六郁所致胸膈痞满、脘腹胀痛、呕吐吞酸、饮食不化等，可与川芎、苍术等药同用，如越鞠丸。

【用法用量】煎服，6～10g。外用，适量，研末，调敷。

【注意】气虚无滞、阴虚、血虚、血热等慎用，低血压患者、凝血功能障碍者、孕妇等慎用。忌生冷、辛辣刺激性及油腻之品。

【现代用药研究】本品能促进雌激素的作用，缓解子宫平滑肌的张力，有利于女性生理健康；本品还能抗菌，抑制真菌，镇痛，促进胆汁分泌，护肝，强心，降低血压，解热，抗炎，抗肿瘤。

十一、黄芩

本品为唇形科植物黄芩的干燥根。主产于河北、山西、内蒙古、陕西等地。本品气微，味苦。生用或酒炒用。

【药性】苦，寒。归肺、胆、脾、大肠、小肠经。

【功效】清热燥湿，泻火解毒，止血，安胎。

【应用与配伍】

1. 胸闷呕恶，湿热痞满，泻痢，黄疸

湿温或暑湿初起，身热不扬，胸脘痞闷，舌苔黄腻，常配滑石、白豆蔻、通草等渗利化湿之品；湿热中阻，痞满呕吐，常与半夏同用，如半夏泻心汤；湿热泻痢，常配白芍等药，如芍药汤；湿热黄疸，配伍茵陈、栀子等清利湿热，利胆退黄药。

2. 肺热咳嗽，高热烦渴

治肺热咳嗽，单用有效，或配桑白皮、知母、麦冬等清肺止咳之品；气分实热烦渴，常配伍连翘、栀子等，如凉膈散；邪在少阳，往来寒热，配伍柴胡，如小柴胡汤，

3. 肿痛疮毒

治肿痛疮毒，配伍黄连等药，如黄连解毒汤。

4. 血热出血

吐血，衄血，可单用本品或与大黄同用；治血热便血，常与地榆、槐花等同用。

5. 胎动不安

胎热之胎动不安，每与白术、当归等同用；若配当归、白芍、白术等养血养胎药同用，可治血虚有热之胎动不安。

【**用法用量**】煎服，3～10g。

【**注意**】临床使用时，注意区别证候轻重选择药量，本品长期服用容易损伤脾胃。凡外感风寒、内伤生冷、脾胃虚寒、肾阳虚衰及气虚胎元不固等不宜单味药大量服用，低血压患者不宜单味药大量长期服用，糖尿病患者慎用。儿童、老年患者不宜大量长期服用。忌苦寒及辛辣食物。

十二、鸡血藤

本品为豆科植物密花豆的干燥藤茎。主产于广西。本品气微，味涩。生用。

【**药性**】苦，甘，温。归肝、肾经。

【**功效**】活血补血，调经止痛，舒筋活络。

【**应用与配伍**】

1. 月经不调

治血瘀之月经不调，常配伍当归、川芎、香附等；治血虚月经不调，常配伍当归、熟地黄、白芍等。

2. 风湿痹痛，中风后遗症

风湿痹痛，肢体麻木，常配伍独活、威灵仙、桑寄生等；中风手足麻木，肢体瘫痪，常配伍黄芪、丹参、地龙等；治血虚不能养筋之肢体麻木，血虚萎黄，常配伍黄芪、当归等。

【**用法用量**】入煎剂，9～15g；或浸酒服，或熬膏服。

【**注意**】本品长期使用应严格掌握剂量，并根据患者病情进行变化调整。各种出血、孕妇等慎用，阴虚有热、实热证、月经过多者或经期等忌用。不宜油腻、腥燥、辛辣、酸冷等食物。

【**现代用药研究**】本品具有促进造血，降低血管阻力，抑制血小板聚集，降低胆固醇，抗动脉粥样硬化，抗炎，抗病毒的作用，并对免疫系统有双向调节功能，本品还具有镇静催眠作用。其提取物具有抗白血病、宫颈癌、胃癌、黑色素瘤等疾病的作用。

十三、木香

本品为菊科植物木香的干燥根。原产于印度、缅甸、巴基斯坦等地，从广州进口，称为广木香；云南引种者，名云木香。本品气香特异，味微苦。切厚片，生用或煨用。

【药性】辛，苦，温。归脾、胃、大肠、三焦、胆经。

【功效】行气止痛，健脾消食。

【应用与配伍】

1. 脾胃气滞，脘腹胀痛

本品可单用磨汁，或与砂仁、陈皮、厚朴等同用；治食滞中焦，脘痞腹痛，可与陈皮、半夏、枳实等同用；寒凝中焦，食积气滞，可与干姜、小茴香、枳实等同用；脾虚食少，兼食积气滞，可与砂仁、枳实、白术等同用；脾虚气滞，脘腹胀满，食少便溏，可与陈皮、人参等药同用，如香砂六君子汤。

2. 泻痢后重

本品常与黄连配伍，如香连丸；饮食积滞，脘腹胀满，泻而不爽，可与槟榔等药同用，如木香槟榔丸。

3. 胸胁胀痛，黄疸，疝气疼痛

湿热郁蒸，肝失疏泄，气机阻滞之胸胁胀痛，黄疸口苦，可与郁金、大黄、茵陈等配伍；寒疝腹痛及睾丸偏坠疼痛，可与川楝子、小茴香等同用。

【用法用量】煎服，3～6g。

【注意】本品当区别生制品，生用行气力强，煨用行气力缓而实肠止泻，用于泄泻腹痛。注意与土木香、川木香区别，名称相似，功用不同。气虚、阴虚、津亏、火旺、高血压患者、孕妇等慎用，小便不利者不宜久用，自汗、盗汗、遗精等不宜单用，不宜剂量过大。忌生冷、滋腻、对胃肠有刺激的食物。

【现代用药研究】本品有抑制胃溃疡，促进胃肠运动，抗腹泻，抑菌，抗炎，抗肿瘤，扩张血管，抑制血小板聚集的作用。

十四、神曲

本品为辣蓼、青蒿、杏仁等药加入面粉混合后经发酵而成的曲剂。全国各地均有生产。本品有发酵的特异香气，味微苦辛。生用或炒用。

【药性】甘，辛，温。归脾、胃经。

【功效】消食和胃。

【应用与配伍】用治食积停滞，脘腹胀满，食少纳呆，肠鸣腹泻，常与山楂、麦芽、莱菔子等同用。

【用法用量】煎服，6～15g。

【注意】临床使用时，注意区分生品与制品的药效差异，区别证候轻重选择药量。本品用量过大可引起胃脘不适、嘈杂、口干等症。胃酸分泌过多、胃溃疡患者等不宜大剂量单用，胃阴虚、胃火盛、外感风热、内热炽盛、血虚血热等不宜用，脾胃虚弱者不宜久用或大剂量用，孕妇忌用，忌食生冷、油腻、辛辣有刺激性的食物。

【现代用药研究】本品富含维生素 B 族，有增进食欲、维持正常消化机能等作用。

十五、巴戟天

本品为茜草科植物巴戟天的干燥根。主产于广东、广西等地。本品气微，味甘而微涩。生用，或加工炮制用。

【药性】甘，辛，微温。归肾、肝经。

【功效】补肾阳，强筋骨，祛风湿。

【应用与配伍】

1. 阳痿遗精，不孕不育，月经不调，少腹冷痛

阳痿遗精，可与牛膝同用浸酒服，或配淫羊藿、仙茅、枸杞子等；下元虚冷，宫冷不孕，月经不调，少腹冷痛，可配伍肉桂、吴茱萸、艾叶等。

2. 风湿痹痛，筋骨痿软

风湿痹痛，配伍肉苁蓉、杜仲、菟丝子等；筋骨痿软，行步不利，配伍羌活、杜仲、五加皮等。

【用法用量】煎服，3～10g；或入丸、散。外用适量。

【临床用药警戒】相火炽盛之遗精，尿赤，目赤目痛，烦躁口渴，大便秘结者忌用。孕妇及儿童慎用。

【现代用药研究】本品具有保精护精，提高精子质量的作用，并具有抗疲劳、促进造血、提高免疫力、保护心肌细胞、抗抑郁、延缓衰老、抗肿瘤等作用。

十六、枳壳

本品为芸香科植物酸橙及其栽培变种的干燥未成熟果实。主产于四川、江西、湖南、湖北、江苏等地。本品气味清香，味苦，微酸。

【药性】苦，辛，酸，微寒。归脾、胃经。

【功效】理气宽中，行滞消胀。

【应用及配伍】

1. 胸胁气滞，胀满疼痛，痰饮内停

气滞所致胁痛胀满不食或痰饮内停者，可与桂心、姜黄、炙甘草或与厚朴等配伍。

2. 脏器下垂

子宫脱垂、脱肛等脏器下垂，多与黄芪等补气药配伍。

【用法用量】煎服，3 ～ 10g；或入丸、散。

【临床用药警戒】脾胃虚弱者及孕妇、幼儿慎服。

【现代用药研究】本品具有升高血压，增加冠脉血流量，增加肾血流量，抑尿，抗休克，抑制胃肠运动，兴奋或抑制子宫的双重作用。

十七、北沙参

本品为伞形科植物珊瑚菜的干燥根。主产于山东、河北、辽宁等。本品气特异，味微甘。切段，生用。

【药性】甘，微苦，微寒。归肺、胃经。

【功效】养阴清肺，益胃生津。

【应用与配伍】

1. 肺热燥咳，阴虚劳咳痰血

阴虚肺燥有热之干咳少痰、久咳劳嗽或咽干音哑等症，常与麦冬配伍，如沙参麦冬汤；阴虚劳热，咳嗽咯血，可与知母、川贝母、麦冬、鳖甲等同用。

2. 胃阴不足，热病津伤

胃阴虚有热之口干多饮，饥不欲食，配石斛、玉竹、乌梅等养阴生津之品同用；胃阴脾气俱虚者，宜与山药、太子参、黄精等养阴益气健脾之品同用。

【用法用量】煎服或熬膏，5 ～ 12g，鲜品加量；或入丸、散等。外用适量。

【注意】临床使用时，注意根据病情轻重选择用药剂量，注意顾护脾胃。外感风寒咳嗽，寒饮咳喘，肾阳虚衰者不宜服用；大便滑泻者慎用；心功能不全等心脏病患者不宜大量长期服用。不宜与藜芦配伍。忌鲫鱼，忌辛辣、刺激食物。

【现代用药研究】本品有抑制体液、细胞免疫及降糖的作用，对急性肝损伤有保护作用，同时本品具有抗菌、抗真菌、镇静、镇痛等作用，对多种癌细胞具有抑制作用。

十八、荜澄茄

本品为樟科植物山鸡椒的干燥成熟果实。主产于广西、浙江、四川、福建等地。本品气芳香，味稍辣而微苦。生用。

【药性】辛，温。归脾、胃、肾、膀胱经。

【功效】温中散寒，行气止痛。

【应用与配伍】

1. 胃寒呕逆，脘腹冷痛

治胃寒脘腹冷痛，呕吐，呃逆，可单用本品或与高良姜、丁香、厚朴等同用。

2. 寒疝腹痛

治寒疝腹痛，配伍吴茱萸、香附、木香等。

3. 寒湿郁滞，小便浑浊

寒湿郁滞，小便浑浊，可与萆薢、茯苓、乌药等同用。

【用法用量】煎服，1～3g。外用适量，鲜叶捣烂敷患处。

【临床用药警戒】阴虚火旺之人，干燥综合征，结核病，糖尿病不宜食用。

【现代用药研究】本品可缓解胃溃疡及腹泻，并有抗心律失常，改善心肌缺血，平喘的作用。

十九、补骨脂

本品为豆科植物补骨脂的干燥成熟果实。主产于河南、四川、安徽、陕西等地。本品气香，味辛，微苦。生用，或盐水炙用。

【药性】辛，苦，温。归肾、脾经。

【功效】补肾壮阳，固精缩尿，纳气平喘，温脾止泻；外用消风祛斑。

【应用与配伍】

1. 阳痿不孕，腰膝冷痛

肾虚阳痿，常与菟丝子、胡桃肉等同用，如补骨脂丸；肾阳虚腰膝冷痛，可与杜仲、胡桃肉等同用。

2. 肾虚遗精滑精，遗尿尿频

遗精滑精，以补骨脂、青盐等分同炒为末服；小儿遗尿，单用本品炒为末服；治肾气小便无度，与小茴香等分为丸服。

3. 肾虚作喘

肾虚作喘，可与附子同用，如黑锡丹。

4. 脾肾阳虚，五更泄泻

脾肾阳虚，五更泄泻，配伍肉豆蔻等同用，如四神丸。

5. 白癜风，斑秃

用治白癜风，斑秃，将本品研末用酒浸制成酊剂，外涂患处。

【用法用量】煎服，6～10g。外用20%～30%酊剂涂患处。

【注意】

临床使用时，注意区别证候轻重选择药量；与其他温热药合用，注意减量。补骨脂内服用量过大有助火伤阴之虑；外用治疗白癜风，在局部用药后应照射日光5～10分钟，弱光可照20分钟后洗去药液，以防起泡。

阴虚火旺及诸实热证，内热口渴，梦遗，尿血，大便燥结，湿热成痿而筋骨无力者皆不宜服用。孕妇，肝肾功能不全者慎用。忌食生冷、黏腻、辛辣刺激性等食物。

【现代用药研究】本品有雌激素样作用，同时本品能扩张冠状动脉，收缩子宫平滑肌。

二十、柴胡

本品为伞形科植物柴胡或狭叶柴胡的干燥根。北柴胡主产于河北、河南、辽宁等地；南柴胡主产于湖北、江苏、四川等地。本品气微香，味微苦。生用或醋炙用。

【药性】辛，苦，微寒。归肝、胆、肺经。

【功效】疏散退热，疏肝解郁，升举阳气。

【应用与配伍】

1. 感冒发热，寒热往来

风寒感冒，恶寒发热，头身疼痛，常与防风、生姜等药配伍，如正柴胡饮；若外感风寒，寒邪入里化热，常配伍葛根，如柴葛解肌汤；风热感冒，发热，头痛，配菊花、薄荷、升麻等辛凉解表药；少阳证往来寒热，常与黄芩同用，如小柴胡汤。

2. 肝郁气滞

胸胁胀痛，月经不调，常配伍香附，如柴胡疏肝散。

3. 气虚下陷证

胃下垂，肾下垂，子宫脱垂，久泻脱肛，常与人参同用，如补中益气汤。

【用法用量】煎服，3～10g。

【注意】

临床使用时，注意区别不同炮制品的功效差异，根据证候轻重选择药量，中病即止。

阴虚阳亢、肝风内动、阴虚火旺及气机上逆等忌用或慎用，外感风寒、血虚无热、高血压患者等慎用。婴幼儿、老年人不宜长期或大量服用，孕妇慎用。忌食辛辣、生冷、黏腻的食物。

【现代用药研究】本品有较明显的解热作用，同时有抗炎、镇静、镇痛、镇咳、降血脂、保肝、利胆、兴奋肠平滑肌、抑制胃酸分泌、抗溃疡、抑制胰蛋白酶、抗病原微生物、兴奋子宫、影响代谢、抗肿瘤、抗癫痫、抗辐射及促进免疫功能等作用。

二十一、莪术

本品为姜科植物蓬莪术、广西莪术或温郁金的干燥根茎，后者习称"温莪术"。主产于四川、广西、浙江等地。本品气微香，味微苦而辛。生用或醋制用。

【药性】辛，苦，温。归肝、脾经。

【功效】破血行气，消积止痛。

【应用与配伍】

1. 癥瘕痞块，瘀血经闭，胸痹心痛

本品治疗诸痛，常与三棱相须为用；经闭腹痛，常配伍当归、香附等；胁下痞块，常配伍丹参、三棱、鳖甲等；胸痹心痛，常配伍丹参、川芎等；治体虚久瘀不消，常配伍黄芪、党参等以消补兼施。

2. 食积气滞，脘腹胀痛

本品常配伍枳实、青皮、槟榔等，治疗食积气滞，脘腹胀痛；治脾虚所致此症，常配伍党参、白术、茯苓等。

【用法用量】煎服，6～9g。外用适量。

【注意】

临床使用时，根据病情轻重选择剂量和疗程，与其他活血药同用时当减量。

本品破血力强，气血两虚、脾胃虚弱无积滞者慎服，对莪术过敏者禁用，有出血倾向者慎用。孕妇禁用，月经过多者慎用。不宜食油腻、厚味及生蒜、胡荽、生葱、诸滑滞之物等。

【现代用药研究】本品具有抗癌，抑菌，抗炎，抗胃溃疡，保肝和抗早孕，抑制血小板聚集，促进微动脉血流恢复，促进局部微循环恢复，抑制血栓形成，灭活呼吸道合胞病毒的作用。

二十二、益母草

本品为唇形科植物益母草的新鲜或干燥地上部分。我国大部分地区均产。本品气微，味微苦。鲜用，或生用。

【药性】苦，辛，微寒。归肝、心包、膀胱经。

【功效】活血调经，利尿消肿，清热解毒。

【应用与配伍】

1. 血瘀痛经经闭，恶露不尽

治血瘀痛经、经闭，可单用本品熬膏服，如益母草膏；产后恶露不尽、瘀滞腹痛，或难产、胎死腹中，既可单味煎汤或熬膏服用，亦可与当归、川芎、乳香等药同用。

2. 水肿尿少

可单用，或与白茅根、泽兰等同用；治血热及瘀滞之血淋、尿血，常配伍车前子、石韦、木通等。

3. 跌打损伤，疮痈肿毒

跌打损伤可与川芎、当归等同用；疮痈肿毒可单用外洗或外敷，亦可配伍黄柏、蒲公英、苦参等煎汤内服。

【用法用量】煎服，9～30g，鲜品12～40g。

【注意】

益母草用量过大可能影响肾功能，偶有口干、睡眠减少等不良反应，可能引起过敏反应。

血虚无瘀、阴虚血少者忌用，脾胃虚寒者、孕妇、月经期妇女、肾功能不全者、备孕期男女患者等慎用。不宜食油腻、腥燥、辛辣、生冷等食物。

【现代用药研究】本品具有兴奋子宫，抗早孕，保护心肌缺血再灌注损伤，抗血小板聚集，降低血液黏度，扩张血管，降压，利尿的作用。

二十三、黄连

本品为毛茛科植物黄连、三角叶黄连或云连的干燥根茎，以上三种分别习称"味连""雅连""云连"。味、雅连主产于四川、湖北等地，云连主产于云南。本品气微，味极苦。生用或炙用。

【药性】苦，寒。归心、脾、胃、肝、胆、大肠经。

【功效】清热燥湿，泻火解毒。

【应用与配伍】

1. 泻痢

治疗泻痢可单用或与白头翁同用，如白头翁汤；治泻痢里急后重，下痢脓血，常配木香等药，如芍药汤；湿热下痢脓血日久，配伍椿皮、乌梅等。

2. 高热烦躁，心火亢盛，心烦不寐

热病扰心，高热烦躁，常与连翘、牛黄等同用，如黄连解毒汤；治心火亢盛，心烦失眠者，常与朱砂、生甘草同用；若配阿胶等滋阴养血之品，可用治心火亢盛，热盛耗伤阴血之虚烦心悸失眠，如黄连阿胶汤；若配肉桂，可治心火上炎，心肾不交之怔忡不寐，如交泰丸。

3. 血热吐衄

治疗血热吐衄常与大黄、黄芩等配伍，如泻心汤。

4. 胃热呕吐，反酸，消渴，胃火牙痛

胃热呕吐，常配伍半夏、竹茹、陈皮等；肝火犯胃之反酸，与吴茱萸同用，如左金丸；胃热炽盛之消渴，常与麦冬、芦根、天花粉等同用；胃火上攻，牙龈肿痛，可配伍牡丹皮，如清胃散。

5. 痈肿疔疮，目赤肿痛，口舌生疮

痈肿疔疮，多与黄芩、黄柏、栀子等同用，外用可与黄柏、栀子等配伍；治目赤肿痛，可与青葙子、决明子等同用；若心火上炎，口舌生疮，或心热下移小肠者，常与栀子、竹叶等药同用。

6. 眼目红肿，耳道流脓

取之浸汁涂患处，可治耳道流脓；煎汁滴眼，可治眼目红肿。

【用法用量】煎服，2～5g。外用适量。

【注意】

临床使用时，注意区别证候轻重选择药量，本品大苦大寒，过量久服易伤脾胃。

凡外感风寒、脾胃虚寒及肾阳虚衰者不宜单味药大剂量服用，阴虚津伤、妇女产后、久病体虚、贫血、消耗性疾病低热者忌单味药大量长期服用，低血压、低血糖患者不宜大量长期服用。儿童、老年患者不宜大量长期服用，孕妇慎用。

忌油腻食物及冷饮等。

【现代用药研究】 本品有抑制细菌，抗病毒，解热，抗炎，护胃，降低血糖，强心，抗心肌缺血，抗动脉粥样硬化，抗心律失常，降压，抗血小板聚集，抗肿瘤，降脂的作用。

二十四、连翘

本品为木犀科植物连翘的干燥果实。主产于山西、河南、陕西、湖北、山东等地。本品气微香，味苦。生用。

【药性】 苦，微寒。归肺、心、小肠经。

【功效】 清热解毒，消肿散结，疏散风热。

【应用与配伍】

1. 疮痈，瘰疬，乳痈，丹毒

治疮痈红肿未溃，常与穿山甲、皂角刺等配伍；治疮疡脓出，红肿溃烂，常与牡丹皮、天花粉、白芷等同用；治痰火郁结，瘰疬痰核，常与夏枯草、浙贝母、玄参等同用；乳痈肿痛，配伍蒲公英、紫花地丁、漏芦等药。

2. 风热感冒，温病初起，高热烦渴，神昏发斑

外感风热或温病初起，可配伍金银花等药，如银翘散；若温病热入营分，可配伍玄参等药，如清营汤；热入血分，配伍连翘、生地黄等；热邪内陷心包，高热烦躁，神昏，常与黄连、莲子心等药配伍。

3. 热淋涩痛

小便不利或淋沥涩痛，配伍车前子、白茅根、竹叶等。

【用法用量】 煎服，6～15g；入丸、散。外用适量。

【注意】

临床使用时，依据证候轻重选择药量，不宜大量久服。

脾胃虚弱、中焦虚寒、阴疽及痈疽溃后等忌用，血尿、盗汗、低热、吐血、便血、鼻出血等阴虚血热者禁单味药久用，慢性肠炎、慢性肝炎、肝硬化、慢性腹泻者忌大量久用，低血压者不宜长期服用。忌生冷、辛辣、油腻之品。

【现代用药研究】 本品有广谱抗菌，抗氧化，抑制肿瘤细胞，抗炎，止痛，抗过敏的作用。

二十五、鹿茸

本品为鹿科动物梅花鹿或马鹿的雄鹿头上未骨化密生茸毛的幼角。主产于吉林、辽宁、黑龙江等地。本品气腥，味微咸。切薄片或研成细粉用。

【药性】甘，咸，温。归肾、肝经。

【功效】补肾壮阳，益精血，强筋骨，调冲任，托疮毒。

【应用与配伍】

1. 阳痿遗精，宫冷不孕，诸虚百损

治疗阳痿遗精，宫冷不孕，可与当归、熟地黄、枸杞子等配伍；治疗诸虚百损，畏寒肢冷，小便频数，亦常与人参、黄芪、当归等同用。

2. 肾虚腰脊冷痛，筋骨萎软

肾虚骨弱，小儿五迟，可与五加皮、熟地黄等同用；若与骨碎补、续断、自然铜等同用，可治骨折后期愈合不良。

3. 虚寒崩漏带下

虚寒崩漏，常与山茱萸、龙骨、续断等同用；若配桑螵蛸、菟丝子、沙苑子等，可治白带量多清稀。

4. 阴疽内陷不起，疮疡久溃不敛

阴疽内陷不起，疮疡久溃不敛，常与肉桂、白芥子等药配伍，如阳和汤。

【用法用量】内服，1～2g，研末冲服，或入丸、散，亦可浸酒服用。

【注意】

临床使用时，注意区别证候轻重选择药量，与其他温热药或食物同用时，注意减量。宜从小剂量开始服用，严密观察，缓缓增加至常量，切不可骤用大量，以免阳升风动。

本品药性温热，外感热病，诸实热证，阴虚有热，阴虚阳亢，痰火内盛及血热出血者皆忌服。孕妇慎服，儿童忌用，运动员禁用。忌食生冷、黏腻、辛辣刺激性大的食物。

【现代用药研究】本品能增强机体免疫能力，抗衰老，促进造血功能，促进伤口、骨折愈合，抗溃疡，减轻心肌细胞损伤，扩张冠状动脉血管，增加心肌能量供应，促进心肌功能恢复，抗心肌缺血，提高耐缺氧，加快急性失血性低血压的恢复，并有抗诱变、抗炎、保肝、酶抑制、抗肿瘤等作用。

二十六、麦冬

本品为百合科植物麦冬的干燥块根。主产于浙江、四川等地。本品气微香，味甘，微苦。生用。

【药性】甘，微苦，微寒。归心、肺、胃经。

【功效】养阴润肺，益胃生津，清心除烦。

【应用与配伍】

1. 肺燥干咳，阴虚劳嗽，喉痹咽痛

肺燥干咳，阴虚劳嗽，常与桑叶等清肺润燥之品配伍，如清燥救肺汤；治喉痹咽痛，常配伍玄参、桔梗、甘草等。

2. 胃阴不足，津伤口渴，肠燥便秘

热伤胃阴，口干舌燥，常与玉竹、沙参等药同用，如益胃汤；胃阴不足之气逆呕吐，纳少，口渴咽干，常配伍人参、半夏等，如麦门冬汤；内热消渴，配伍山药、天花粉、太子参等；治热邪伤津之肠燥便秘，配伍玄参等养阴生津之品，如增液汤。

3. 心烦失眠，温病热扰心营

心阴虚之心烦、失眠多梦等症，宜与酸枣仁、柏子仁等养阴安神之品配伍，如天王补心丹；热伤心营，神烦少寐者，配伍生地黄、玄参等，如清营汤。

【用法用量】煎服，6～12g。

【注意】

临床使用时，根据体质与病情轻重，选择用药剂量，确定疗程。

风寒感冒、痰湿咳嗽以及脾胃虚寒、大便溏泄等忌服；肺气肿早期、低血糖等患者不宜大量长期服用。本品畏木耳，忌鲫鱼，恶苦瓜。

【现代用药研究】本品具有提高免疫力、抗癌、抗脑缺氧、抗心律失常、抗休克、降血糖、抗炎、镇静、催眠、抗凝血等作用。

二十七、牛膝

本品为苋科植物牛膝的干燥根，主产于河南。本品气微，味微甜而稍苦涩。切段，生用或酒炙用。

【药性】苦，甘，酸，平。归肝、肾经。

【功效】逐瘀通经，补肝肾，强筋骨，利尿通淋，引血下行。

【应用与配伍】

瘀血阻滞之经闭、痛经，配伍桃仁、红花等药，如血府逐瘀汤；跌扑伤痛，配伍续断、当归、红花等；腰膝酸痛，筋骨无力，常配伍杜仲、续断、补骨脂等；治痹痛日久，腰膝酸痛，常配伍独活、桑寄生等，如独活寄生汤；治湿热成痿，足膝萎软，常配伍苍术、黄柏等，如三妙丸；治热淋，血淋，砂淋，配伍冬葵子、瞿麦、滑石等；治水肿，小便不利，配伍地黄、泽泻、车前子等；吐血，衄血，配伍生地黄、郁金、山栀子等；胃火上炎之齿龈肿痛，口舌生疮，配伍石膏、知母等药，如玉女煎；阴虚阳亢，头痛眩晕，配伍代赭石等药，如镇肝熄风汤。

【用法用量】煎服，5～12g。

【注意】临床使用时，注意区分生品与制品的药效差异。梦遗失精、脾虚中气下陷、久泻、脱肛、阴挺及脾虚下陷之腿膝肿痛者忌用；孕妇、月经过多者忌用，备孕期妇女慎用。忌牛肉，不宜辛辣油腻食物。

【现代用药研究】本品有降低血压，改善脑卒中后的神经症状，保肝，护肝，强心，增强免疫，抑制肿瘤转移，升高白细胞，提高记忆力和耐力，降低全血黏度、红细胞压积、红细胞聚集指数等作用，并可抗凝，降脂，降低血糖。

二十八、三棱

本品为黑三棱科植物黑三棱的干燥块茎。主产于江苏、河南、山东、江西等地。本品气微，味淡，嚼之微有麻辣感。生用或醋炙用。

【药性】辛，苦，平。归肝、脾经。

【功效】破血行气，消积止痛。

【应用与配伍】

1. 癥瘕痞块，瘀血经闭，胸痹心痛

气滞血瘀所致的诸般痛证，常与莪术相须为用；经闭腹痛，配伍莪术、当归、香附等；治胸痹心痛，常配伍丹参、川芎等；胁下痞块，常配伍丹参、莪术、鳖甲等。

2. 食积气滞，脘腹胀痛

食积气滞，常配伍枳实、青皮、槟榔等；治脾虚食积，脘腹胀痛，配伍党参、白术、茯苓等。

【用法用量】煎服，5～10g。醋制后可加强祛瘀止痛作用。

【现代用药研究】本品具有抗血小板聚集，抗血栓，降低全血黏度，镇痛，抑制肺癌、胃癌细胞的作用。

二十九、三七

本品为五加科植物三七的干燥根和根茎。主产于云南、广西等地。本品气微，味淡。切片，捣碎，或碾细粉用。

【药性】甘，微苦，温。归肝、胃经。

【功效】散瘀止血，消肿定痛。

【应用与配伍】

1. 出血证

咯血，吐血，衄血，便血，尿血，崩漏，可单味内服或外用，均有良效；治外伤出血，可单用本品研末外用，或与龙骨、血竭等同用。

2. 血滞胸腹刺痛，痈肿

可单味应用，以三七为末，黄酒或白开水送服；血滞胸腹刺痛，配伍延胡索、川芎、郁金等活血行气药，则活血定痛之功更著；治无名痈肿，疼痛不已，以本品研末，米醋调涂；治痈疽溃烂，常与乳香、没药、儿茶等同用。

【**用法用量**】煎服，3～9g；研末吞服，1次1～3g。外用适量。

【**注意**】

临床使用时，不宜超量使用，大剂量服用有引起房室传导阻滞的可能。

元气大伤，阴阳欲脱者，血热妄行之出血或出血而兼有阴虚口干者不宜单用；无瘀者忌用；外感患者不宜用；对该药过敏者禁用。孕妇慎用，月经期、哺乳期妇女慎用。不宜与咖啡因、肝素、洛美沙星、尼美舒利、三七总皂苷、降血糖药等同用，与硝酸甘油等药物合用时需减量。忌食酸冷、腥臊食物。

【**现代用药研究**】本品能缩短出血和凝血时间，具有抗血小板聚集，溶栓，促进多功能造血干细胞增殖、造血，降低血压，减慢心率，抗心律失常，降低心肌耗氧量，扩张脑血管，增强脑血管流量，提高体液免疫功能，镇痛，抗炎，改善学习记忆，抗疲劳，抗衰老，抗肿瘤，调节血脂的作用。

三十、通草

本品为五加科植物通脱木的干燥茎髓。主产于广西、四川等。本品气微，味淡。生用。

【**药性**】甘，淡，微寒。归肺、胃经。

【**功效**】清热利尿，通气下乳。

【**应用与配伍**】

1. 诸淋证，水肿尿少

热淋之小便不利，淋沥涩痛，可与冬葵子、滑石、石韦等同用；石淋，可与金钱草、海金沙、石韦等同用；用于血淋，配伍石韦、白茅根、蒲黄等；用于水肿尿少，可与猪苓、地龙等共研为末，米汤送服。

2. 产后乳汁不下

产后乳汁不下，常与王不留行等药同用，如通乳汤。

3. 湿温初起及暑温夹湿

湿温初起及暑温夹湿，症见头痛恶寒，身重疼痛，体倦身热，与薏苡仁、白蔻仁、苦杏仁等同用，如三仁汤。

【**用法用量**】煎服，3～5g，或入丸、散。外用适量，煎汤洗或研末敷撒患处，用于热毒疮痈。

【注意】

临床使用时，不可单味药长期或大量服用，与其他利水药物同用时，注意调整用量。

下焦虚寒，小便不利，脾虚水肿，水、电解质紊乱，心功能不全，低血压，肾功能不全者慎用，孕妇慎用。忌生冷、黏腻、辛辣刺激食物。

【现代用药研究】本品具有利尿，增加尿钾排出，促进乳汁分泌，调节免疫和抗氧化的作用。

三十一、延胡索

本品为罂粟科多年生植物延胡索的干燥块茎，又名元胡。主产于浙江。本品气微，味苦。切厚片或捣碎，生用或醋炙用。

【药性】辛，苦，温。归肝、脾、心经。

【功效】活血，行气，止痛。

【应用与配伍】本品用治一身上下诸痛，治寒滞胃痛，配伍桂枝、高良姜等；胸胁脘腹疼痛者，常配伍川楝子，如金铃子散；心血瘀阻之胸痹心痛，常与丹参、桂枝、薤白、瓜蒌等药同用；经闭癥瘕，产后瘀阻，常配伍当归、蒲黄、赤芍等；寒疝腹痛，睾丸肿胀，常配伍橘核等药，如橘核丸；治风湿痹痛，常配伍秦艽、桂枝等药；跌打损伤，瘀血肿痛，可单用本品为末，以酒调服。

【用法用量】煎服，3～10g；研末服，每次 1.5～3g。

【注意】

临床使用时，注意区别证候轻重选择药量，与其他活血化瘀药同用时应酌减药量。

月经先期、崩漏、产后腹痛等，属血热、血虚、气虚者均慎用；有延胡索过敏史者禁用。孕妇慎用。不宜与马钱子同用；不可食猪犬肉、油腻羹鲙、腥臊陈臭诸物；不可多食生蒜、生葱、诸果、诸滑滞之物；不宜过食碱性食物。

【现代用药研究】本品有镇痛，催眠，镇静，扩张冠脉，降低冠脉阻力，增加冠脉血流量，提高耐缺氧能力，保护心肌细胞，抗心肌缺血，扩张外周血管，降低血压，抗溃疡，抑制胃液分泌，抗菌，抗炎，抗肿瘤和提高抗应激能力的作用。

三十二、韭菜子

本品为百合科植物韭菜的干燥成熟种子。本品气特异，味微辛。生用或盐水炙用。

【药性】辛，甘，温。归肝、肾经。

【功效】温补肝肾，壮阳固精。

【应用与配伍】

1. 肝肾亏虚，腰膝酸痛

肝肾亏虚，腰膝酸痛可单用，或与仙茅、巴戟天、枸杞子等同用。

2. 阳痿遗精，遗尿尿频，白浊带下

阳痿不举，遗精遗尿，可单用本品，或与补骨脂、益智仁、菟丝子等配伍；白浊带下，可单用本品醋煮，焙干，研末，炼蜜为丸，空心温酒送服。

【用法用量】 煎服，3～9g；或入丸、散。外用适量。

【注意】 注意观察患者的食欲、性欲、二便等情况。阴虚火旺及有湿热者忌服，孕妇慎服。

【现代用药研究】 本品有祛痰、抗菌、刺激黏膜纤毛运动等作用。

三十三、泽泻

本品为泽泻科植物泽泻的干燥块茎。主产于福建、四川等地。本品气微，味微甘。生用或盐水炙用。

【药性】 甘、淡，寒，归肾、膀胱经。

【功效】 利水渗湿，泄热，化浊降脂。

【应用与配伍】

1. 水肿胀满，小便不利，泄泻尿少，痰饮眩晕

水湿停蓄之小便不利，水肿，常与茯苓等药配用，如五苓散；水谷不分，泄泻不止，常与厚朴、苍术、陈皮等配伍；痰饮停聚，清阳不升之头目昏眩，配伍白术，如泽泻汤。

2. 热淋涩痛，遗精

湿热蕴结之热淋涩痛，常与木通、车前子等药同用；肾阴不足，相火偏亢之遗精、潮热，配伍熟地黄等药，如六味地黄丸。

3. 高脂血症

配伍决明子、荷叶、何首乌等。

【注意】

临床使用时，注意区别生品与制品的药效差异，生品利尿力强，应中病即止。

脾胃虚寒、阳气不足、肾虚水肿、肾虚滑精及无湿热者等忌用。低血糖、低血压、水及电解质紊乱等患者忌大量久服。老年人不宜长期或大量服用，肝肾功能不全者慎用。不宜与海蛤、文蛤等同用；不宜与紫菜、海带、菠菜、芹菜等同食。

【现代用药研究】 本品有利尿、降压、降血糖、抗脂肪肝、抑菌等作用。

三十四、何首乌

本品为蓼科植物何首乌的干燥块根。主产于河南、湖北、广东、广西、贵州等地。生何首乌气微，味微苦而甘涩；制何首乌气微，味微甘而苦涩。

【药性】苦，甘，涩，微温。归肝、心、肾经。

【功效】制何首乌：补肝肾，益精血，乌须发，强筋骨，化浊降脂。生何首乌：解毒，消痈，截疟，润肠通便。

【应用与配伍】

1. 血虚萎黄，眩晕耳鸣，须发早白，腰膝酸软，崩漏带下

血虚萎黄，失眠健忘，常与熟地黄、当归、酸枣仁等同用；精血亏虚，须发早白无子，常与当归、枸杞子等同用，如七宝美髯丹；腰膝酸软，眩晕耳鸣，配桑椹子、杜仲、黑芝麻等；妇人月经不调及崩漏带下，配伍当归、白芍、熟地黄等药。

2. 高脂血症

高脂血症，可单用制首乌，或与墨旱莲、女贞子等同用。

3. 结核，风疹瘙痒

瘰疬结核，可单用生何首乌，或与夏枯草、土贝母等同用；遍身疮痒肿痛，可与防风、苦参、薄荷等同用，煎汤外洗；湿热疮毒，黄水淋沥，配伍苦参、白鲜皮等。

4. 久疟体虚

久疟体虚，配伍人参、当归等。

5. 肠燥便秘

肠燥便秘，可单用或与肉苁蓉、当归、火麻仁等润肠通便药同用。

【注意】

临床使用时，注意区分生、制品药效差异，区别证候轻重选择药量，根据证候适当配伍。

外感热病、外感病邪未解、大便溏泄及湿痰较重者忌用，低血糖患者不宜大量长期服用。何首乌有引起肝损伤的风险，既往有肝病史者禁用。孕妇及肝肾功能不全者慎用，生品忌用。忌诸血、无鳞鱼、萝卜、蒜、葱、铁器等。

【现代用药研究】生品有促进肠管运动和轻度泻下作用，此外还有抗氧化、抗炎、抗菌、抗病毒、抗癌、抗诱变、保肝、降血脂、抗动脉粥样硬化、提高记忆等作用。制何首乌能增加肝中蛋白质含量，抑制胸腺萎缩，提高免疫力，抗骨质疏松，降低高胆固醇。

三十五、白头翁

本品为毛茛科植物白头翁的干燥根。全国大部分地区均产。本品气微，味微苦涩。

生用。

【药性】苦，寒。归胃、大肠经。

【功效】清热解毒，凉血止痢。

【应用与配伍】

热毒血痢，发热腹痛，里急后重，可单用，或与黄连、黄柏、秦皮等同用；血痢日久不愈，腹内冷痛，则与阿胶、干姜、赤石脂等药同用。下焦湿热所致之阴痒带下，配伍苦参、白鲜皮、秦皮等，煎汤外洗。

【用法用量】煎服，9～5g，或入丸、散，鲜品适当加量。外用适量，煎汤外洗，或鲜品捣烂敷患处。

【注意】

临床使用时，注意区别鲜品与干品的药效差异，鲜品捣烂后对皮肤黏膜有刺激作用，接触、吸入、内服、灌洗等应慎用；区别不同证候，选择适当药量，量大可引起口腔黏膜肿胀、胃肠炎症、血尿、肾炎等不良反应。

虚寒泻痢，脾胃虚弱，食少便溏者忌用。备孕期男女，孕妇，哺乳期妇女，婴幼儿，老年人慎用。忌食生冷、滑肠、油腻等食物。

【现代用药研究】本品具有明显的抑菌杀虫作用。

三十六、白鲜皮

本品为芸香科植物白鲜的干燥根皮。主产于辽宁、河北、四川、江苏等地。本品有羊膻气，味微苦。生用。

【药性】苦，寒。归脾、胃、膀胱经。

【功效】清热燥湿，祛风解毒。

【应用与配伍】

1. 湿热疮毒，湿疹疥癣

湿热疮毒，肌肤溃烂，黄水淋沥者，可配伍苍术、苦参、连翘等药；风疹，疥癣，配伍苦参、防风、地肤子等药，煎汤内服，外洗。

2. 湿热黄疸，风湿热痹

黄疸，尿赤，常配伍茵陈等药，如茵陈蒿汤；风湿热痹，关节红肿热痛，配伍苍术、黄柏、薏苡仁等。

【用法用量】煎服，5～10g。外用适量，煎汤洗或研粉敷。

【注意】

本品长期使用损伤脾胃，不宜大量久服。

脾胃虚寒，慢性腹泻者，对该药过敏者禁用。肝、肾功能不全者忌用。孕妇慎用。忌食生冷、油腻食物。

【现代用药研究】本品能杀癣抑菌，抗炎，解热，增加心肌收缩力，收缩血管及子宫平滑肌，且有抗癌作用。

三十七、柏子仁

本品为柏科植物侧柏的干燥成熟种仁。主产于山东、河南、河北等地。本品气微香，味淡。生用或制霜用。

【药性】甘，平。归心、肾、大肠经。

【功效】养心安神，润肠通便，止汗。

【应用与配伍】

1.阴血不足，虚烦失眠，心悸怔忡

心悸怔忡，虚烦不眠，头晕健忘，常与五味子等药配伍，如柏子仁丸；若治心肾不交之心悸怔忡，心烦少寐，梦遗健忘，多与麦冬、石菖蒲等药配伍，如柏子养心丸。

2.肠燥便秘

老年、产后等肠燥便秘，配伍郁李仁、松子仁、杏仁等。

3.阴虚盗汗

阴虚盗汗，配伍酸枣仁、续断、麻黄根等收敛止汗药。

【注意】

临床使用时，注意区别证候轻重选择药量，量大有滑肠之弊；区别生、制品的药效差异，生品有异味及致人恶心呕吐的副作用。

便溏及痰多者慎用，脾胃虚弱者不宜单用。不宜与菊花、羊蹄、诸石及面曲等合用。忌食辛辣、生冷、油腻、不易消化等食物。

【现代用药研究】本品有延长慢波睡眠期，促进神经节突起生长，改善前脑基底核的作用。

三十八、半夏

本品为天南星科植物半夏的干燥块茎。主产于四川、湖北、河南、安徽、贵州等地。本品气微，味辛辣，麻舌而刺喉。捣碎生用，或用生石灰、甘草等制成法半夏，用生姜、白矾等制成姜半夏，用白矾制成清半夏。

【药性】辛，温；有毒。归脾、胃、肺经。

【功效】燥湿化痰，降逆止呕，消痞散结。

【应用与配伍】

1.湿痰寒痰，风痰眩晕

咳嗽声重，痰白质稀者，常与陈皮同用，如二陈汤；寒饮咳喘，痰多清稀，常与细辛、干姜等同用，如小青龙汤；痰饮眩悸，痰厥头痛，配伍天麻、白术，如半夏白术天麻汤。

2. 胃气上逆，呕吐反胃

痰饮或胃寒所致呕吐，常与生姜同用，如小半夏汤；胃热呕吐，配黄连；胃阴虚呕吐，配石斛、麦冬；胃气虚呕吐，配人参、白蜜。

3. 胸脘痞闷，梅核气

寒热互结所致心下痞满者，常配黄连、黄芩等，如半夏泻心汤。痰热结胸，配伍瓜蒌、黄连；梅核气，与紫苏、厚朴、茯苓同用。

4. 痈疽肿毒，瘰疬痰核，毒蛇咬伤

瘰疬痰核，常与海藻、香附、青皮等同用；痈疽发背或乳疮起，可用本品研末，鸡子白调涂；毒蛇咬伤，亦可用生品研末调敷或鲜品捣敷。

【用法用量】内服一般炮制后用，3～9g。外用适量，磨汁涂或研末以酒调敷患处。

【注意】

生品毒性较大，一般不内服，半夏用量过大有伤阴动血之虑。

本品药性温燥，凡阴虚燥咳、血证、热痰、燥痰等应慎用。萎缩性胃炎与支管扩张咯血者不宜单味过量久服。孕妇忌用，肝功能异常者及备孕期妇女慎用。

本品不宜与乌头类药物配伍合用，包括川乌、制川乌、草乌、制草乌、附子、制附子等，恶皂荚。忌生冷、油腻、辛辣刺激性等食物，忌羊血、海藻、饴糖等。

【现代用药研究】本品有明显的止咳作用，有一定的祛痰作用，且有镇吐、抑制胃液分泌、预防与治疗胃溃疡、升高肝脏内酪氨酸转氨酶的活性、促进胆汁分泌、抗肿瘤、对抗室性心律失常、降低眼内压、镇静催眠、降血脂等作用。

三十九、桃仁

本品为蔷薇科植物桃或山桃的干燥成熟种子。主产于北京、山东、陕西、河南、辽宁等地。本品气微，味微苦。生用，或去皮用，炒黄用，用时捣碎。

【药性】苦，甘，平。归心、肝、大肠经。

【功效】活血祛瘀，润肠通便，止咳平喘。

【应用与配伍】

1. 瘀血阻滞之经闭痛经，产后腹痛，癥瘕痞块，跌扑损伤

瘀血经闭、痛经，常配伍红花，如桃红四物汤；产后瘀滞腹痛，常配伍川芎，如生化汤；癥瘕痞块，常配桂枝，如桂枝茯苓丸；下焦蓄血证，少腹急结，小便自利，其人如狂，甚则烦躁谵语，至夜发热者，配伍大黄、芒硝等药，如桃核承气汤；跌打损伤，瘀肿疼痛，常配当归、红花等药，如复元活血汤。

2. 肺痈，肠痈

治肺痈，配伍苇茎，如苇茎汤；肠痈，常配伍大黄、牡丹皮，如大黄牡丹汤。

3.肠燥便秘

常配伍当归、火麻仁等。

4.咳嗽气喘

既可单用煮粥食用，又常与苦杏仁同用。

【用法用量】煎服，5～10g，宜捣碎后煎煮，宜饭后服；亦入丸、散剂。生品不宜研末吞服。

【注意】

临床使用时，注意与苦杏仁等含苦杏仁苷的中药合用时应减量。

气血虚弱、脾虚便溏、血虚血燥、津液亏虚及无瘀血等患者慎用。孕妇及儿童慎用。不宜食油腻及生冷之品。

【现代用药研究】本品有增加脑血流量、降低血管阻力、抑制血小板聚集、镇痛、抗炎、抗菌、抗过敏、抗肺纤维化、镇咳平喘及抗肝纤维化等作用。

四十、诃子

本品为使君子科植物诃子或绒毛诃子的干燥成熟果实。本品气微，味酸涩后甜。生用或燥用，若用果肉，则去核。

【药性】苦，酸，涩，平。归肺、大肠经。

【功效】涩肠止泻，敛肺止咳，降火利咽。

【应用与配伍】

1.久泻久痢，便血脱肛

若久泻久痢属虚寒者，可与干姜、罂粟壳、赤石脂等配伍；涩肠固脱，涩肠止血，配伍人参、黄芪、升麻等药；肠风下血，配伍防风、秦艽、白芷等药。

2.肺虚喘咳，咽痛音哑

肺虚喘咳，可与人参、五味子等同用；痰热郁肺，久咳音哑者，常与桔梗、甘草等同用；久咳失音，咽痛音哑者，常与硼砂、青黛、冰片等同用。

【用法用量】煎服，3～10g；亦入丸、散剂及糖浆剂等剂型。

【注意】

临床使用时，注意顾护脾胃，注意区分生品与制品的药效差异。

外有表邪，内有湿热积滞，前列腺肥大者忌服。孕妇慎用。

【现代用药研究】本品有抑制气管平滑肌收缩、强心、降血糖、抗氧化、抗肿瘤、改善血液流变性、抗病原微生物等作用。

四十一、栀子

本品为茜草科植物栀子的干燥成熟果实。主产于江西、湖南、湖北、浙江等地。

本品气微，味微酸而苦。生用或炒焦用。

【药性】苦，寒。归心、肺、三焦经。

【功效】泻火除烦，清热利湿，凉血解毒；外用消肿止痛。

【应用】

1. 热病烦闷

热病烦闷，常与淡豆豉同用，如栀子豉汤；治热病火毒炽盛，三焦俱热而见高热烦躁，神昏谵语者，常与黄连等同用，如黄连解毒汤。

2. 湿热黄疸

湿热黄疸，配伍茵陈，如茵陈蒿汤。

3. 淋证涩痛

淋证涩痛，配伍滑石、车前子等，如八正散。

4. 血热吐衄

血热吐衄，配伍白茅根、大黄等，如十灰散。

5. 目赤肿痛

目赤肿痛，配伍黄连、龙胆、夏枯草等药。

6. 热毒疮疡

热毒疮疡，配伍金银花、连翘、蒲公英等。

7. 扭挫伤痛

扭挫伤痛，生栀子粉与黄酒调成糊状，外敷患处。

【用法用量】煎服，6～10g。外用生品适量，研末调敷。

【注意】

临床使用时，注意区别证候轻重选择药量，不宜单味大剂量使用。

本品苦寒伤胃，脾胃虚寒者慎用。肝功能不全者、老年人、婴幼儿等慎用。忌食生冷、黏腻、刺激性等食物。

【现代用药研究】本品有抗病毒、保肝利胆、促进胆汁分泌及胆红素排泄、降低血中胆红素、降低胰淀粉酶、促进胰腺分泌、增强胰腺腺细胞的抗病能力、增加正常肝血流量、增加胃黏膜血流量、保护胃黏膜、解热、镇痛、抗菌、抗炎、镇静催眠、降血压等作用。

四十二、沉香

本品为瑞香科植物白木香含有树脂的木材。主产于广东、广西等地。本品气芳香，味苦。生用。

【药性】辛，苦，微温。归脾、胃、肾经。

【功效】行气止痛，温中止呕，纳气平喘。

【应用与配伍】

1.寒凝气滞，脾胃虚寒

寒凝气滞，胸腹胀闷，配伍乌药、木香、槟榔等；脾胃虚寒，脘腹冷痛，常与肉桂、干姜、附子等同用。

2.胃寒呕吐呃逆

寒邪犯胃，呕吐清水，与陈皮、荜澄茄等同用，如沉香丸；脾胃虚寒，呕吐呃逆，经久不愈者，配伍丁香、豆蔻、柿蒂等。

3.肾虚气逆喘息

肾虚气逆喘息，常与肉桂、附子等同用，如黑锡丹；治上盛下虚之痰饮喘嗽，常与紫苏子配伍，如苏子降气汤。

【用法用量】煎服，1～5g，宜后下；或磨汁冲服，或入丸、散剂，每次0.5～1g。

【注意】

临床使用时，根据证候轻重选择剂量和疗程，大剂量使用可出现恶心、呕吐、腹痛、腹泻等症状。

本品辛温助热，阴虚火旺，气虚下陷者慎用。孕妇忌用。忌生冷、油腻食物。

【现代用药研究】本品能对抗肠痉挛性收缩，还有镇静、安定、麻醉、镇痛、平喘、抗菌等作用。

四十三、川贝母

本品为百合科植物川贝母、暗紫贝母、甘肃贝母、梭砂贝母、太白贝母或瓦布贝母等的干燥鳞茎。主产于四川、青海、甘肃、云南、西藏等地。本品气微，味微苦。生用。

【药性】苦，甘，微寒。归肺、心经。

【功效】清热润肺，化痰止咳，散结消痈。

【应用与配伍】

1.肺热燥咳，阴虚劳嗽

阴虚劳嗽，久咳有痰者，常配沙参、麦冬等；治肺热燥咳，常配知母。

2.瘰疬，疮毒，乳痈，肺痈

痰火郁结之瘰疬，常配玄参、牡蛎等药；治疮疡，乳痈，常配蒲公英、天花粉、连翘等；肺痈咯吐脓血，胸闷咳嗽，可与桔梗、紫菀等同用。

【用法用量】煎服，3～10g；研粉冲服，1次1～2g。

【注意】

临床使用时，注意区别证候轻重选择药量，本品甘寒，久服恐伤胃气。

脾胃虚寒、慢性肠胃炎、腹泻等慎用，咳痰量多，稀白痰者忌单味药大量服用，低血压、糖尿病、青光眼等患者忌大量使用，孕妇慎用。不宜与川乌、制川乌、草乌、制草乌、附子、制附子等乌头类药配伍合用。忌生冷、辛辣、油腻等食物。

【现代用药研究】本品能镇咳，平喘，镇痛，镇静，并有扩瞳、兴奋子宫、降压、抑制唾液分泌、松弛肠道等作用。

四十四、龟甲胶

本品为龟甲经水煎煮、浓缩制成的固体胶。本品气微腥，味淡。

【药性】咸，甘，凉；归肝、肾、心经。

【功效】滋阴，养血，止血。

【应用与配伍】阴虚潮热，骨蒸盗汗，腰膝酸软，常与枸杞子、锁阳、川牛膝、鹿角胶等配伍；血虚萎黄，崩漏带下，常与阿胶、鹿角胶、当归、白术等配伍。

【用法用量】取 3～9g，烊化兑服。

【注意】

本品为动物制剂，可引起过敏反应，使用时应加以注意。

脾胃虚寒，肾阳虚衰及有寒湿者忌用，对本品过敏者禁用。孕妇慎用，肾病患者不宜大量长期服用。不宜与沙参、人参等合用，不宜与四环素类药物合用。忌辛热食物，忌与酒、苋菜同食。

【现代用药研究】本品有补血、提高免疫力、抗凝血、兴奋子宫等作用。

四十五、牡丹皮

本品为毛茛科植物牡丹的干燥根皮。主产于安徽、四川、湖南、湖北、陕西等地。本品气芳香，味微苦而涩。生用或酒炙用。

【药性】苦，辛，微寒。归心、肝、肾经。

【功效】清热凉血，活血化瘀。

【应用与配伍】

1. 温毒发斑，血热吐衄

吐血衄血常与水牛角同用，如犀角地黄汤；温毒发斑，可配伍栀子、大黄等，如牡丹汤；用治血热吐衄，常与大蓟同用，如十灰散。

2. 温病后期，阴虚发热

温病后期，夜热早凉，热退无汗者，常配鳖甲，如青蒿鳖甲汤；若阴虚内热，无汗骨蒸者，常与生地黄、麦冬等药同用。

3. 经闭痛经，跌扑伤痛

经闭痛经，常配伍桃仁、桂枝等，如桂枝茯苓丸；跌扑伤痛，可与红花、乳香、没药等同用。

4. 痈肿疮毒

痈肿疮毒，配大黄、白芷、甘草等药；肠痈初起，配伍大黄、桃仁、芒硝等药，如大黄牡丹汤。

【用法用量】煎服，6～12g。

【注意】

临床使用时，注意区分生品与制品的药效差异，区别证候轻重选择药量，本品苦寒，不宜多服，恐伤胃气。

凡脾胃虚寒者慎用，低血压患者不宜单味药大量长期服用。儿童、老年患者等不宜大量长期服用，孕妇慎用。忌蒜等辛辣刺激性食物。

【现代用药研究】本品有消炎、解热、镇静、抗惊厥、抑菌、抗血小板聚集、镇痛、抗过敏、抗心脑缺血、抗动脉粥样硬化、抗心律失常、降压、调节免疫、保肝、护肾、抗肿瘤等作用。

四十六、杜仲

本品为杜仲科植物杜仲的干燥树皮。主产于陕西、四川、云南、贵州、湖北等地。本品气微，味稍苦。生用或盐水炙用。

【药性】甘，温。归肝、肾经。

【功效】补肝肾，强筋骨，安胎。

【应用与配伍】

1. 肾虚腰痛，经期腰痛，肾虚阳痿，头晕目眩

肾虚腰痛，常与胡桃肉、补骨脂等配伍；治风湿腰痛冷重，与独活、桑寄生等同用，如独活寄生汤；治外伤腰痛，可与川芎、桂心、丹参等同用；治疗妇女经期腰痛，可与当归、川芎、芍药等配伍；肾虚阳痿，精冷不固，小便频数，可与鹿茸、山茱萸、菟丝子等配伍；治疗肝肾不足，头晕目眩，可与牛膝、枸杞子、女贞子等同用。

2. 肝肾亏虚，妊娠漏血，胎动不安

肝肾亏虚，妊娠漏血，胎动不安，单用或与续断、桑寄生、山药等配伍。

【用法用量】煎服，6～10g。

【临床用药警戒】阴虚火旺者慎服，对本品过敏者禁用。

【现代用药研究】本品具有促进骨折愈合、延缓骨质疏松、镇静、镇痛、降压、保肝、延缓衰老、抗应激、抗肿瘤、抗病毒、抗紫外线损伤等作用。

四十七、厚朴

本品为木兰科植物厚朴或凹叶厚朴的干燥干皮、根皮及枝皮。主产于四川、湖北、浙江等地。本品气香，味辛辣，微苦。切丝，生用或姜汁炙用。

【药性】苦，辛，温。归脾、胃、肺、大肠经。

【功效】燥湿，行气，消积，消痰平喘。

【应用与配伍】

湿滞伤中，脘痞吐泻，配伍苍术、陈皮等，如平胃散；食积气滞，腹胀便秘，配伍大黄、芒硝等，如大承气汤；痰饮阻肺，咳喘胸闷者，与紫苏子、陈皮等同用，如苏子降气汤；寒饮化热，胸闷气喘，喉间痰声辘辘，烦躁不安者，配伍麻黄、石膏、杏仁等；宿有喘病，因外感风寒而发者，配伍桂枝、杏仁等。

【用法用量】煎服，3～10g。外用适量。

【注意】

临床使用时，注意区分生品与姜制品的药效差异，区别证候轻重选择药量。

气虚、津亏、血燥、孕妇、肝肾功能不全者等慎用。忌食生冷、辛辣、黏腻等食物。

【现代用药研究】本品有抑菌、松弛肌肉、防治胃溃疡、降压、增快心率等作用。

第六章　养生保健常用膏方

一、沙冬滋肺膏

【组成】北沙参，麦冬，玉竹，黄精，玄参。

【用法用量】开水冲服，一次 15g，一日 3 次。

【功效】滋肺阴，润肺燥，清肺热。

【主治】久病咳喘之肺阴虚证。症见干咳，痰少而黏，或痰中带血丝，咽喉干燥，虚热内生，午后潮热，夜间盗汗，五心烦热，面颊潮红，身体消瘦，声音嘶哑。

【配伍原理】肺为娇脏，不耐诸邪侵袭，寒热燥湿之邪，常从皮毛或口鼻而入，犯肺为病，内伤杂病致久咳，亦可耗伤肺阴。肺阴不足，肺失濡润，则口干咽燥，五心烦热，潮热盗汗，两颧潮红。清肃失司，气逆于上，则见干咳；虚热内生，炼液为痰，则痰少而黏；阴虚火旺，火灼咽喉则声音嘶哑，火热灼伤肺络，血不循经则痰中带血。以上皆为肺阴亏虚之候，治疗以滋阴润肺为主。

本方由沙参麦冬汤加减而成，沙参、麦冬、玉竹此三味药均为滋阴药，可清肺热，滋肺阴，润肺燥；黄精可润肺止咳，滋阴填精，补脾益气；玄参可清热凉血，滋阴降火，全方可治疗肺阴肺津损伤所致的干嗽、久咳、哮喘、咯血、咽痛等肺阴虚证。

【使用注意】本方适用于干咳少痰，久病咳喘之肺阴虚证。咳嗽之风寒证，肺痨之脾肾阳虚证患者不宜使用。

二、石斛滋胃膏

【组成】石斛，生地黄，麦冬，芦根，蒲公英，葛根，山楂，麦芽，神曲。

【用法用量】开水冲服，1 次 15g，1 日 3 次。

【功效】养阴和胃，清胃热。

【主治】脾阴不足，胃阴亏虚之脾胃阴虚证。症见不思饮食，饭后腹胀，胃脘灼热疼痛，倦怠乏力，形体消瘦，咽干唇燥，甚或干呕呃逆，大便干结。

【配伍原理】胃主受纳，需阴液滋润；脾主运化，赖脾胃之阴资助，脾胃阴足，则纳化正常，化生精微，供养脏腑。脾与胃相表里，胃阴匮乏则脾阴消耗。脾胃阴不足则口舌干燥，口渴引饮或渴不欲饮，食欲减退，饥不思食或食少，食后腹胀，倦怠乏力，形体消瘦，皮肤干燥，手足燥热，虚烦眠差，午后低热，便干量少，小便黄少。以上皆为脾胃阴虚之候，治疗以养阴益胃为主。

本方为脾胃阴虚证而设，方中石斛、芦根甘淡滋养脾阴；麦冬、葛根甘寒益胃生津；生地黄、蒲公英甘寒养阴生津，清热解毒；山楂、麦芽、神曲醒脾助运，健脾和胃。诸药合而用之，为养阴益胃之剂，全方可治疗因脾胃阴虚引起的食欲不振、饭后腹胀，胃部灼热疼痛，体倦乏力，身体消瘦，咽干唇燥，或恶心干呕，大便干结。

【使用注意】本方适用于食欲不振，胃部灼热疼痛之脾胃阴虚证。胃部剧烈冷痛之脾胃阳虚患者不宜使用。

三、参附温心膏

【组成】瓜蒌、薤白、半夏、黄芪、党参、肉桂、酸枣仁、柏子仁、丹参、三七花、炙甘草。

【用法用量】开水冲服，一次 15g，一日 3 次。

【功效】益气温阳，养心安神。

【主治】心悸怔忡，心胸憋闷疼痛之心阳虚证。症见心悸心慌，心胸憋闷疼痛，气短，自汗，面色㿠白，或面唇青紫，形寒肢冷，神疲乏力，失眠多梦，心神不宁。

【配伍原理】心为阳脏，以阳气为用，心阳虚衰，鼓动、温运无力，心动失常，故轻则见心悸，失眠多梦，重则怔忡；心阳虚弱，宗气衰少，胸阳不振，故心胸憋闷，气短，自汗；温运血行无力，心脉痹阻不通，则见心胸疼痛；阳虚而阴寒内生，温煦失职，故见畏寒肢冷；阳虚卫外不固，则见自汗；温运乏力，血脉失充，寒凝而血行不畅，故见面色㿠白或面唇青紫。

本方由瓜蒌薤白半夏汤、参附汤、柏子养心汤等加减化裁而来。方中瓜蒌可宽胸散结化痰，薤白可通阳导滞，半夏可化痰降浊；酸枣仁、柏子仁养心安神；黄芪、党参益气生血，配以丹参、三七花活血祛瘀，养血安神；肉桂温里散寒；炙甘草补益心脾之气并能调和诸药。诸药共用，温阳散结，行气止痛，补气养血，宁心安神，故可治疗因心阳虚引起的心悸怔忡，心胸憋闷疼痛，气短，自汗，面色㿠白或面唇青紫，畏寒肢冷，神疲乏力，失眠多梦，心神不宁。

【使用注意】本方适用心悸怔忡，心胸憋闷疼痛之心阳虚证。阴虚阳亢，虚热扰心之心阴虚证不宜。

四、健脾消食膏

【组成】黄芪，党参，白术，茯苓，甘草，干姜，荜澄茄，山楂，神曲。

【用法用量】开水冲服，一次 15g，一日 3 次。

【功效】益气健脾，温中消食。

【主治】主治脾阳不足，脾失健运之脾阳虚证。症见食少，腹胀，肠鸣，腹中冷痛，喜温喜按，泛吐清水，口淡不渴，畏寒肢冷或肢体浮肿，面色苍白，白带清稀量多，大便清稀或完谷不化，小便短少。

【配伍原理】脾主运化，脾阳虚衰，运化失权，则纳少，腹胀，大便清稀，甚至完谷不化；脾阳亏虚，虚寒内生，寒凝气滞，故腹中冷痛，喜温喜按；脾阳不足，温煦失职，水液不化，泛溢肌肤，则畏寒肢冷，肢体浮肿，小便短少；水湿下注，带脉不固，则带下清稀，色白量多。

本方由四君子汤、理中丸、健脾丸等加减化裁而来。方中黄芪、党参益气健脾；白术、茯苓健脾燥湿利水；甘草平补中气；干姜、荜澄茄温中散寒止痛；山楂、神曲健脾消食。诸药共用，健脾益气，温中止痛。治疗因脾阳虚引起的食欲不振，食少腹胀，肠鸣，腹中冷痛，喜温喜按，泛吐清水，口淡不渴，畏寒肢冷或肢体浮肿，面色苍白，白带清稀量多，大便清稀或完谷不化，小便短少。

【使用注意】本方适用脾阳不足，脾失健运之脾阳虚证。食欲不振，胃部灼热疼痛之脾胃阴虚证不宜。

五、参茸壮阳膏

【组成】红参，鹿茸，淫羊藿，肉苁蓉，熟地黄，枸杞子，沙苑子，补骨脂，山茱萸，茯苓，牡丹皮，泽泻。

【用法用量】开水冲服，一次 15g，一日 3 次。

【功效】温肾壮阳，固精止遗。

【主治】腰膝酸软，畏寒肢冷之肾阳虚证。症见腰膝酸软冷痛，形寒肢冷，下肢尤甚，下利清谷或五更泻泄，面色㿠白或黧黑，神疲乏力，或性欲冷淡，男子阳痿，滑精，早泄；女子宫寒不孕，白带清稀量多或尿频清长。

【配伍原理】肾主骨，腰为肾之府，肾阳虚衰，温煦失职，不能温养筋骨、腰膝，故腰膝酸软冷痛；元阳不足，失于温煦，则畏寒肢冷，下肢尤甚；阳虚无力运行气血，血络不充，故面色㿠白；若肾阳衰惫，阴寒内盛，则本脏之色外现而面色黧黑；阳虚不能鼓动精神，则神疲乏力；肾阳虚弱，故性欲冷淡，男子阳痿，女子宫寒不孕；肾阳虚弱，固摄失司，则男子滑精早泄，女子白带清稀量多，尿频清长，夜尿多。

本方由六味地黄丸、右归丸等加减化裁而成，方中红参益气摄血，大补元气；熟地黄补肾益精填髓；山茱萸补肝肾涩精气；泽泻、茯苓利水渗湿，温阳化气；牡丹皮清泻相火，制约山茱萸之温涩；鹿茸温补精血以壮阳；枸杞子滋精髓以填肾；淫羊藿、肉苁蓉补肾阳，强筋骨，益精血；沙苑子补肾助阳，固精缩尿；补骨脂补肾暖脾，固肠止泻。诸药配伍，温阳益肾，填精补血，以收培补肾中元阳之效。治疗因肾阳虚引起的腰膝酸软冷痛，形寒肢冷，下肢尤甚，泻下清稀或五更泻泄，面色㿠白或黧黑，神疲乏力，或性欲冷淡，男子阳痿滑精早泄，女子宫寒不孕，白带清稀量多或尿频清长。

【使用注意】本方适用于腰膝酸软，畏寒肢冷之肾阳虚证。阴虚火旺，五心烦热的肾阴虚证不宜。

六、参芪益肺膏

【组成】人参，黄芪，炙甘草，生姜，白术，五味子，半夏，桔梗，陈皮。

【用法用量】以上中药干燥后，打粉，水泛为丸。每瓶装 200g，开水冲服。一次 15g，一日 3 次。

【功效】补益肺气。

【主治】主治肺气虚证。症见咳嗽无力，少气短息，动则益甚，痰液清稀，平素易感冒，舌淡苔白，脉弱。

【配伍原理】肺主气，司呼吸，主宣发肃降，通调水道。肺气被耗，则宗气不足，呼吸功能减弱，因而咳喘无力，气少不足以息，动则耗气，所以动则喘息益甚；脾为"生痰之源"，肺为"储痰之器"，脾失健运，湿聚成痰，肺气不足，输布水液功能相应减弱，则水液停聚肺系，随肺气而上逆，所以出现清稀痰液；肺气虚不能宣发卫气于肌表，腠理不密，卫表不固，故见自汗，畏风；防御功能降低，易受外邪侵袭而患感冒。

本方由补中益气汤、生脉散、二陈汤等化裁而成。方中以人参健脾益气，白术健脾渗湿，脾气得补，肺气可生；以五味子配人参补固正气；黄芪甘温补肺固表；以半夏燥湿化痰，降逆和胃止呕；陈皮理气行滞，燥湿祛痰；生姜既能助半夏、陈皮消痰降逆，又能制半夏之毒；桔梗宣肺利气，以通调水道，使气化湿化，同时又可载药上行，以益肺气，成培土生金之功；甘草用以调和诸药。

【使用注意】对阴虚燥咳，或肺痨患者，不宜应用。

七、健脾益气膏

【组成】人参，黄芪，炙甘草，白术，山药，炒扁豆，山楂，麦芽，生姜，陈皮，木香，砂仁。

【用法用量】以上中药干燥后，打粉，水泛为丸。每瓶装 200g，开水冲服，一次

15g，一日 3 次。

【功效】健脾益气。

【主治】主治脾胃气虚证。症见气短乏力，饮食减少，食后胃脘不适，大便溏薄，面色萎黄，舌淡苔白，脉缓弱。

【配伍原理】脾主运化，脾胃气虚，气血生化不足，故气短乏力，面色萎黄；胃主受纳，脾主运化，胃气虚弱，则饮食减少；脾失健运，运化水湿失常，则湿滞中焦，故胃脘不适，大便溏薄；舌淡苔白，脉缓弱皆为脾胃气虚之象。治疗上予以健脾益气。

本方由参苓白术散、健脾丸等化裁而成。方中以人参补益脾胃之气；白术健脾渗湿；以麦芽、山楂消食和胃；山药健脾益气止泻；炒扁豆健脾化湿；木香、砂仁、陈皮芳香，理气开胃，醒脾化湿，既可解除脘腹痞闷，又使全方补而不滞；甘草益气和中，调和诸药。诸药合用，脾健则泻止，食消则胃和，诸症自愈。

【使用注意】寒热错杂于中焦及湿热下注大肠所致肠鸣泄泻者，忌用本方。

八、解毒消痈膏

【组成】金银花，连翘，蛇床子，野菊花，蒲公英，紫花地丁，紫背天葵，白鲜皮，地肤子，生地黄，栀子。

【用法用量】以上中药干燥后，打粉，水泛为丸。每瓶装 200g，开水冲服。一次 15g，一日 3 次。

【功效】清热解毒，消散疗疮。

【主治】皮肉湿热，湿疹或疗疱。症见疗疮初起，发热恶寒，疮形似粟，坚硬根深，状如铁钉，以及痈疡疖肿，局部红肿热痛，舌红苔黄，脉数。

【配伍原理】由于感受湿热火毒，或嗜食厚味辛辣之品，使积热内生，热毒侵袭肌肤，气血壅滞经络。本病发展迅速，为外科急症，治宜清热解毒。

本方由五味消毒饮化裁而成。方中连翘、金银花清热解毒，消散痈肿；蛇床子、地肤子、白鲜皮清热利湿止痒；栀子、紫花地丁、紫背天葵、蒲公英、野菊花均有清热解毒之功，为治疗痈疮疗毒之要药，配合使用，其清解之力尤强，并能凉血散结以消肿痛；生地黄凉血而滋阴，协助诸药解痈疡之血分热毒，奏凉血散瘀之功。

【使用注意】脾胃虚弱，大便溏薄者慎用；寒证疮疡者忌用。

九、清肝利胆膏

【组成】龙胆草，栀子，茵陈，黄芩，柴胡，茯苓，通草，泽泻，生地黄，人中黄。

【用法用量】以上中药干燥后，打粉，水泛为丸。每袋装 9g，每盒装 21 袋。温水送服，一次 9g，一日 3 次。

【功效】化湿除热，清肝利胆。

【主治】肝胆湿热证。症见肝区胀痛，口苦食欲差，或身目发黄，阴肿，阴痒，筋痿，阴汗，小便淋浊，或妇女带下黄臭，舌红苔黄腻，脉弦数。

【配伍原理】肝脉络阴器，湿热循经下注则为阴痒，淋浊，阴肿，筋痿，阴汗；肝火上炎，则口苦，涉及两胁则胁痛；肝胆湿热内盛则见身目发黄，舌红苔黄腻，脉弦数有力。治疗上予以化湿除热，清肝利胆。

本方由龙胆泻肝汤化裁而成。方中龙胆草大苦大寒，泻肝胆实火，利肝胆湿热；黄芩、栀子、人中黄苦寒泻火，燥湿清热，加强泻火除湿之力；泽泻、通草渗湿泄热，导湿热从水道而去；茵陈清热利湿退黄；茯苓健脾渗湿；方中诸药以苦燥渗利伤阴之品居多，故用生地黄养血滋阴，使邪去而阴血不伤；肝性喜疏泄条达而恶抑郁，遂用柴胡疏通肝胆之气，并能引诸药归于肝胆之经，有"火郁发之"之意。火降热清，湿浊得利，循经所发诸症皆可相应而愈。

【使用注意】本方泄肝胆之实火，清下焦之湿热，药物多为苦寒之性，易伤脾胃，不宜久服，对脾胃虚寒和阴虚阳亢者，皆非所宜。

十、利湿止泻膏

【组成】白头翁，秦皮，芍药，黄芩，金银花，连翘，黄连，甘草，木香。

【用法用量】以上中药干燥后，打粉，水泛为丸，每袋装9g，每盒装21袋。温水送服，一次9克，一日3次。

【功效】清热利湿，行气止痛。

【主治】主治大肠湿热证。症见腹痛腹泻，甚至里急后重，泻下脓血便，肛门灼热，口渴，舌苔黄腻，脉弦数。

【配伍原理】湿热下注大肠，搏结气血，酿为脓血，而为下痢赤白；肠道气机阻滞则腹痛，里急后重；下痢与邪热耗伤津液，则口渴；肛门灼热，小便短赤，舌苔黄腻，脉象弦数俱为湿热内蕴之象。治宜清热利湿，行气止痛。

本方由芍药汤、白头翁汤等化裁而成。方中白头翁，清热解毒，凉血止痢；秦皮苦涩而寒，清热解毒，兼以收涩止痢；金银花、连翘清热解毒；黄芩、黄连苦寒，入大肠经，清热燥湿解毒；芍药养血和营，缓急止痛，且可解湿热之邪毒熏灼肠络，耗伤阴血之虑；木香行气止痛；甘草和中调药，与芍药相配，还可缓急止痛。诸药合用，湿去热清，气血调和，故下痢可愈。

【使用注意】痢疾初起有表证者忌用。

十一、燥湿化痰膏

【组成】半夏，陈皮，陈皮，茯苓，木香，砂仁，白扁豆，白术，炙甘草。

【用法用量】开水冲服，一次15g，一日3次。

【功效】燥湿化痰。

【主治】主治痰湿，症见体型肥胖，腹部肥满，胸闷，痰多，容易困倦，身重不爽，喜食肥甘醇酒，舌体胖大，舌苔白腻。

【配伍原理】脾主运化，运化水液，调节水液代谢，脾失健运，水湿无以运化水湿聚成痰，郁积而成。湿痰停于腹部则见腹部肥满，阻于胸膈，气滞不畅，则感胸闷；留注四肢，则肌肉困重；停于舌体，见于舌体胖大，舌苔白腻，治疗当燥湿化痰。

本方由二陈汤、参苓白术散等加减化裁而成。其中法半夏辛温性燥，能燥湿化痰，且和胃降逆；陈皮可理气化痰，气顺则痰消，等量合用，不仅相辅相成，增强燥湿化痰之力，而且体现治痰先理气，气顺则痰消之意；半夏、陈皮皆以陈久者良，而无过燥之弊，故方名"二陈"；佐以茯苓健脾渗湿，渗湿以助化痰之力，健脾以杜生痰之源；鉴于陈皮、茯苓是针对痰因气滞和生痰之源而设，故二药为祛痰剂中理气化痰，健脾渗湿的常用组合，加了木香，增强理气化痰的功效；脾为生痰之源，予以砂仁、白扁豆、白术健脾燥湿；以甘草健脾和中，调和诸药。

【使用注意】本方适用于痰湿体质者，体型肥胖者。本品性燥，吐血、阴虚、血虚者等不宜。

十二、利尿通淋膏

【组成】萹蓄，瞿麦，萆薢，木贼，通草，滑石粉，黄柏，车前子，海金沙，生甘草，鱼腥草，竹叶。

【用法用量】开水冲服，一次 15g，一日 3 次。

【功效】清热利湿，利尿通淋。

【主治】主治膀胱湿热，症见尿频尿急，涩少而痛，色黄浊。

【配伍原理】人体感受外来湿热之邪，侵袭膀胱，或饮食不节，湿热内生，下注膀胱，膀胱气化不利，小便异常，则成膀胱湿热证。湿热下注蕴于膀胱，水道不利，故尿频尿急，溺时涩痛，淋沥不畅，甚则癃闭不通；湿热熏蒸，故尿色浑赤；或者湿热郁遏，气机不畅，则少腹急满。治宜清热利水通淋。

本方由八正散加减而成。此为治疗热淋的常用方，其因湿热下注膀胱所致。滑石善能滑利窍道，清热渗湿，利水通淋，《药品化义》谓之"体滑主利窍，味淡主渗热"；通草上清心火，下利湿热，使湿热之邪从小便而去；萹蓄、瞿麦、车前子三者均为清热利水通淋之常用品；予以鱼腥草、海金沙、木贼增强利尿通淋作用；甘草调和诸药，兼能清热，缓急止痛。本方集大队寒凉降泄之品，泻火与利湿合法，利尿与通腑并行，诸药合用，既可直入膀胱清利而除邪，又兼通利大肠导浊以分消，务使湿热之邪尽从二便而去，共成清热泻火，利水通淋。

【使用注意】本方适用于膀胱湿热患者，症见尿频，尿急，尿痛。

十三、桃红麻杏膏

【组成】麻黄，苦杏仁，甘草，桑白皮，瓜蒌皮，川贝母，桃仁，红花，当归，赤芍，桔梗，葶苈子，紫苏子，丹参。

【用法用量】开水冲服，一次15g，一日3次。

【功效】活血行瘀，理气通络。

【主治】瘀阻于肺，症见胸痛咳嗽，气促，甚者喘息不能平卧，胸闷如塞，心悸不宁，舌质紫暗或见瘀斑、瘀点，脉弦涩。

【配伍原理】痰瘀互结形成后，由于停滞的部位不同，临床表现不同，阻滞于经脉，可影响气血运行和经络的生理功能及气机升降。痰瘀互结于心，心血不畅，而见胸闷心悸；停于舌络、脉络可见舌质紫暗或见瘀斑、瘀点，脉弦涩；互结于肺部可见咳嗽，气喘。不通则痛，予以活血行瘀，理气通络化痰。

本方由三拗汤、葶苈大枣泻肺汤、贝母瓜蒌散、桃红四物汤等加减化裁而成，其中麻黄配杏仁，目的为平喘止咳；予以瓜蒌皮、贝母清热化痰，宽胸利膈。葶苈，泻肺去痰，降气平喘；配伍丹参、赤芍、桃仁、红花活血行气，取治痰需活血，血行痰易化之意，加强化痰之功效。

【使用注意】本方适宜瘀阻于肺，而导致的咳嗽，气促，胸闷，心悸。

十四、通脉止痛膏

【组成】丹参，桃仁，红花，当归，川芎，赤芍，枳壳，蒲黄，苏合香，黄芪，三七花。

【用法用量】开水冲服，一次15g，一日3次。

【功效】行气活血，通脉止痛。

【主治】瘀阻于心，症见胸闷疼痛，痛引肩背，心悸，口唇青紫，舌质青紫或见瘀斑、瘀点，脉涩或结代。

【配伍原理】脉痹瘀血由离经之血积存体内，或血行不畅，阻滞经脉及脏腑内的血液，瘀血阻滞于心而成。瘀血阻滞经脉，气血运行不畅，不通则痛，致胸闷疼痛；气血运行不畅，形体官窍因脉络瘀阻，则口唇青紫，舌质青紫或见瘀斑、瘀点。治当行气活血，通脉止痛。

本方由血府逐瘀汤、当归补血汤等加减而来。方中黄芪补气行气；配伍当归益气养血；赤芍、川芎、桃仁、红花润燥活血；丹参、三七、蒲黄活血祛瘀，通脉止痛，为瘀阻心脉之常用药；枳壳、苏合香理气宽中止痛。

【使用注意】本方适用于瘀血阻滞胸部，导致的胸闷，胸痛，心悸。

十五、疏肝祛瘀膏

【组成】香附，柴胡，川芎，佛手，青皮，丹参，延胡索，三棱，莪术，桃仁，红花，赤芍。

【用法用量】开水冲服，一次 15g，一日 3 次。

【功效】疏肝理气，祛瘀通络。

【主治】瘀阻于肝，症见胁痛痞块，入夜尤甚，舌质紫暗或有瘀斑、瘀点，脉弦涩。

【配伍原理】邪气侵犯人体，导致气血瘀滞肝络，不通则痛，表现为胁痛，入夜阳气内闭，故入夜尤甚；气血瘀阻脉络，则表现为舌质紫暗或有瘀斑、瘀点，脉弦涩。治以疏肝理气，祛瘀通络。

本方由柴胡疏肝散加减而来。该方为理气剂，遵循了《黄帝内经》"木郁达之"之旨，治宜疏肝理气之法。方中以柴胡疏肝解郁；香附理气疏肝而止痛；配伍佛手、青皮两味药增加疏肝破气功效；川芎活血行气以止痛；配伍丹参、延胡索活血化瘀止痛。六味药相合，助柴胡以解肝经之郁滞，并增行气活血止痛之效。陈皮、枳壳理气行滞；芍药、甘草养血柔肝，缓急止痛，均为佐药；甘草调和诸药，为使药。诸药相合，共奏疏肝行气，活血止痛之功。

【使用注意】本方适宜气滞血瘀导致的胁痛。孕妇禁用。

十六、归莪妇痛宁膏

【组成】延胡索，丹参，莪术，三棱，益母草，当归，川芎，赤芍，桃仁，没药，肉桂，干姜，香附，小茴香。

【用法用量】开水冲服，一次 15g，一日 3 次。

【功效】活血化瘀，和络止痛。

【主治】瘀阻胞宫，症见少腹疼痛，月经不调，痛经，经色紫黑有块，舌质紫暗或有瘀斑、瘀点，脉弦涩。

【配伍原理】多因经期冒雨、涉水、游泳，或经水临行贪食生冷，内伤于寒，或过于贪凉，或生活环境潮湿，风冷寒湿客于冲任、胞中，以致经血凝滞不畅，瘀阻胞宫；或素禀阳虚，阴寒内盛，冲任虚寒，致使经水运行迟滞，使血滞不行，留聚而痛，瘀阻胞宫。症见少腹疼痛，月经不调，痛经，经色紫黑有块，舌质紫暗或有瘀斑、瘀点，脉弦涩。治当活血化瘀，和络止痛。

本方由少腹逐瘀汤加减而来。方中当归、川芎、赤芍、桃仁活血散瘀，养血调经；延胡索、丹参、益母草、没药、香附理气止痛，活血祛瘀；肉桂、干姜、小茴香散寒通阳，温暖胞宫；莪术、三棱破血行气，散瘀止痛。诸药相合，共奏活血化瘀，和络止痛之功。

【使用注意】本方适用于瘀血阻滞胞宫所致的少腹疼痛，月经不调，痛经。但本方活血化瘀药较多，非确有瘀血不宜使用，孕妇禁用。

十七、疏肝解郁膏

【组成】柴胡，郁金，当归，川芎，白芍，炒白术，茯苓，炒栀子，黄芩，酸枣仁，炙甘草，香附，枳壳，青皮。

【用法用量】开水冲服，一次 15g，一日 3 次。

【功效】疏肝解郁，调畅情志。

【主治】肝气郁结，症见面色苍暗或萎黄，性情急躁易怒，易于激动，或忧郁寡欢，胸闷不舒，时欲太息，舌淡，舌边尖红，苔白，脉弦。

【配伍原理】肝藏血，肝血不足，机体失于濡养，症见面色苍暗或萎黄；肝喜条达而恶抑郁，若情志不遂，则肝经气血不畅，可见性情急躁易怒，易于激动，或忧郁寡欢，胸闷不舒，时欲太息。根据"木郁达之"的原则，治宜疏肝解郁，调畅情志。

本方由逍遥散加减而来。方中柴胡、香附疏肝解郁，条达肝气，调畅情志；郁金、川芎活血行气，通络止痛；枳壳、青皮理气止痛；当归、白芍、酸枣仁补肝血，柔肝体；炒白术、茯苓、炙甘草健脾益气，助气血生化之源；炒栀子、黄芩清泻肝火。诸药相合，共奏疏肝解郁，调畅情志之功。

【使用注意】本方适用于肝气郁结导致的情志不畅。阴虚内热者不宜使用。

十八、禀赋增强膏

【组成】肉苁蓉，鹿茸，菟丝子，补骨脂，黄芪，党参，白术，山药，枸杞子，山楂，茯苓，神曲，陈皮。

【用法用量】开水冲服，一次 15g，一日 3 次。

【功效】温阳补肾，益气补虚。

【主治】肾气不足导致的某些遗传疾病，先天禀赋异常者。

【配伍原理】肾为先天之本，藏先天之精，化生肾气，推动人体生长发育和生殖。肾气不足，先天禀赋不足，则会导致某些遗传疾病。脾为后天之本，为气血生化之源，先天不足，可以健脾益气，通过补后天来助先天。

本方由右归丸和六君子汤加减而来。方中肉苁蓉、鹿茸、菟丝子、补骨脂温补肾阳；枸杞子填补肾精；黄芪、党参、白术、山药、茯苓、陈皮益气补虚；山楂、神曲开胃消食。诸药相合，共奏温阳补肾，益气补虚之功。

【使用注意】本方适用于先天肾气不足导致的某些遗传疾病。发育正常者禁用。

十九、气虚大补膏

【组成】黄芪，党参，白术，茯苓，甘草，当归，川芎，枸杞子，白芍，熟地黄，阿胶，山药。

【用法用量】开水冲服，一次 15g，一日 3 次。

【功效】补益气血。

【主治】气血亏虚，症见神疲乏力，少气懒言，声音低微，自汗，面色淡白或萎黄，口唇、眼睑、爪甲色淡，心悸多梦，手足发麻，头晕眼花，妇女经血量少色淡、衍期甚或闭经，舌淡脉细。

【配伍原理】脾胃为后天之本，气血生化之源。脾胃虚弱，则气血生化无源，导致气血亏虚。气虚则神疲乏力，少气懒言，声音低微，自汗；血虚则形体失养，面色淡白或萎黄，口唇、眼睑、爪甲色淡，心悸多梦，手足发麻，头晕眼花；血虚导致冲任不足，胞宫失养，则妇女经血量少色淡、衍期甚或闭经，舌淡脉细。

本方由十全大补汤加减而成。方中黄芪、党参、白术、茯苓、甘草、山药健脾益气，补后天之本；当归、川芎、枸杞子、白芍、熟地黄、阿胶补益肝血。诸药相合，共奏补益气血之功。

【使用注意】本方适用于气血亏虚所致的虚损疾病。阴虚内热或实证不宜使用。

二十、坤灵丸

【组成】熟地黄，枸杞子，当归，丹参，川芎，鸡血藤，月季花，桃仁，红花，赤芍，泽兰，益母草，菟丝子，甘草。

【用法用量】以上中药干燥后，打粉，水泛为丸。每袋装 9g，每盒装 21 袋。温水送服，一次 9g，一日 3 次。

【功效】补肾益精，养血活血调经。

【主治】月经量少或闭经，属于肝肾精血不足，瘀血内阻证。症见月经量明显偏少，甚至月经停闭，伴有月经颜色偏暗，或者有瘀块，面色少华生斑，或腰膝酸痛，脱发。

【配伍原理】肝主藏血，肾主藏精，肝肾不足，精血亏虚必然导致月经量少，甚至停闭；加之血虚瘀滞，月经不畅，伴有月经色暗有瘀块，面色少华而生斑；腰膝酸痛皆为肾精亏虚之候。治疗上当补肾填精，养血活血以调经。

本方由桃红四物汤、泽兰汤、益母胜金丹等化裁而成。方中熟地黄、当归、川芎、赤芍取四物汤之意，养肝血；一味丹参饮，功同四物汤，方中更添丹参、枸杞助四物汤补养肝血；以桃仁、红花、鸡血藤、月季花活血化瘀，与四物汤为伍，养血活血而不伤正；益母草，泽兰乃活血调经之常品，古方泽兰汤、益母胜金丹皆用之；菟丝子、熟地黄乃补肾填精之常品，与大队补肝养血药为伍，精血互生，傅青主定经汤常用之。

【使用注意】本方适用于精血不足兼有血瘀之月经量少或闭经。痰湿内阻或肝郁气滞等不宜。

二十一、活血通经丸

【组成】当归，川芎，王不留行，牛膝，淫羊藿，橘络，醋香附，路路通，穿破石，肉苁蓉，荔枝核，小茴香，甘草。

【用法用量】以上中药干燥，打粉，水泛为丸。每袋装 9g，每盒装 21 袋。温水送服，一次 9g，一日 3 次。

【功效】温肝散寒，活血通络，行气止痛。

【主治】肝肾虚寒，气滞血瘀。症见女性月经不调，痛经，输卵管阻塞；男性输精管不通或功能性不射精。

【配伍原理】本方由佛手散、橘核丸、疝气方等化裁而成。肝肾不足，寒邪客于肝脉，导致肝经气滞，血瘀，津凝：女性则容易导致月经不调，痛经，甚则输卵管阻塞不通；男性则容易导致输精管不通或者功能性不射精症；形寒畏冷，少腹胀痛，腰膝酸痛，肢末不温皆为寒凝肝脉，气滞血瘀之表现。治疗上以补肝肾，行气活血，通络止痛为法。

方中以肉苁蓉、淫羊藿、川牛膝三药平补肝肾，其治在肾，三药温而不燥，补而不峻，且牛膝还有引药下行直到下焦肝肾之用；当归配川芎即佛手散，养血活血以止痛，其治在肝；橘络、香附疏肝理气以通络止痛；配伍温肝散寒止痛之荔枝核、小茴香，针对寒凝肝脉之少腹疼痛，疝气疼痛而设；王不留行、路路通、穿破石，皆为活血通络而设。诸药合用，共奏补肝肾，温肝散寒，理气活血，通络止痛之功。

【使用注意】本方适用于肝肾不足，寒凝肝脉之证。单纯湿热或痰湿者不宜。

二十二、益宫丸

【组成】枸杞子，菟丝子，鹿角霜，黄芪，太子参，山药，覆盆子，豆蔻，沉香，檀香，小茴香，紫石英，甘草。

【用法用量】温水送服，一次 6g，一日 3 次。

【功效】补肾健脾填精，温肝理气散寒。

【主治】肾脾精亏不足，寒凝胞宫。症见月经不调，月经量少、后期、痛经等，女性婚久不孕或黄体功能不全，腰膝酸软，食少神疲，头晕耳鸣，少腹冷痛。

【配伍原理】本方由五子衍宗丸、补天大造丸等化裁而成。肾脾为先后天之本，气血精之来源，脾肾不足，气血精之生化无源，故易导致女性月经不调，或女性婚久不孕，或黄体功能低下；腰膝酸软，食少神疲，头晕耳鸣皆为脾肾精亏之表现；寒凝肝脉，容易导致女性痛经，少腹冷痛。治疗以脾肾双补填精为主，兼以温肝行气散寒。

方用枸杞子、菟丝子、覆盆子，诸子皆为补肾填精之常品，方名五子衍宗丸即是明证；鹿角霜为血肉有情之品，补肾填精兼有固涩之功；黄芪、太子参、山药、甘草乃益气健脾之常用组合，太子参性味平和，补而不峻，培补后天以助先天。两组药物为方中主药，针对脾肾精亏而设。方中豆蔻、沉香、檀香、小茴香，皆有温肝散寒，理气止痛之用，针对肝寒少腹疼痛，痛经而设立；紫石英，温胞且有收涩之功，与理气行气之品形成散收之用，为方中之佐药。诸药合用，共奏补肾益脾，温肝理气之功。

【使用注意】本方适用于脾肾精亏，寒凝肝脉之证。单纯湿热证，阴虚火旺证或痰湿证皆不宜；脾胃虚弱，大便溏稀者减量。

二十三、益肾调经膏

【组成】山药，枸杞子，黄芪，党参，益母草，鸡血藤，当归，菟丝子，月季花，香附，巴戟天，黄精，甘草。

【功效】补肾健脾，养血调经

【用法用量】开水冲服，一次15g，一日3次。

【主治】卵巢功能早衰，女性青春期发育迟缓表现为月经不调或停闭属于脾肾精亏，肝血虚滞者。症见月经量少、色淡、后期甚至停闭，伴有腰膝酸软，性欲减退，颜面生斑，疲乏头晕。

【配伍原理】月经的来潮及维系依赖于"天癸至，任脉通，太冲脉盛"。卵巢功能早衰，女性青春期发育迟缓导致的月经不调或经闭，多与肝脾肾三脏功能低下有关。故治疗上以益肾精，健脾气，调肝血为法。

方中黄芪、党参、山药、甘草为益气健脾而设，后天脾胃健运，气血生化有源；菟丝子、巴戟天、黄精皆为补肾填精之品，性味平和，补而不峻，与益气健脾之品为伍，形成先后天同补之格局；当归、枸杞子养肝血；香附调肝气；鸡血藤、益母草、月季花活血通经。脾肾得补，肝血得调，经血自然得以恢复。

【使用注意】本方适用于脾肾不足，肝血不调之证。单纯湿热证，阴虚火旺证或痰湿证皆不宜；脾胃虚弱，纳呆者减量。

二十四、益肾生精丸

【组成】熟地黄，山药，枸杞子，淫羊藿，巴戟天，菟丝子，韭菜子，黄精，红参须，当归，茺蔚子，车前子，炒黑芝麻，甘草。

【功效】补肾填精，阴阳并补。

【主治】男子不育或性欲减退属于肾精不足，阴阳两虚证。症见神疲乏力，腰膝酸软，性欲减退，阳痿。

【配伍原理】男子以精为本，肾精不足，阴阳两虚，故见性欲减退或阳痿，或不育；神疲乏力，腰膝酸软皆为肾精亏虚不足之表现。治疗上以补肾填精为要。

该方化裁于张景岳之赞育丹。方中熟地黄、黄精、山药、黑芝麻乃补肾填精之常品；加入淫羊藿、巴戟天阴阳并补；菟丝子、枸杞子、车前子、茺蔚子、韭菜子皆为种仁之属，种仁多有补肾填精之功，常用于肾精亏虚之证，古人五子衍宗丸即是明证；红参、山药、甘草皆为益气补脾之属，补后天以助先天。诸药合用，肾精足，阴阳得补，共奏补肾赞育之功。

二十五、益肾生发丸

【组成】枸杞子，淫羊藿，肉苁蓉，制何首乌，黑芝麻，锁阳，狗脊，雄蚕蛾，菟丝子，韭菜子，补骨脂，金樱子，五味子，黑豆，黑蚂蚁，甘草。

【用法用量】以上中药打粉，水泛为丸。每袋装9g，每盒装21袋。温水送服，一次9g，一日3次。

【功效】滋补肝肾，壮阳固精，养血生发。

【主治】阳痿早泄，须发早白或脱发属肾精亏虚者。症见腰膝酸软，头晕耳鸣，夜尿频多，神疲乏力。

【配伍原理】肾主藏精，尤主男子生殖之精，肾精充足则阳事如常；发为精血之化生，肾精足则须发浓黑。倘若肾精匮乏则性欲淡漠，阳事不举，甚至阳痿早泄，须发早白或脱发。治疗重在补肾填精。

本方以菟丝子、韭菜子、金樱子、五味子、枸杞子等，集诸子于一方，取五子衍宗丸之意，平补肾精；附以补骨脂、肉苁蓉、黑豆加强补肾填精，尤其是肉苁蓉温而不燥，补而不峻，乃补肾填精之常品；淫羊藿、锁阳补肾填精且有兴阳助阳之功，现代研究证实该药具有很强的提高性欲，提高雄激素水平之功；精血可互生，制何首乌、炒黑芝麻养肝血以助补精；以上诸品皆为草木之物，草木为无情之品，肾精匮乏较甚，草木无情之品难以取速效，不若加入血肉有情之品效捷，故方中配伍狗脊、雄蚕蛾、黑蚂蚁等补肾填精血肉之品，以加强补肾之力。总之，诸药合用，共奏补肾填精之功。

【使用注意】本方为补肾填精之专品。药物偏于滋腻，脾胃虚弱，食少纳呆者不宜；阴虚火旺，痰湿，痰热皆为禁忌。

二十六、胃炎消丸

【组成】党参，黄连，砂仁，甘草，白芍，海螵蛸，肉桂，厚朴，乌梅，诃子肉，枳壳，荜澄茄。

【用法用量】上药打粉，水蜜为丸。每袋装3g，每盒装21袋。温水送服，一次3g，一日3次。

【功效】健脾和胃，行气止痛。

【主治】慢性胃炎属于寒热错杂，脾胃失和证。症见脘腹胀满，恶心呕吐，反酸，食欲不振，胃部怕冷，喜按。

【配伍原理】本方由厚朴温中汤、枳实消痞丸等方化裁而成。慢性胃炎乃西医病名，常通过胃镜检查所确诊。患者常因饮食不节，寒热所伤，久而脾胃不和，症见脘腹胀满，恶心呕吐，反酸，食欲不振，胃部怕冷，喜按。治疗上宜寒温并用，健脾和胃，行气止痛。

方中枳壳、厚朴、砂仁、荜澄茄等行气除满以消胀；肉桂、党参、甘草等益气健脾，辛甘以复阳而温中祛寒；乌梅、芍药、甘草、诃子肉等酸甘以敛阴，缓急止痛；海螵蛸，制酸以护胃为佐。诸药合用，共奏健脾和胃，行气止痛之功。

【使用注意】服药期间必须清淡饮食，禁食肥甘厚腻、辛辣刺激之品，方可获效。单纯脾胃虚寒者本方不宜。

二十七、激奎丸

【组成】女贞子，枸杞子，何首乌，龟甲，菟丝子，熟地黄，巴戟天，桑椹，淫羊藿，山茱萸，丹参，当归，山药，北沙参，香附。

【功效】滋阴补肾，益精助孕。

【主治】用于肾阴虚女性不孕，排卵功能障碍者。症见久婚不孕，或彩超监测无排卵，或排卵障碍，月经先期，腰膝酸软，口干咽干，手足心热，舌红苔薄脉细数。

【配伍原理】本方以左归丸为基础加减而成。部分女性不孕或排卵障碍属于肾阴精亏虚者，阴虚则生内热，故见口干口苦，手足烦热，月经先期，舌红苔少，脉细数，腰膝酸软。治疗上宜滋阴补肾，益精助孕。

方中用熟地黄、山茱萸、山药，即左归丸中之"三补"，其中熟地黄补肾填精，山茱萸补肝，山药补脾皆补助肾之阴精；巴戟天、菟丝子平补肝肾，乃妇科助孕常用药对，傅青主常用之；桑椹子、女贞子、枸杞子、首乌、沙参、当归、丹参等皆为滋肝阴，养肝血之品，乙癸同源，精血同调；加入血肉有情之养阴潜阳龟甲，肝肾阴亏虚热内生之证更易解除；稍佐香附，疏肝理气，更合肝体阴用阳之性。诸药合用，共奏补肾填精，养肝助孕之功。

【使用注意】本方较为滋腻，脾胃虚弱，大便溏稀腹满者不宜；痰湿，痰热，阳虚者皆为禁忌。

二十八、益肾健腰丸

【组成】狗脊，桑寄生，杜仲，续断，牛膝，当归，白芍，熟地黄，鸡血藤，红花，丹参，三七，红参，甘草，黄芪，鸡内金。

【用法用量】温水送服，一次 5g，一日 3 次

【功效】益气养血，补肾壮骨。

【主治】老年人退行性腰腿骨关节病变。症见腰膝酸痛，劳累后或久站久立后尤为明显，疲乏气短，舌淡，苔薄白，脉细弱。

【配伍原理】本方乃独活寄生汤化裁而来。年老体衰，肾精亏虚，气血不足，骨关节退行性病变而生，腰为肾之府，肾虚则腰膝酸痛；体虚不耐劳，故腰酸腿痛在劳累后或久站立力后尤为明显；疲乏气短，舌淡，苔薄白，脉细弱皆为虚劳之症。治疗上当气血双补，补肾填精，强腰壮骨。

方中狗脊、桑寄生、杜仲、续断、牛膝等大队补肾填精之品，补肾填精，强筋壮骨针对腰膝酸痛之主症；当归、白芍、熟地黄养肝血以养肝筋；配伍鸡血藤、红花、丹参、三七活血通络止痛；黄芪、红参、甘草益气以助养血，生精；鸡内金助脾胃之运化。诸药合用，共奏益气养血，补肾填精壮骨之功。

【使用注意】本品药性平和，适合寒热不显，体虚之人，实证或热证皆为禁忌。

二十九、健脾强体膏

【组成】山药，党参，白术，砂仁。

【用法用量】上方熬膏，每瓶装 200g。开水冲服，一次 10g，一日 2 次；小儿减半。

【功效】健脾益气。

【主治】脾虚气虚体弱之证。症见纳谷不香，食欲不振，面黄肌瘦，免疫力低下。

【配伍原理】本方乃参苓白术散减味而成。脾胃气虚，故纳谷不香，食欲不振，面色萎黄少华，免疫力低下，体虚容易感冒。治疗宜益气健脾为法，方中党参益气健脾以补虚；白术健脾燥湿以健胃；山药健脾气祛湿气；砂仁芳香醒脾，理气除满。方中党参、白术、山药益气与芳香行气之砂仁为伍，补而不滞，诸药合用，共奏益气健脾补虚之功。

【使用注意】本方药性平和，适合脾胃虚弱之人调理体质。虚寒或痰湿，湿热者不宜。

三十、玉竹黄精膏

【组成】玉竹，黄精，山药，大枣，枸杞子，茯苓，桑椹，黑大豆，砂仁，阿胶。

【用法用量】温开水送服，一次 10g，一日 3 次。

【功效】滋阴养血，补肝明目

【主治】视力下降属于肝阴血亏虚者。

【配伍原理】肝开窍于目，肝得血能视，故肝血充足，视力才正常，肝血不足，

容易导致视力下降，视物昏花，视物疲劳，眼睛干涩。治疗以滋阴养血，补肝明目为法。

方中以阿胶、枸杞养肝血，乙癸同源，精血互生；配黄精、黑豆、桑椹补肾填精以滋肝血；脾胃为后天气血生化之源，故以玉竹、大枣滋脾阴；山药、茯苓益脾气，脾胃得补，肝血生化有源；方中砂仁，行气理脾，防诸药滋腻碍胃。诸药合用，共奏滋阴养血，补肝明目之功。

【使用注意】本品较为滋腻，脾胃虚弱或痰湿，湿热之人不宜。

三十一、参胶龙枣固体饮料

【组成】人参，阿胶，龙眼肉，大枣，百合，山药，黄精，酸枣仁，薏苡仁，覆盆子，桃仁，陈皮，肉桂。

【用法用量】温开水送服，一次 10g，一日 2 次。

【功效】益气养血，补虚美容·

【主治】气血两虚。

【配伍原理】机体免疫力乃西医学之概念，属于中医"正气"范畴，即机体康复能力、防病能力、适应能力等。机体免疫力差即容易罹患外感疾病，同时患病之后难以康复，中医学认为气血不足，机体防病、康复能力则下降；其次，肌肤容颜之保持，皆与气血的旺盛、充盈息息相关，气血不足，肌肤失养，则易于衰老、无光泽、甚至生斑等。故治疗上必须益气养血，扶助正气方可达到提高免疫力或美容之目的。

本方以人参、山药、薏苡仁、肉桂益气健脾；陈皮健脾理气，使得益气补而不滞；阿胶、龙眼肉、大枣滋肝养血，配伍桃仁活血使得诸药补而不滞；百合、酸枣仁养心安神；覆盆子、黄精补肾填精以助养肝血。诸药合用，共奏气血双补，补虚美容之功。

【使用注意】本品偏于滋补，痰湿，湿热之人不宜。

三十二、姜枣桑椹固体饮料

【组成】干姜，大枣，桑椹，山药，龙眼肉，黄精，覆盆子，黑芝麻，酸枣仁，槐米，莲子，桃仁，肉桂。

【用法用量】温开水送服，一次 10g，一日 2 次。

【功效】养阴补气活血，调经美颜暖宫，增强抵抗能力。

【主治】成年女性气血亏虚，症见月经不调，体质虚弱，颜面生斑无光泽。

【配伍原理】女子以气血为本，气血充足，则颜面有光泽不易衰老，月经正常；若气血亏虚，则血不荣肤而生斑无光泽，月经不调，量色皆异常。治疗上以气血双补，温补肝脾。

方中以大枣、山药、莲子、槐米等益气健脾以助气血生化之源；龙眼肉、桑椹、黄精、黑芝麻等养肝血；以桃仁行血使得诸养血而不滞；酸枣仁养心安神，睡眠充足则气血自然恢复如常；女性气血得寒则凝滞，故方中配伍干姜、肉桂暖脾温肝以行气血。诸药合用，共奏气血双补，美容养颜调经之功。

【使用注意】本方偏于温补，凡阴虚火旺或痰湿之人不宜。

三十三、精枣葛根固体饮料

【组成】黄精，大枣，葛根，山楂，覆盆子，酸枣仁，百合，山药，肉桂，高良姜，丁香，益智仁，枸杞子，芡实。

【用法用量】温开水送服，一次 10g，一日 2 次。

【功效】温补肾阳，祛寒固本。

【主治】各类阳虚人群，症见怕冷，怕风，男性阳痿，手脚冰凉，小腹冷痛，性欲冷淡。

【配伍原理】阳气者，为人生之根本，得之则寿彰，如阳气不足，则怕冷，怕风，男性阳痿，手脚冰凉，小腹冷痛，性欲冷淡诸症皆现，故治疗以培补阳气为本。

方中丁香、良姜、肉桂等温胃暖脾，温肝暖肾；大枣、山药、芡实、葛根等益气健脾以培后天之本，气旺则阳旺；黄精、枸杞子、覆盆子等补肾精，养肝血，得肉桂取阴中求阳之妙；百合、酸枣仁养心安神，心神安则精气自然恢复良好；山楂健胃以运药。诸药合用，共奏温补肾阳，祛寒固本之功。

【使用注意】本品偏于温补，阴虚火旺者不宜。

三十四、人参牡蛎膏

【组成】牡蛎，山药，黄精，茯苓，枸杞子，芡实，覆盆子，牛蒡根，小茴香，人参。

【用法用量】温开水送服，一次 10g，一日 3 次。

【功效】益肾健脾，固精助阳

【主治】慢性前列腺炎、消化不良等属于脾肾虚寒者。症见大便溏稀，形寒畏冷，夜尿频多，舌淡，苔薄白腻者。

【配伍原理】慢性前列腺炎、慢性消化不良等属于西医范畴，久治不愈多与体质相关，脾肾虚寒之人常见。脾主运化水湿，肾主全身水液之代谢；脾肾虚寒，故见大便溏稀，形寒畏冷，夜尿频多。治疗上宜脾肾双补，固精助阳。

本方用人参大补脾肾之元气；配伍山药、茯苓、芡实、牛蒡根等益气健脾；配伍覆盆子、黄精、枸杞子等补肾填精；牡蛎收涩固精；茴香温肝行气。共奏益肾健脾，固精助阳之功。

【使用注意】本方偏于温补，湿热或痰热者不宜。

三十五、桃实栀英固体饮料

【组成】桃仁，芡实，栀子，蒲公英，肉豆蔻，余甘子，佛手，郁李仁，白果，山药，茯苓，枸杞子，甘草。

【用法用量】温开水送服，一次 10g，一日 2 次。

【功效】益气健脾补肾，清热利尿化瘀。

【主治】适用于前列腺炎、前列腺增生、前列腺肥大等属于脾肾两虚兼有湿热者，症见尿频，尿急，尿痛，小便混浊，会阴部坠胀疼痛，腰膝酸软，甚则下肢浮肿。

【配伍原理】前列腺疾患多见于中老年人，由于脾肾亏虚，湿热下注，故见尿频，尿急，尿痛，小便混浊，会阴部坠胀疼痛，腰膝酸软。治疗上益气健脾补肾，清热利尿化瘀。方中以芡实、山药、茯苓、甘草益气健脾固肾精；栀子、蒲公英清肝经之湿热；余甘子、佛手疏肝理气，利尿通淋；桃仁、郁李仁活血化瘀祛浊；肉豆蔻理气化湿；白果缩尿。诸药合用，共奏益气健脾补肾，清热利尿化瘀之功。

【使用注意】虚寒者不宜。

三十六、杞桂益智固体饮料

【组成】枸杞子，肉桂，益智仁，龙眼肉，黄精，酸枣仁，山药，覆盆子，白扁豆，干姜，黑芝麻，牡蛎，阿胶，蚕蛹。

【用法用量】温开水送服，一次 10g，一日 2 次。

【功效】大补元气，延缓衰老。

【主治】适用于精力、体力、记忆力、性腺功能减退，出现早衰、脱发、白发等身体机能衰老退化人群的健康养生。

【配伍原理】虚劳之人，气血津液精皆亏虚，心肝脾肺肾五脏皆衰，治疗上宜通补气血津液，同调心肝脾肺肾。方中山药、扁豆、干姜、肉桂益气健脾，温中补虚；枸杞子、阿胶滋肝养血；龙眼肉、酸枣仁养心安神；益智仁、覆盆子、黑芝麻、黄精补肾填精；再加上大补精血之蚕蛹；牡蛎固精。诸药合用，共奏大补元气，延缓衰老之功。

【使用注意】本方偏于温补，湿热或痰湿之人不宜。

三十七、山药枣甘固体饮料

【组成】山药，大枣，甘草，木瓜，芡实，益智仁，黄精，百合，覆盆子，枸杞子，玉竹，龙眼肉，阿胶，桑椹。

【用法用量】温开水送服，一次 10g，一日 2 次。

【功效】滋阴清热，补虚抗疲。

【主治】适用于各类阴虚人群的健康养生，如症见手脚心发热，口渴，咽干，虚汗。

【配伍原理】阴虚之人，多从肾、肝、脾、肺等脏进行调理。方中以覆盆子、黄精、益智仁补肾填精以养真阴；龙眼肉、阿胶、枸杞子、木瓜以养肝之阴血；山药、大枣、甘草、芡实益气健脾；百合、玉竹滋养肺胃之阴。诸药合用，共奏滋阴降火之功。

【使用注意】本方偏于养阴，适用于阴虚之人。痰湿或痰热，阳虚之人不宜。

三十八、枸杞桑椹固体饮料

【组成】枸杞子，桑椹，百合，酸枣仁，大枣，牡蛎，覆盆子，葛根，山药，山楂，玉米须，玉竹，黄精，乌梅。

【用法用量】温开水送服，一次 10g，一日 2 次

【功效】健脾，补肾，养阴。

【主治】适用于各类糖尿病患者的健康养生，尤其对口渴、咽干等症状的效果尤佳。

【配伍原理】糖尿病属于中医学消渴的范畴，气阴两虚者居多，治疗上宜益气健脾，养阴滋肾。方中葛根、山药、大枣益气健脾，百合、玉竹、乌梅、山楂酸甘化阴以生津，枸杞子、桑椹、覆盆子、黄精滋肝益肾，牡蛎固阴，酸枣仁养心安神，玉米须利水消肿。诸药合用，共奏健脾，补肾，养阴之功。

三十九、百合茯苓膏

【组成】百合，茯苓，小麦，酸枣仁，大枣，莲子，龙眼肉，黄精，甘草，阿胶。

【用法用量】温开水送服，一次 10g，一日 3 次。

【功效】益气养血，宁心安神

【主治】适用于胸闷气短，贫血，体虚自汗，心神不宁，失眠多梦属于心气阴两虚者。

【配伍原理】心主神明，心阴血不足，则心神不宁，失眠多梦；汗为心之液，心气阴两虚，故见体虚自汗；胸闷气短皆为心气血两虚之征。治疗上以益气养血，宁心安神为法。方中以阿胶、龙眼肉、大枣、百合、黄精养血安神，茯苓、小麦、莲子、甘草益气宁神敛汗，酸枣仁养血安神止心悸。诸药合用，共奏益气养血，宁心安神之功。

四十、枸杞桑荷固体饮料

【组成】枸杞子，桑叶，荷叶，决明子，山楂。

【用法用量】温开水送服，一次 10g，一日 2 次。

【功效】降脂减肥。

【主治】适用于单纯性肥胖者。

【配伍原理】单纯肥胖者，多因肝脾不和，脾胃不运，脾胃升清降浊之功下降，导致湿浊内生，肝主疏泄，脾主运化功能失常，治疗上宜肝脾胃同治。方中荷叶祛湿健脾，升清降浊；山楂消食健胃，从源头杜绝食积的产生；决明子降脂通便，清肝保肝；桑叶、枸杞清肝与养肝并用。诸药合用，共奏健胃消食，清肝降脂之功。

【使用注意】本品较为平和，无特殊禁忌。

四十一、桑荷薏仁膏

【组成】桑叶，荷叶，薏苡仁，火麻仁，决明子，甘草。

【用法用量】温开水送服，一次 10g，一日 3 次。

【功效】益气健脾，祛湿降浊。

【主治】适用于小便不利，大便不通，肥胖者。

【配伍原理】肥胖者，多因脾胃失和，痰浊内阻，脾胃主升清降浊之功能失司，故大便不畅，小便不利。治疗上宜益气健脾，升清降浊。方中荷叶祛湿健脾，升清降浊；配伍桑叶升清；薏苡仁健脾利湿，导湿热从小便中走；火麻仁配伍决明子，润肠通便以降浊；甘草和中。诸药合用，共奏益气健脾，祛湿降浊之功。

【使用注意】本品适合大便秘结者。大便溏稀者不宜。

四十二、槐葛三仁固体饮料

【组成】槐米，葛根，薏苡仁，酸枣仁，火麻仁，山楂，茯苓，决明子，莱菔子，昆布，菊花，肉豆蔻，甘草。

【用法用量】温开水送服，一次 10g，一日 2 次。

【功效】清热化痰，消食导滞，清肝安神。

【主治】适用于"三高"人群和肥胖者。

【配伍原理】"三高"，即高血脂、高血压、高血糖，大多因饮食不节，湿热、痰浊内生，肝阳偏亢所致，症见形体偏胖，头晕耳鸣，失眠多梦，口干口苦，大便不畅，小便混浊。治疗上主以清热化痰，消食导滞，佐以清肝安神。方中薏苡仁、茯苓健脾利湿，肉豆蔻芳香化湿，莱菔子、山楂、昆布健胃消食降脂，火麻仁、决明子、槐米通便降浊，配伍葛根升清，恢复脾胃升清降浊之功，菊花清肝降压，酸枣仁安神助眠。诸药合用，共奏清热化痰，消食导滞，清肝安神之功。

【使用注意】本品适合湿热、痰热、肝阳偏亢之三高症，虚寒或寒湿者不宜。

四十三、荷叶乌龙调味茶

【组成】乌龙茶，荷叶，决明子，山楂，茯苓，罗汉果。

【用法用量】沸水冲泡，5～8分钟后饮用。一次10g，一日2次。

【功效】本品具有健脾益胃，降浊降脂之功。

【主治】适用于单纯性肥胖者。

【配伍原理】单纯性肥胖之人，多属于脾胃升清降浊功能失常，治疗上宜益气健脾，升清降浊。乌龙茶，介于红茶与绿茶之间，属于半发酵茶，具有降脂减肥之功；山楂消食健胃，降脂活血；荷叶、茯苓健脾祛湿以升清；决明子降浊降脂；罗汉果清利咽喉。诸药合用具有健脾益胃，降浊降脂之功。

【使用注意】本品药性平和，无特殊禁忌。

四十四、薏仁玉苓调味茶

【组成】乌龙茶，薏苡仁，玉米须，茯苓，赤小豆，白扁豆。

【用法用量】沸水冲泡，5～8分钟后饮用。一次10g，一日2次。

【功效】祛湿健脾，利水消肿。

【主治】适用于各类内湿、外湿者。

【配伍原理】本品为内湿、外湿亚健康人群而设，湿浊体质常见身体困重，肢倦乏力，大便溏，下肢浮肿，治疗上宜祛湿健脾，利水消肿。方中以乌龙茶降脂降浊；薏苡仁配伍茯苓，健脾利湿；配伍甘淡利尿之玉米须，导水湿从小便出；赤小豆、扁豆皆有健脾利湿之功。诸药合用，共奏祛湿健脾，利水消肿之功。

【使用注意】本品偏于淡渗利湿。阴虚火旺之人不宜。

四十五、茯苓香砂调味茶

【组成】乌龙茶，茯苓，广藿香，砂仁，葛根，乌梅，马齿苋，肉豆蔻，金银花，百合，白扁豆，薏苡仁，莲子，八角茴香，干姜。

【用法用量】沸水冲泡，5～8分钟后饮用。一次10g，一日2次。

【功效】益气健脾，固肠止泻。

【主治】适用于慢性肠炎，症见慢性腹泻、腹泻便秘交替出现、五更泻等。

【配伍原理】慢性肠炎多因脾虚夹湿，治疗上宜益气健脾，固肠止泻。方中白扁豆、薏苡仁、莲子、茯苓益气健脾，祛湿止泻；藿香、砂仁、肉豆蔻芳香化湿止泻；乌梅、马齿苋、金银花清热收涩止泻，干姜温中止泻，寒温并用；葛根为升阳止泻之常品。诸药合用，共奏益气健脾，固肠止泻之功。

【使用注意】本品适用于慢性腹泻。急性腹泻属于湿热者或单纯寒湿者不宜。

四十六、杞菊明苏固体饮料

【组成】枸杞子，菊花，决明子，紫苏子，栀子，桃仁，蒲公英，桑椹，黑芝麻，百合，山药，大枣，甘草。

【用法用量】溶于温开水后饮用，一次 10g，一日 2 次。

【功效】滋阴养血，清肝明目。

【主治】适用于眼疲劳、青光眼、视力减退等属于肝阴不足者。

【配伍原理】肝开窍于目，肝阴血不足，会导致视物疲劳，甚至青光眼，视力减退。治疗宜滋阴养血，清肝明目。方中枸杞子、桑椹、黑芝麻滋肝养血以培本，百合、山药、大枣、甘草养胃以培土荣木，栀子清肝之热，菊花、蒲公英、决明子皆为清肝明目之常品。诸药合用，共奏滋阴养血，清肝明目之功。

【使用注意】本品适合于肝阴血不足，肝热之证。虚寒之证不宜。

四十七、麦槐麻仁固体饮料

【组成】麦芽，槐花，火麻仁，郁李仁，山楂，陈皮，玉竹，决明子，榧子，莱菔子，桃仁，甘草。

【用法用量】溶于温开水后饮用，一次 10g，一日 2 次。

【功效】健胃消食，润肠通便。

【主治】各类便秘。

【配伍原理】便秘多因饮食不节，食积内停，胃阴亏虚所致，故本方以麦芽、莱菔子消食健胃以除食积，火麻仁、郁李仁、桃仁润肠通便，玉竹滋胃养阴，决明子、槐花、榧子清肝通便，陈皮理气而不破气，达到理气通便之目的，古代名方五仁丸中即用之，甘草和中。诸药合用，共奏健胃消食，润肠通便之功。

【使用注意】本品药性较为平和，一般便秘皆可以用。

四十八、蒲英金槐固体饮料

【组成】蒲公英，鸡内金，槐米，枸杞子，山楂，陈皮，枳椇子，白茅根，马齿苋，薏苡仁，决明子，香橼，佛手，肉桂。

【用法用量】溶于温开水后饮用，一次 10g，一日 2 次。

【功效】清肝保肝，健胃理气。

【主治】适用于各类肝病及肝损伤人群。

【配伍原理】慢性肝病多因酒食不节或感受湿热疫毒之邪所致，治疗上宜肝脾同治，健胃消食，清热化湿。方中蒲公英、马齿苋、决明子清肝保肝；槐米、薏苡仁清热利湿，导湿热从小便而出；鸡内金、山楂健胃消食，从源头上杜绝脂浊的产生；枳棋子解酒毒；枸杞子养肝血；陈皮、香橼、佛手理肝胃之气滞；肉桂温肝防苦寒伤中败胃。诸药合用，共奏清肝保肝，健胃理气之功。

四十九、香橼佛手膏

【组成】香橼，佛手，栀子，陈皮，决明子，茯苓，百合，甘草。

【用法用量】温开水送服，一次 10g，一日 3 次。

【功效】疏肝解郁，调畅情志。

【主治】主治肝气郁结，症见面色晦暗或萎黄，急躁易怒，易于激动，或情志抑郁，胸闷不舒，时欲太息，舌淡，舌边红，苔白，脉弦。

【配伍原理】肝为风木之脏，肝气升发，喜条达而恶抑郁。肝气宜保持柔和舒畅，升发条达的特性，才能维持其正常的生理功能。肝主疏泄，具有调节情志的功能，气机郁结，不得条达疏泄，则情志抑郁；久郁不解，失其柔顺舒畅之性，故急躁易怒。方中香橼、佛手、陈皮三味药均为理气药，可疏肝理气，宽胸除痰；茯苓、百合皆可宁心安神；栀子可清热泻火除烦；决明子清泻肝胆郁火；甘草调和药性，矫味。全方可治疗肝气郁结所致的急躁易怒、抑郁、胸闷等症。

【使用注意】本方适用于肝气郁结所致的情志失调诸症。瘀血、高热等所致的情志异常患者不宜使用。

五十、佛手香仁膏

【组成】佛手，香橼，桃仁，山楂，葛根，陈皮，薤白，橘红，砂仁。

【用法用量】温开水送服，一次 10g，一日 3 次。

【功效】行气活血，通脉止痛。

【主治】瘀阻于心，症见胸闷疼痛，痛引肩背，心悸，口唇青紫，舌质青紫或见瘀斑、瘀点，脉涩或结代。

【配伍原理】心为君主之官，主血脉，有主管血脉和推动血液运行于脉中的作用，包括主血和主脉两个方面。心脏不停地搏动，推动血液在全身脉管中循环无端，周流不息，成为血液运行的动力。心脉痹阻证，是指由于各种致病因素导致心脉痹阻不通所表现的证候，常由年高体弱或病久正虚致瘀阻、痰凝、寒滞、气郁等而发作。

本方对瘀血内阻，痰浊停聚，气机郁滞所致的心脉痹阻有一定的治疗作用。方中香橼、佛手、陈皮、橘红四味药均为理气药，可理气，宽胸，除痰；桃仁、山楂活血化瘀；葛根可升脾胃清阳之气，砂仁可行气降气，二者可助脾胃升清降浊。诸药合用，对瘀血阻于心兼有痰凝、寒滞、气郁等有辅助治疗作用，可缓解因瘀血阻于心引起的胸闷疼痛，痛引肩背，心悸。

【使用注意】本方药性偏于辛、燥，阴血亏虚的患者不宜使用。

五十一、龙枣益智膏

【组成】龙眼肉，酸枣仁，益智仁，佛手，薤白，肉桂。

【用法用量】温开水送服，一次 10g，一日 3 次。

【功效】益气温阳，养心安神。

【主治】心阳虚，症见心悸心慌，心胸憋闷疼痛，形寒肢冷，失眠多梦，心神不宁，舌淡胖或紫暗，苔白滑，脉弱或结代。

【配伍原理】心主神志，主藏神，心为阳脏，以阳气为用。心阳虚衰，鼓动、温运无力，心动失常，故轻则见心悸，失眠多梦；心阳虚弱，宗气衰少，胸阳不振，故心胸憋闷；心失温运，血行无力，心脉痹阻不通，则见心胸疼痛；阳虚而阴寒内生，温煦失职，故见形寒肢冷；温运乏力，血脉失充，寒凝而血行不畅，故见舌淡胖或紫暗。

方中龙眼肉补心安神，酸枣仁养心安神；益智仁、肉桂温补脾阳，脾属土，心属火，虚则补其母；薤白可通阳导滞，佛手可宽胸除痰。诸药合用温阳行气，宁心安神，可治疗因心阳虚引起的心悸心慌，心胸憋闷疼痛，形寒肢冷，失眠多梦，心神不宁。

【使用注意】本方适用心阳虚所致心悸怔忡，畏寒，失眠。阴虚阳亢，痰热扰心，心阴虚者不适宜服用。

五十二、橘红姜枣膏

【组成】橘红，生姜，大枣，桔梗，甘草。

【用法用量】温开水送服，一次 10g，一日 3 次。

【功效】补益肺气。

【主治】主治肺气虚，症见咳嗽无力，少气短息，动则益甚，痰液清稀，平素易感冒，舌淡苔白，脉弱。

【配伍原理】肺主气，司呼吸，通调水道，肺通过呼吸而主持调理一身之气，参与气的生成并调节气机。肺气不足则咳喘气短，气少不足以息，且动则耗气，所以喘息益甚；肺气虚不能输布津液，聚而成痰，故痰多清稀；肺气虚不能宣发卫气于肌表，腠理不固，故平素易感冒；舌淡苔白，脉弱为气虚之征。

方中大枣补益脾胃，与生姜同用调和营卫；甘草补中益气，桔梗为"舟楫之剂"，可载药上行，两者合用即为桔梗汤，可治疗"咳逆胸满"；橘红燥湿化痰，理气消食。本方虽无补肺之药，但因脾属土，肺属金，培土生金，符合"虚则补其母"的治则，又加入理气化痰之橘红以防壅滞。全方可治疗因肺气虚引起的咳嗽无力，少气短息，动则益甚，痰液清稀，卫表不固，营卫不和。

【使用注意】本方适用肺气虚，肺阳虚证。肺阴虚证不宜。

五十三、杏仁山棘膏

【组成】苦杏仁，甘草，沙棘，生姜，百合，山楂，桃仁，桔梗。

【用法用量】温开水送服，一次 10g，一日 3 次。

【功效】活血行瘀，理气通络。

【主治】瘀阻于肺，症见胸痛咳嗽，气促，甚者喘息不能平卧，胸闷如塞，心悸不宁，舌质紫暗或见瘀斑、瘀点，脉弦涩。

【配伍原理】肺为娇脏，清虚娇嫩而易受邪侵，肺主气，司呼吸，主宣发肃降。瘀阻于肺间，肺气上逆，故咳嗽；阻滞气道，则胸闷如塞，难以平卧，呼吸急促；不通则痛则发为胸痛；肺可助心行血，肺气不通则血行乏力而心悸。

方中桔梗宣肺祛痰；苦杏仁苦泄降气；沙棘止咳，并有活血化瘀之效；桃仁、山楂活血祛瘀；百合润肺止咳；生姜辛散，可发汗解表，开痰理气；甘草调和药性。诸药合用，可收宣通肺气，活血行瘀之功。本品可治疗因瘀阻于肺引起的胸痛咳嗽，气促，喘息不能平卧，胸闷如塞，心悸不宁。

【使用注意】本方不适用于肺气虚、肺阳虚等证。

五十四、双花栀苓膏

【组成】栀子，金银花，赤小豆，茯苓，薏苡仁，菊花，决明子。

【用法用量】温开水送服，一次 10g，一日 3 次。

【功效】化湿除热，清肝利胆。

【主治】肝胆湿热，症见肝区胀痛，口苦食欲差，呕恶，腹胀，或身目发黄，大便偏溏或大便不爽，寒热往来，脉弦数，舌红苔黄腻。

【配伍原理】肝胆湿热证以右胁肋部胀痛，纳呆，尿黄，舌红苔黄腻为辨证要点。湿热蕴结肝胆，肝气失于疏泄，气滞血瘀，故胁肋痛；肝木侮土，脾运失健，胃失和降，故纳少，呕恶，腹胀；胆气上溢，可见口苦；湿热蕴内，湿重于热则大便偏溏，热重于湿则大便不爽；邪居少阳，枢机不利，则寒热往来；胆汁不循常道而外溢肌肤，则身目发黄。治疗上予以化湿除热，清肝利胆。

方中栀子清热泻火，凉血解毒；决明子清肝明目；菊花清热解毒，平肝阳；金银花清热解毒，四药合用可解肝胆之热；赤小豆可利湿退黄；茯苓、薏苡仁利水渗湿健脾，三药联用可解肝胆之湿。全方共奏化湿除热、清肝利胆之功。

【使用注意】本方不适用于"阴黄"。

五十五、薏仁栀英膏

【组成】蒲公英，薏苡仁，鱼腥草，赤小豆，淡竹叶，金银花，栀子。

【用法用量】温开水送服，一次 10g，一日 3 次。

【功效】清热利湿，利尿通淋。

【主治】主治膀胱湿热，症见尿频，尿急，涩少而痛，黄赤混浊，小腹胀痛急迫。

【配伍原理】人体或因外来湿热之邪，侵犯膀胱，或饮食不节，湿热内生，下注膀胱，导致膀胱气化不利，小便异常，而成膀胱湿热证。湿热蕴结膀胱，热迫尿道，故尿频尿急，排尿艰涩，尿道灼痛；湿热内蕴，膀胱气化失司，故尿液黄赤混浊，小腹胀痛急迫；肝脉络阴器，湿热循经下注，则可见尿频、急、涩、痛等淋浊之症。方中栀子、蒲公英清肝热；肺为水之上源，金银花、鱼腥草清肺热；小肠主泌别清浊，将剩余的水分经肾脏的气化作用渗入膀胱，形成尿液，经尿道排出体外，淡竹叶可清热除烦利尿，此方用之以清小肠之湿热；赤小豆可利湿退黄；薏苡仁利水渗湿健脾。诸药合用，共奏清热利水通淋之功。

【使用注意】邪热内盛，津液耗伤所致的尿涩、痛者不适宜使用此方。

五十六、金银栀蒲膏

【组成】葛根，蒲公英，马齿苋，甘草，陈皮，金银花，栀子，肉豆蔻。

【用法用量】温开水送服，一次 10g，一日 3 次。

【功效】清热利湿，行气止痛。

【主治】大肠湿热，症见腹痛腹泻，甚至里急后重，泻下脓血便，肛门灼热，口渴。

【配伍原理】因感受湿热外邪，或饮食不节等因素引起腹痛，下痢脓血，里急后重，或暴注下泻，色黄而臭，伴见肛门灼热，口渴，舌红苔黄腻，脉滑数或濡数。

方中蒲公英、金银花、栀子清热解毒；马齿苋清热解毒，凉血治痢，为治疗湿热痢之要药；肉豆蔻涩肠止泻，又可防止药物过于寒凉而伤脾胃；葛根止泻，升脾胃清阳之气；甘草调和药性。诸药合用，可治疗大肠湿热引起的腹痛腹泻、里急后重、下痢脓血、肛门灼热、口渴等症。

【使用注意】脾胃虚弱，大便溏薄者慎用；寒证疮疡者忌用。

五十七、山楂桃葛膏

【组成】佛手，陈皮，桃仁，山楂，葛根，小茴香。

【用法用量】温开水送服，一次 10g，一日 3 次。

【功效】疏肝理气，祛瘀通络。

【主治】瘀阻于肝，症见胁痛痞块，入夜尤甚，舌质紫暗或有瘀斑、瘀点，脉弦涩。

【配伍原理】肝失疏泄，气机郁滞，不通则痛，故肝经所过部位发生胀闷疼痛，尤以胁肋痛突出；气滞与血瘀可互为因果，积瘀不散而凝结，则可形成肿块，由于夜间血行较缓，瘀阻加重，故夜间痛甚。

方中佛手疏肝理气，陈皮可行气而除胀满，小茴香理气止痛，桃仁、山楂活血祛瘀，葛根可通经活络，相关研究表明，葛根水提物有明显的抗炎，止痛的功效。全方合用可疏肝理气，祛瘀通络。

【使用注意】本方偏于辛散，不宜久服，阴虚者应慎用。

五十八、桃仁香芷膏

【组成】佛手，香橼，桃仁，山楂，肉桂，干姜，小茴香，陈皮，白芷，葛根。

【用法用量】温开水送服，一次 10g，一日 3 次。

【功效】活血化瘀，和络止痛。

【主治】瘀阻于胞宫，症见少腹疼痛，月经不调，痛经，经色紫黑有块，舌质紫暗或有瘀斑、瘀点，脉弦涩。

【配伍原理】多因经期冒雨、涉水、游泳，或经水临行贪食生冷，内伤于寒，或过于贪凉，或生活环境潮湿，风冷寒湿客于冲任、胞中，以致经血凝滞不畅，瘀阻胞宫；或素禀阳虚，阴寒内盛，冲任虚寒，致经水运行迟滞，使血滞不行，留聚而痛，瘀阻胞宫。症见少腹疼痛，月经不调，痛经，经色紫黑有块，舌质紫暗或有瘀斑、瘀点，脉弦涩。治以活血化瘀，和络止痛。

本方由少腹逐瘀汤加减而来。方中桃仁、山楂、葛根活血散瘀，通络止痛；佛手、香橼、小茴香、陈皮理气止痛；肉桂、干姜、小茴香散寒通阳，温暖胞宫；白芷散结，止痛。诸药相合，共奏活血化瘀，和络止痛之功。

【使用注意】湿热阻于胞宫者忌用。

五十九、蒲英芦草膏

【组成】金银花，蒲公英，鲜芦根，栀子，鱼腥草，赤小豆，生甘草。

【用法用量】温开水送服，一次 10g，一日 3 次。

【功效】清热解毒，消散疔疮。

【主治】湿热壅结于肌肤，湿疹或疔疮。

【配伍原理】《素问·生气通天论》曰："膏粱之变，足生大疔。"疔疮者，以其疮形如丁盖之状而得名，大抵多由恣食浓味，卒中饮食之毒，或感四时不正之气，或感蛇虫之毒，或感疫死牛马、猪羊之毒，或人汗入肉而食之，皆生疔疮。

方中金银花素有"疮科圣药"之称，能清热解毒，用于疮痈肿毒效果尤佳；蒲公英、栀子清热解毒，可用于乳痈肿痛，疔疮热毒；芦根、鱼腥草清热解毒，消痈肿；赤小豆利湿退黄，消肿排脓；甘草调和药性。全方有清热解毒，消散疔疮之效。

【使用注意】适用于湿热壅结肌肤者。本品过于寒凉，不宜久服，脾胃虚弱者慎用。

六十、阿胶茯杞膏

【组成】枸杞子，茯苓，甘草，阿胶。

【用法用量】温开水送服，一次10g，一日3次。

【功效】补益气血。

【主治】气血亏虚，症见神疲乏力，少气懒言，声音低微，自汗，面色淡白或萎黄，口唇、眼睑、爪甲色淡，心悸多梦，手足发麻，头晕眼花，妇女月经量少色淡、衍期甚或闭经，舌淡脉细弱。

【配伍原理】少气懒言，乏力自汗，为脾肺气虚之象；心悸多梦，为血不养心所致；血虚不能充盈脉络，见唇甲淡白，脉细弱；气血两虚不得上荣于面、舌，则见面色淡白或萎黄，舌淡；冲任气血不充，则妇女经血量少色淡、衍期甚或闭经。肾精可化生气血，本方枸杞子补肾益精，养肝明目；脾胃为气血生化之源，茯苓健脾利湿，宁心安神；阿胶补血止血，滋阴润肺；甘草补中益气，调和药性。诸药合用，共奏补益气血之功。

【使用注意】本方适用于气血不足之轻症，难以速效。

六十一、养阴清肺膏

【组成】铁皮石斛，玉竹，黄精，枸杞子。

【用法用量】温开水送服，一次10g，一日3次。

【功效】滋肺阴，润肺燥，清肺热。

【主治】肺阴虚，症见形体消瘦，干咳无痰，或痰少而黏，或痰中带血丝，咽喉干燥，声音嘶哑，午后潮热，五心烦热，盗汗颧红，舌红少津，脉细数。

【配伍原理】肺阴虚证，是指肺阴不足，虚热内生所表现的证候。多由久咳伤阴，痨虫袭肺，或热病后期阴津损伤所致。肺阴不足，虚火内生，灼液成痰，胶固难出，故干咳无痰，或痰少而黏；阴液不足，上不能滋润咽喉则咽喉干燥，外不能濡养肌肉则形体消瘦；虚热内炽则午后潮热，五心烦热；热扰营阴为盗汗，虚热上炎则颧红；肺络受灼，络伤血溢则痰中带血；喉失津润，则声音嘶哑；舌红少津，脉象细数，皆为阴虚内热之象。

方中铁皮石斛滋阴生津；玉竹滋阴润肺，生津；黄精补脾润肺；枸杞子补肾益精；石斛、玉竹、黄精皆可补益肺阴。《景岳全书·传忠录·命门余义》云："命门为元气之根，为水火之宅。五脏之阴气，非此不能滋。五脏之阳气，非此不能发。"枸杞子补益肾精，自可润泽五脏。

【使用注意】本品偏于滋腻，脾胃虚弱，湿阻中焦者慎用。

六十二、养阴清胃膏

【组成】玉竹，枸杞子，乌梅，山楂，麦芽，山药。

【用法用量】温开水送服，一次 10g，一日 3 次。

【功效】养阴和胃，清泄胃热。

【主治】脾胃阴虚，症见胃脘部隐痛，脘痞不舒，饥不欲食，大便硬结，口燥咽干，甚或干呕呃逆，舌红少津，脉细数。

【配伍原理】胃阴虚证，是指胃阴不足所表现的证候。多由胃病久延不愈，或热病后期阴液未复，或平素嗜食辛辣，或情志不遂，气郁化火使胃阴耗伤而致。胃阴不足，则胃阳偏亢，虚热内生，热郁胃中，胃气不和，致胃脘部隐痛，饥不欲食；胃阴亏虚，上不能滋润咽喉，则口燥咽干；下不能濡润大肠，则大便干结；胃失阴液滋润，胃气不和，可见脘痞不舒；阴虚热扰，胃气上逆，可见干呕呃逆；舌红少津，脉象细数，是阴虚内热之象。

方中玉竹养胃生津，枸杞子补益肝肾，山药补益脾胃且气阴同补，乌梅生津止渴，山楂、麦芽消食和中。全方合用，具有养阴和胃，促进食欲之功效。

【使用注意】本品适合单纯胃阴虚者。胃热炽盛者忌用。

六十三、理中保元膏

【组成】黄芪，党参，茯苓，甘草，砂仁，干姜，山楂，麦芽，肉桂。

【用法用量】温开水送服，一次 10g，一日 3 次。

【功效】益气健脾，温中消食。

【主治】脾阳虚，症见腹胀纳少，腹痛喜温喜热，畏寒而四肢不温，大便溏薄，甚则完谷不化，肠鸣，腹中冷痛，外感寒湿之邪或进寒凉饮食后加剧，舌淡胖，苔白滑，脉沉迟无力。

【配伍原理】脾阳虚衰，运化失健，则腹胀纳少；中阳不足，寒凝气滞，故腹痛喜温喜热；阳虚无以温煦，则畏寒而四肢不温；水湿不化流注肠中，故大便溏薄，甚则完谷不化；舌淡胖苔白滑，脉沉迟无力，皆为阳虚湿盛之征。

本方由《医宗金鉴》保元汤加味而来，该方为补气剂，用黄芪保在外一切之气，甘草保在中一切之气，人参保上、中、下、内、外一切之气，诸气治而元气足矣。然此方补后天水谷之气则有余，生先天命门之气则不足，加肉桂以鼓肾气，扶阳；茯苓健脾利水渗湿；干姜温中化痰；砂仁化湿行气，温中止泻；山楂、麦芽消食化积，帮助脾胃运化。

【使用注意】本方适宜脾阳虚者。阴虚及未有明显脾阳虚者禁用。

六十四、温肾固精膏

【组成】西洋参，黄芪，山茱萸，肉苁蓉，山药，覆盆子，肉豆蔻，肉桂。

【用法用量】温开水送服，一次 10g，一日 3 次。

【功效】温肾壮阳，固精止遗。

【主治】肾阳虚，症见腰背酸痛，形寒肢冷，下肢尤甚，精神萎靡，面色㿠白，久泄不止，完谷不化或五更泄泻，遗精，阳痿，宫寒不孕，舌淡胖苔白，脉沉迟细弱无力。

【配伍原理】腰为肾之府，肾主骨，肾阳虚衰，不能温养腰府及骨骼，则腰背酸痛；不能温煦肌肤，故形寒肢冷；阳气不足，阴寒盛于下，故下肢尤甚；阳虚不能温煦体形，振奋精神，故精神萎靡，面色㿠白；舌淡胖苔白，脉沉迟细弱无力，均为肾阳虚衰之象；肾主生殖，肾阳不足，命门火衰，生殖机能减退，男子则遗精，阳痿，女子则宫寒不孕；命门火衰，火不生土，脾失健运，故久泄不止，完谷不化或五更泄泻。

方中西洋参补气养阴，清热生津，性凉可制约补阳药之燥；黄芪补气升阳；山茱萸补益肝肾；肉苁蓉补肾助阳；山药肺脾肾同补；覆盆子益肾固精；肉豆蔻温中止泻；肉桂补火助阳，引火归原。诸药合用，可补肾壮阳，固精止遗。

【使用注意】本方适用于肾阳亏虚证。肾阴不足者禁用。

六十五、健脾益气膏

【组成】党参，黄芪，山药，炙甘草，山楂，麦芽，生姜，陈皮，肉豆蔻，砂仁，余甘子。

【用法用量】温开水送服，一次 10g，一日 3 次。

【功效】健脾益气。

【主治】脾胃气虚，症见腹胀，食入尤甚，纳少，大便溏薄，舌淡苔白，脉缓弱。

【配伍原理】脾气虚弱，运化无能，故纳少；水谷内停则腹胀，食入则脾气益困，故腹胀尤甚；水湿不化，流注肠中，则大便溏薄。

本方由六君子汤加减而来。方中党参、黄芪、山药补益脾胃；生姜温中止呕，化痰；陈皮、砂仁合用可理气止痛；肉豆蔻可温中止泻；山楂、麦芽可消食化积，促进运化；余甘子可消食健胃，生津；炙甘草调和药性。诸药合用可健脾益气，使纳食增加。

【使用注意】本方适用于脾胃气虚兼有食积者。阴虚内热者不宜使用。

六十六、化痰祛湿膏

【组成】桔梗，橘红，薏苡仁，茯苓，陈皮，砂仁，炙甘草。

【用法用量】温开水送服，一次10g，一日3次。

【功效】燥湿化痰。

【主治】痰湿，症见脘闷，纳呆呕恶，头晕目眩，咳嗽咳痰，舌体胖大，舌苔白腻。

【配伍原理】痰阻于肺，宣降失常，肺气上逆，则咳嗽咳痰；痰湿中阻，气机不畅，则见脘闷，纳呆呕恶等；痰浊蒙蔽清窍，清阳不升，则头晕目眩。

本方由二陈汤加减而来。方中橘红、陈皮可燥湿化痰；茯苓、薏苡仁可健脾化痰，利水渗湿；砂仁化湿行气，温中；桔梗祛痰排脓；炙甘草调和药性，补益中气。诸药相合，共奏燥湿化痰之功。

【使用注意】本方适用于痰湿阻肺与痰湿中阻之证。热痰慎用。

六十七、补脾益肾膏

【组成】山茱萸，肉苁蓉，桑椹，枸杞子，黄芪，党参，山药，茯苓，山楂，麦芽，陈皮。

【用法用量】温开水送服，一次10g，一日3次。

【功效】温阳补肾，益气补虚。

【主治】肾气不足导致的某些遗传疾病，症见先天禀赋异常者或有畸形，或有生理缺陷。

【配伍原理】肾为先天之本，藏先天之精，化生肾气，推动人体生长发育和生殖。肾气不足，先天禀赋不足，则会导致某些遗传疾病。脾为后天之本，为气血生化之源，先天不足，可以通过健脾益气，通过补后天来助先天。

方中山茱萸、肉苁蓉、桑椹、枸杞子可以补益肝肾，直接补先天不足；黄芪、党参、茯苓、山药健脾益气，化痰祛湿，补后天之本；陈皮可行气燥湿，化痰，以防滋腻碍胃；山楂、麦芽消食化积，促进水谷精微的吸收。诸药相合，共奏补益脾肾之功。

【使用注意】本品适用于先天不足，发育欠佳且脾肾亏虚者，非单纯脾肾亏虚者谨慎使用。

第七章 常见疾病及其调治

第一节 慢性支气管炎

慢性支气管炎是指支气管黏膜以及周围组织发生的非特异性慢性炎症。临床主要表现为咳嗽，咳痰或伴有喘息。多见于中老年人，冬春季节多发。本病是呼吸系统常见疾病，长期反复发作，可导致肺气肿，甚至慢性肺源性心脏病。

根据其发病过程中咳嗽与气喘的不同侧重，分别归属中医学"咳嗽""喘病"与"痰饮"范畴。

一、诊断标准

本病临床上以咳嗽、咳痰或伴有喘息为主要症状，每年发病持续达到或超过3个月，并连续2年或以上，且排除引起咳嗽、咳痰、喘息等症状的其他疾病，如支气管扩张、支气管哮喘、肺结核、肺脓肿、心脏病等。若每年发病持续不足3个月的患者，但临床上咳嗽、咳痰、喘息症状连续2年或以上者，结合明确的客观检查依据，如X线、肺功能检查等，也可诊断。

二、中医病因病机

（一）中医病因

中医多责之于外邪侵袭、内脏虚损等因素。

（二）中医病机

中医学认为本病与肺、脾、肾三脏功能失调密切相关。病初在肺，久则及脾肾。

1. 外邪侵袭

六淫之邪侵袭人体肌表，卫表闭塞，内舍于肺，肺失宣降，肺气上逆，因而发生咳喘。由于外邪性质的不同，故有寒、热的差异。

2. 肺脏虚弱

久咳久喘，肺气受损，肺气亏虚，宣降失调，通调水道之职失司，气不化津，积液成痰，痰湿阻肺，伏饮内停，致使咳嗽缠绵不愈。

3. 脾脏亏虚

久咳久喘伤脾，脾气亏虚，脾阳不足，脾失健运，水谷不能化生精微，痰湿内生，上渍于肺，气道壅塞而致咳喘，咯痰量多。

4. 肾气衰弱

久咳久喘伤肾，肾气不足，吸入之气不能经肺下纳于肾，肺气上逆则气喘气短，呼多吸少，动则喘甚。甚者阳损及阴，肾阴耗损，津液不能上润肺金，肺肾俱虚而咳嗽。

因此，慢性支气管炎是由外感致内伤，由标实转为本虚的过程。一般来说，病肺为轻，病脾较重，病肾尤重。

三、西医病因病理

（一）病因

慢性支气管炎的发病与多种因素有关，总体来讲可分为内、外两方面因素。

1. 外因

（1）感染因素　对慢性支气管炎的发生发展具有重要作用。常见的为病毒和细菌感染。

（2）吸烟　是慢性支气管炎发病的重要因素。烟雾中的多种有害物质，如尼古丁、焦油等均会损伤呼吸道黏膜，进而导致炎症发生。

（3）环境因素　主要指大气环境的污染。大气中各种有害物质，如工业废气、粉尘颗粒等，均可引起呼吸道黏膜损伤。

（4）气候因素　寒冷空气的刺激，也可导致呼吸道黏膜腺体分泌黏液增加，支气管痉挛，分泌物潴留，继发细菌感染，引发炎症。

2. 内因

（1）过敏因素　细菌致敏是引起慢性支气管炎速发型和迟发型变态反应的一个原因。

（2）植物神经功能失调　植物神经功能与呼吸道的平滑肌、腺体、纤毛和血管等的活动密切相关。近一半的慢性支气管炎患者存在植物神经功能失调。

（3）机体及呼吸道局部防御功能减低或损伤　呼吸道防御结构损伤后，会导致抗感染能力下降。

（二）病理

慢性支气管炎早期病变开始于较大支气管，以后逐渐累及至较小支气管、细支气管。支气管黏膜上皮细胞发生不同程度的变性、坏死，甚至崩解脱落，纤毛柱状上皮细胞在刺激因素的影响下可转化为杯状细胞，杯状细胞数目增多，肥大，分泌亢进，黏膜上皮鳞状化生。呼吸道管壁小血管扩张充血，水肿，纤维增生，慢性炎症细胞浸润，平滑肌可发生断裂，萎缩，软骨出现萎缩，变性或骨化。黏膜上皮的坏死和管壁炎症的破坏，使细支气管局部塌陷，狭窄，扭曲，变形或扩张。当病情缓解时，黏膜上皮修复，上皮层变薄，增生，鳞状上皮化生和肉芽肿形成。病变继续发展，累及细支气管及其周围组织，最终可引起管壁纤维组织增生，成为慢性阻塞性肺气肿的发病基础。

四、中医治疗

（一）辨证论治

1. 标证

（1）风寒壅盛证

【证候】喘息咳逆，胸部闷胀，痰白量多，呈泡沫状，伴或不伴发热，恶寒，无汗不渴，苔白滑，脉浮紧。

【治法】解表散寒，宣肺平喘。

【方药】麻黄汤合华盖散加减，痰多者加半夏、苏子、白芥子等化痰。

（2）风热犯肺证

【证候】咳嗽喘息，痰黄质黏，咳之不爽，伴有恶风汗出，发热头痛，口渴，咽痛，鼻流黄涕，舌苔薄黄，脉象数而略浮。

【治法】疏风清热，宣肺止咳。

【方药】桑菊饮加减，痰热壅盛者，加瓜蒌、贝母等清热化痰。

（3）痰浊阻肺证

【证候】咳嗽痰多，痰质黏稠，面色白，胸闷气短，喘息而不得卧，食欲不佳，四肢无力，舌质淡，苔白腻，脉濡滑。

【治法】健脾燥湿，理气化痰。

【方药】平胃二陈汤加减，脾虚湿盛者，加白术、党参等健脾燥湿。

（4）痰热内盛证

【证候】喘咳上逆，气促，胸部胀闷，痰多质黏稠而色黄，咳吐不爽，伴身热，烦躁，汗出，渴喜冷饮，面赤，咽痛，小便赤，大便秘，舌质红，苔薄黄，脉数。

【治法】清热化痰，宣肺平喘。

【方药】桑白皮汤加减，热甚者加石膏、黄芩、知母等清热。

（5）外寒内饮证

【证候】咳喘，气急痰多，清稀色白，手足不温，口淡不渴，或伴头痛恶寒，身痛不适，舌淡苔白，脉弦滑。

【治法】解表散寒，温肺化饮。

【方药】小青龙汤加减，热甚者加生石膏；口渴者去半夏，加天花粉。

2. 本证

（1）肺气亏虚证

【证候】咳嗽喘息，气短，声音低微，痰质稀薄，自汗畏风，面白无华，食欲不振，动则劳倦，舌淡红，苔薄，脉细弱。

【治法】益气补肺，滋阴养血。

【方药】补肺汤加减。

（2）肺脾两虚证

【证候】喘促短气，神疲乏力，咳痰稀薄，自汗畏风，面色苍白，纳差，食后腹胀，便溏，舌质淡，苔薄白，脉细弱。

【治法】补肺健脾，化痰止咳。

【方药】玉屏风散合六君子汤加减。

（3）肾虚不纳证

【证候】喘息气促，动则加重，呼多吸少，神疲乏力，易汗出，口唇青紫，舌质淡而苔白或黑，脉微细。

【治法】补肾益气，纳气平喘。

【方药】参蛤散合金匮肾气丸加减。

（4）肺肾阴虚证

【证候】干咳无痰或少痰，痰黏稠不易咳出，口干咽燥，五心烦热，潮热盗汗，头晕目眩，腰膝酸软，舌苔光剥或少苔，舌质红，脉细数。

【治法】滋阴润肺，活血化瘀。

【方药】百合固金汤加减。

（二）其他疗法

1. 针刺疗法

针刺肺俞、定喘、天突、膻中、中府、太溪、足三里、丰隆等穴。

2. 灸法

灸肺俞、大椎、天突、中府、灵台、膏肓、气海、肾俞、足三里等穴。

五、西医治疗

慢性支气管炎的治疗，急性发作期主要是合理选择抗生素，配合镇咳、祛痰药等改善症状；缓解期主要以提高免疫力，预防再次发作为主。

（一）非药物治疗

养成良好的生活习惯，限制烟酒，少食辛辣刺激、偏热、易生痰、致过敏反应等食物，避免熬夜，预防感染，加强体育锻炼，尽量避免粉尘、有害气体等的刺激。

（二）药物治疗

1. 控制感染

控制感染的药物可选用喹诺酮类、大环类酯类、β 内酰胺类等口服。

2. 镇咳祛痰

镇咳祛痰，可用复方甘草合剂；也可加用祛痰药溴己新、盐酸氨溴索、桃金娘油等；干咳为主者可用镇咳药物，如右美沙芬。

3. 平喘

气喘者，可加用解痉平喘药，如氨茶碱，或用茶碱控释剂，或长效 β2 激动剂加糖皮质激素吸入。

第二节　慢性阻塞性肺疾病

慢性阻塞性肺疾病是指气流受限持续存在，病情呈进行性发展，伴有气道和肺对有害颗粒或气体所致的慢性炎症的反应增加为特征的疾病。其发病与慢性支气管炎和肺气肿密切相关。本病主要累及肺部，也可引起肺外器官的损害。本病是常见的呼吸系统疾病，病死率高，但临床上是可以预防和治疗的。本病可归属于中医学"咳嗽""肺胀""喘证"等范畴。

一、诊断标准

本病的临床诊断应根据发病危险因素、临床症状、体征及肺功能检查等综合分析确定，不完全可逆性气流受限是本病诊断的必备条件。吸入支气管扩张药后第一秒用力呼气容积（FEV_1）与用力肺活量（FVC）之比值（FEV_1/FVC）< 0.7 及 FEV_1 < 0.8

预计值者，可确定为不完全可逆性气流受限。少数患者咳嗽、咳痰、气促等临床表现不明显，仅在肺功能检查时发现 $FEV_1/FVC < 0.7$，而 $FEV_1 \geqslant 0.8$，排除其他疾病后，亦可诊断为 COPD。

二、中医病因病机

（一）中医病因

本病的病因，包括感受外邪和内伤两个方面。

1. 外邪侵袭

外感六淫之邪，侵袭肺卫，肺气上逆，引动伏痰，痰阻气道，气失宣畅，发为喘咳。

2. 饮食不节

恣食生冷、肥甘厚味，或嗜酒伤中，脾失健运，痰浊内生，壅阻肺气，升降不利，气逆而喘。

3. 情志因素

悲忧伤肺，肺气痹阻，气机不利；或暴怒，肝气上逆犯肺，肺失肃降；或思虑伤脾，运化失健，痰湿内生，上渍于肺，壅阻肺气，发为咳喘。

4. 劳欲久病

劳欲伤肾，精气内夺，真元损伤，肾不纳气，气失摄纳，气逆而喘。

（二）中医病机

本病大多迁延难愈，病机总属本虚标实。本虚多为肺、肾、脾的亏虚，初期多为肺脾不足。肺虚有气虚和阴虚之别，反复感受外邪，或痰饮久伏，导致肺气亏虚；风热燥邪犯肺，或邪热壅肺日久，肺阴受灼，致肺阴亏虚。脾为肺之母，肺虚子盗母气，也可致脾气亏虚，脾失健运，致痰饮内生。后期由肺及肾，或年老体衰，劳欲过度，病及于肾，皆可耗伤肾之精气，肾不纳气，则喘促气急，动则为甚。标实为有外邪、痰阻、气郁、血瘀等。痰之生成，或因肺气郁闭，气不布津，津凝成痰；或因热壅于肺，灼津成痰；或因脾失健运，内生痰浊，上渍于肺，痰阻肺气，肺失宣降。肺有痰饮，外邪引动伏痰，痰气相搏，阻遏气道，致使咳喘加重。气郁者，是指肺气痹阻，或因外邪、痰浊阻肺，或因肝气犯肺，肺主呼吸失司，不能吸清呼浊，见胸闷、喘息气促等。血瘀者，或因肺气痹阻，气滞而血瘀；或因痰阻肺络，血行瘀滞；或因肺失治节，血行不畅，心脉瘀阻；或由病久气阳虚衰，不能鼓动血脉运行，而致血行滞涩，可见唇暗舌紫，舌下青筋紫暗，或颈部青筋暴露。本病的病变脏器早期主要在肺、脾，涉及肝与大肠，后期病及肾、心。

三、西医病因病理

（一）病因

迄今为止，本病确切的病因尚不完全清楚，相关研究认为本病的发病与下列因素有关。

1. 遗传

本病在不同种族人群中有着不同的发病率。有研究者通过对患者遗传因素进行回归分析，证实本病的发生与遗传有关。

2. 吸烟

吸烟是目前公认的已知危险因素中最为重要的。国外的研究结果表明，与不吸烟的人群相比，吸烟人群肺功能异常的发生率明显升高。而且已经确定，吸烟量与 FEV_1 的下降速率之间存在剂量 / 效应关系，即吸烟量越大，FEV_1 下降越快。

3. 呼吸道感染

呼吸道感染，包括细菌、病毒、非典型病原体等感染，是导致本病急性发作的一个重要因素，常可加剧病情，可以是单独感染，也可是混合感染。

4. 空气污染

长期生活在室外空气受到污染的区域也会导致本病的发生。对于已经患有本病者，空气污染可以加重病情。

5. 吸入粉尘和化学物质

生活和工作环境中有害物质和粉尘也会引起本病的发生。较常见的是从事煤矿、隧道施工和水泥生产等职业的人群。

6. 社会经济地位

相关流行病学研究结果表明，社会经济地位与本病的发病之间具有负相关关系，即社会经济地位较低的人群发生本病的可能性较大。

（二）病理

病变始于较大支气管，逐渐向深部延伸至较小支气管、细支气管等。镜下可见呼吸道黏膜纤毛柱状上皮纤毛倒伏、粘连或脱失；上皮细胞变性坏死甚至脱落；杯状细胞数量增多，黏液腺增多；黏膜上皮鳞状化生；呼吸道管壁小血管扩张充血，慢性炎症细胞浸润，平滑肌可发生断裂、萎缩，软骨出现萎缩、变性或骨化。病变若继续发展，累及细支气管及其周围组织，最终可引起管壁纤维组织增生，成为慢性阻塞性肺气肿的发病基础。

四、中医治疗

（一）辨证论治

1. 急性加重期

（1）外寒内饮证

【证候】咳嗽气急，或喘息不能平卧，喉中水鸡声，痰多稀薄，恶寒发热，肢冷，背寒，口不渴或渴喜热饮，舌苔白滑或白腻，脉弦紧。

【治法】解表散寒，温肺化饮。

【方药】小青龙汤加减，若饮郁化热者，加山栀子、生石膏清肺经郁热；喘甚者，加杏仁、厚朴宣肺降气平喘。

（2）痰湿阻肺证

【证候】咳声重浊，或胸闷喘息，痰多黏腻色白，呕恶，脘痞，口中黏腻，纳少，身困，舌苔白腻或厚腻，脉濡滑。

【治法】降气化痰，化湿和中。

【方药】平胃二陈汤合三子养亲汤加减，咳黄痰者，加黄芩、浙贝母清热化痰；胸满不能平卧者，加桑白皮、葶苈子泻肺平喘。

（3）痰热郁肺证

【证候】喘咳气粗，鼻翼扇动，咳痰黏稠，痰色白或黄，咳吐不爽，烦闷，口干口苦，发热，舌红苔黄，脉浮数或滑。

【治法】清热化痰，降逆平喘。

【方药】越婢加半夏汤或桑白皮汤加减，痰多色黄稠厚，加黄芩、瓜蒌皮清热化痰。

2. 稳定期

（1）肺脾气虚证

【证候】咳声日久，低弱无力，气短不足以息，气喘短促，咳痰色白量多，面白少华，畏风，自汗，神疲懒言，纳少，便溏，舌淡苔白，脉细弱。

【治法】健脾养肺，益气平喘。

【方药】六君子汤合玉屏风散加减，痰湿壅盛者，加厚朴、苍术、苏梗等化痰。

（2）肺肾两虚证

【证候】呼吸浅短难续，喘促气急，声低气怯，甚则张口抬肩，胸闷咳嗽，痰白如沫，咳吐不利，心慌，汗出，形寒，舌淡或暗，脉沉细虚数或有结代。

【治法】补肺纳肾，降气平喘。

【方药】平喘固本汤合补肺汤加减，畏冷者加肉桂、干姜等温肺散寒；痰浊明显者加厚朴、杏仁、白芥子等化痰；面唇发绀者加当归、丹参、川芎等活血通脉。

（二）其他疗法

1. 针刺疗法

急性加重期取天突、风池、合谷、天泽、肺俞、风门；稳定期取肺俞、膏肓、太溪、定喘等穴。

2. 推拿

采用开天门、揉太阳、揉天突、推肺经、分推膻中、揉乳旁、揉乳根、揉肺俞、分推肩胛骨、拿风池、拿肩井等。

五、西医治疗

本病的西医治疗，以避免发病的高危因素，改善肺功能，减轻或消除症状，防治疾病进展和并发症为原则。

（一）非药物治疗

注意饮食卫生，少食油腻、辛辣食品，慎起居，调情志。加强锻炼，提高机体免疫力。消除及避免烟雾、粉尘和刺激气体等对呼吸道的影响。

（二）药物治疗

1. 支气管扩张剂

临床常用的支气管扩张剂有三类，即 β2 受体激动剂、胆碱能受体阻断剂和甲基黄嘌呤等，联合应用有协同作用。

2. 糖皮质激素

有反复病情恶化史和严重气道阻塞，$FEV_1 < 50\%$ 预计值的患者可吸入糖皮质激素。

3. 抗氧化剂

抗氧化剂如 N-乙酰半胱氨酸、羧甲司坦等可稀化痰液，使痰液容易咳出，并可降低疾病反复加重的频率。

第三节　慢性咽炎

慢性咽炎的病变主要限于鼻咽、口咽或喉咽部，为咽部黏膜、黏膜下及淋巴组织的弥漫性炎症。慢性咽炎是常见病，病程较长，症状反复，不易治愈，多发生于中年人。相当于中医学的"虚火喉痹""阳虚喉痹""慢喉痹"。

一、诊断标准

临床诊断主要根据患者的主诉及咽部的检查。患者以咽部不适感为主，若检查见咽部黏膜暗红色或伴有显著的淋巴滤泡增生，可诊断为慢性咽炎；若患者咽部不适感以干燥为主，检查见咽部黏膜干红、发亮或附有稠痂块可诊断为干燥性或萎缩性咽炎。

二、中医病因病机

（一）中医病因

中医学多责之于感受邪毒、情志过极、先天禀赋不足等因素。

（二）中医病机

中医学认为"咽喉诸病皆属于火"，但有虚实之分，与肺、肝、肾、胃等有密切关系。本病多因外邪犯咽，或邪滞于咽日久，或脏腑虚损，咽喉失养，或虚火上灼，咽部气血不畅所致。主要病机有肺肾阴虚、肝气郁结、脾胃虚弱、痰阻血瘀等。

1. 肺肾阴虚

肺肾阴虚为感受风热之邪，日久耗伤阴液；或温病之后，耗伤阴津，虚火内生，咽喉失于濡养。

2. 肝气郁结

情志不舒，气机不畅导致肝气郁结，致咽部气血不畅，发为喉痹。

3. 脾胃虚弱

思虑过度，或饮食不节，或久病，损伤脾胃，津液运行不畅，痰浊内生，痹阻咽喉。

4. 痰阻血瘀

情志不舒或饮食失调，损伤脾胃，气郁痰阻，凝结喉窍，日久血液运行不畅，瘀血内阻，咽部失于濡养，发为喉痹。

三、西医病因病理

（一）病因

1. 急性转变

急性咽炎反复发作或治疗不彻底，转为慢性。

2. 临近组织继发

鼻窦炎、扁桃体炎、鼻咽炎、气管炎等邻近器官病灶刺激，致鼻通气不畅，需张口呼吸，脓涕自后鼻孔流至口咽部致咽壁继发感染；口腔、牙齿等炎症沿着黏膜、黏膜下组织、局部的淋巴和血液循环波及咽部，引起本病。

3. 全身性因素

因头颈部肿瘤曾行放射治疗，唾液腺被破坏，或因慢性疾病致身体虚弱，导致全身与局部抵抗力降低；或因过敏体质诱发本病。全身性疾病，如贫血、糖尿病、便秘、内分泌紊乱、心血管疾病、肾炎、肝硬化等均可继发本病。

4. 不良生活习惯

如烟酒过度、用嗓过度、过度劳累、喜食辛辣刺激性食物等均易诱发本病。

5. 工作或生活环境影响

如粉尘刺激、长期处于高温或化学气体污染等环境中。

（二）病理

本病根据其病理改变，分为三型。

1. 慢性单纯性咽炎

咽黏膜层慢性充血，小血管扩张，黏膜下结缔组织及淋巴组织增生，腺体肥大，黏液分泌增多。

2. 慢性肥厚性咽炎

又称慢性增生性或颗粒性咽炎。咽黏膜充血肥厚，黏膜下有广泛的结缔组织及淋巴组织增生，咽后壁形成颗粒状隆起。如咽侧索淋巴组织增生，则呈条索状增厚。

3. 萎缩性咽炎

又称干燥性咽炎。主要为黏膜上皮细胞退化变性，黏膜上皮变薄。腺体萎缩，分泌减少，黏膜干燥。黏膜下组织逐渐机化萎缩，压迫黏液腺和血管，妨碍腺体分泌与营养供给，致黏膜下组织萎缩变薄，甚至可累及咽腱膜及肌肉。咽后壁上可附着有脓性臭味痂皮。

四、中医治疗

（一）辨证论治

1. 肺肾阴虚证

【证候】咽部干燥，疼痛，灼热，朝轻暮重，吞咽不利，干咳痰少而黏，咽部黏膜暗红、微肿，伴有头晕眼花，耳鸣，耳聋，失眠，手足心热，盗汗，两颧潮红，腰膝酸软，舌红少苔，脉细数。

【治法】养阴清热，利咽润喉。

【方药】肺阴虚为主者，养阴清肺为主，以养阴清肺汤加减；肾阴虚为主者，滋阴降火为主，选用六味地黄汤加减；血虚甚者，加玉竹、桑椹等养血润燥；阴虚甚者，加天冬、玉竹、天花粉等；热毒甚者，加金银花、牛蒡子、连翘等。

2. 肝气郁结证

【证候】咽喉肿胀疼痛，干咳，微痒，口干喜饮，伴有烦躁易怒，胸胁胀痛，头晕目眩，大便秘结，小便黄赤，舌红，苔薄黄，脉弦或紧。

【治法】疏肝解郁，清热利咽。

【方药】柴胡疏肝散加减，气郁甚者加川楝子、川芎、香附等；热盛者加牡丹皮、栀子、郁金、夏枯草、龙胆草等。

3. 脾胃虚弱证

【证候】咽部异物感，恶心，咽微痒，疼痛不甚，伴有纳差，腹胀便溏，面色萎黄或乏力，舌淡红或边有齿痕，苔薄白，脉沉细或缓。

【治法】补中益气，健脾利咽。

【方药】补中益气汤加减治疗，咳痰较多加贝母、半夏、枳壳等；咽干者加麦冬、沙参、百合等；纳差者加木香、砂仁等；恶心者加半夏、厚朴等。

4. 痰阻血瘀证

【证候】咽中如有异物梗塞，吐之不出，咽之不下，或咽喉部有刺痛感，夜间尤甚，肿痛，痰黏难咳出，伴脘腹胀满，不欲饮食，痰液较多，口干不欲饮，舌质暗红，或有瘀斑，苔白，脉弦滑或涩。

【治法】祛痰化瘀，散结利咽。

【方药】贝母瓜蒌散加减，痰多者加杏仁、半夏等；血瘀者酌情加入桃仁、红花、川芎、丹参等活血化瘀药物。

（二）其他疗法

1. 针刺疗法

本病病位在咽，咽喉与足阳明胃、足太阴脾、手少阴心、足少阴肾以及手太阳小肠、足厥阴肝等经脉循行有关，循经取穴以手太阴、足少阴经穴位为主，常选用天突、列缺、照海、鱼际、太溪等穴位。

2. 推拿

推拿常选太冲、合谷、肝俞、肺俞、肾俞、廉泉、天突、人迎、气舍、扶突、风池、风府、肩井等穴位。

3. 药物外治法

取紫金锭30g，参三七15g共研细末，然后以米醋适量调和，敷于颈前喉结上方凹陷处，以纱布、胶布固定，并经常用醋保持湿润，隔日换药1次；或商陆根煨热，布包后热煨头部、颈部，药袋冷则更换，1日2次，每次20分钟，可连用7～10天。

4. 单方验方

取胖大海、金银花、麦冬、菊花、枸杞子、甘草等泡水代茶饮。

五、西医治疗

（一）非药物治疗

养成良好的生活习惯，保证足够的休息，避免熬夜，限制烟酒，少食辛辣刺激食物，减少或避免长时间过度用声，改善生活和工作环境，尽量避免粉尘、有害气体等刺激。

（二）药物治疗

常用复方硼砂、呋喃西林溶液等含漱，保持口腔及咽部的清洁；或含服碘喉片、薄荷喉片等治疗咽部慢性炎症的喉片。

第四节　高血压病

高血压是以体循环动脉压增高为主要表现的临床综合征。高血压可分为原发性高血压和继发性高血压。原发性高血压称为高血压病，占高血压的95%以上；继发性高血压为某些疾病的临床表现，有明确病因，占高血压的5%以下。高血压病的发病率在不断上升，据世界卫生组织统计，成人高血压病患病率在8%～18%左右。高血压病不仅具有本身的症状，而且使冠心病的发病率成倍增加，还能造成脑血管意外，心、肾功能损害，迄今已是心血管疾病死亡的重要原因之一。

高血压病与中医学"风眩"相似，亦可归属于"眩晕""头痛""中风"等范畴。

一、诊断标准

根据目前采用的国际统一标准，收缩压≥130mmHg，或舒张压≥90mmHg就可以确定为高血压。

二、中医病因病机

（一）病因

本病的病因主要有情志失调、饮食不节、久病过劳及先天禀赋不足等。

1. 情志失调

过度恼怒，情志失调，肝气郁结，化火上逆，或伤肾阴，阴虚阳亢；长期忧思伤脾，脾失健运，化湿生痰，痰浊上扰，蒙蔽清窍。

2. 饮食所伤

饥饱无度，或过食肥甘，过量饮酒，损及脾胃；脾失健运，酿生痰湿，痰浊上扰，清窍受蒙，而致头晕。

3. 久病过劳

久病不愈，过度劳倦，房劳过度，伤及肾精，阴阳失于平衡，脏腑功能紊乱，髓窍失养而致头晕。

4. 先天禀赋异常

先天禀赋不足，体质虚弱，正气亏虚，体内阴阳失衡，或受于父母，阴阳紊乱，导致本病。

在上述因素的作用下，机体脏腑、经络、气血功能紊乱，阴阳失去制约，清窍失聪，形成以头晕、头痛等为主要表现的高血压病。

（二）病机

本病的主要病机有肝阳上亢、痰湿中阻、瘀血阻络、肝肾阴虚、肾阳虚衰等。

1. 肝阳上亢

肝为风木之脏，内寄相火，体阴而用阳，主升主动。肝主疏泄，依赖肾精充养，素体阳盛，肝阳偏亢，日久化火生风，风升阳动，上扰清窍，则发眩晕。长期忧郁恼怒，肝气郁结，气郁化火，肝阴暗耗，阴虚阳亢，风阳升动，上扰清窍，发为眩晕。

2. 痰湿中阻

脾主运化水谷，为生痰之源。若嗜酒肥甘，饥饱无常，或思虑劳倦，伤及脾脏，脾失健运，水谷不能化生精微，聚湿生痰，痰浊上扰，蒙蔽清窍，发为眩晕。

3. 瘀血阻络

久病入络，随着病情的迁延不愈，日久殃及血分，血行不畅，瘀血内停，滞于脑窍，清窍失养，发为眩晕。明代虞抟在《医学正传》中有"因瘀致眩"之说。

4. 肝肾阴虚

肝藏血，肾藏精，肝肾同源。肝阴不足可导致肾阴不足，肾水不足亦可引起肝阴匮乏。肝阳上亢日久，不但耗伤肝阴，亦可损及肾水。素体肾阴不足或纵欲伤精，肾水匮乏，水不涵木，阳亢于上，清窍被扰而作眩晕。

5. 肾阳虚衰

久病体虚，累及肾阳，肾阳受损或阴虚日久，阴损及阳，导致肾阳虚衰，脑海失于养，而见眩晕。

综上所述，高血压的主要病因为情志失调、饮食不节、久病劳伤、先天禀赋不足等。主要病理环节为风、火、痰、瘀、虚，与肝、脾、肾等脏腑关系密切。病机性质为本虚标实、肝肾阴虚为本，肝阳上亢、痰浊内蕴为标。病机除了上述 5 个方面外，还有冲任失调、气阴两虚、心肾不交等，在临床中可参照辨证。

三、西医病因病理

（一）病因

高血压病的病因尚不十分清楚，目前比较一致的观点，认为由于多种后天因素导致血压的调节失代偿，具有一定的遗传相关性。

（二）病理

高血压早期表现为心排出量增加和全身小动脉压力的增加，并无明显的病理学改变。随着病情的发展可引起全身小动脉病变。可以表现为小动脉玻璃样变，中膜平滑肌细胞增殖管壁增厚，管腔狭窄。血管重建使高血压持续和发展，进而导致重要靶器官如心、脑、肾等缺血损伤。同时，高血压可促进动脉硬化的形成及发展，逐步累及中动脉和大动脉。

四、中医治疗

（一）辨证论治

1. 肝阳上亢证

【证候】头晕头痛，口干口苦，面红目赤，烦躁易怒，大便秘结，小便黄赤，舌质红苔薄黄，脉弦细有力。

【治法】平肝潜阳。

【方药】天麻钩藤饮加减，阳亢化风者加羚羊角粉、珍珠母以平肝息风；大便秘结者加大黄、芒硝以通便清火；失眠者加酸枣仁、远志以安神定志。

2. 痰湿内盛证

【证候】头晕头痛，头重如裹，困倦乏力，胸闷，腹胀痞满，少食多寐，呕吐痰涎，肢体沉重，舌胖苔腻，脉濡滑。

【治法】祛痰降浊。

【方药】半夏白术天麻汤加减，胸闷气促，烦躁呕吐，舌红苔黄腻者，加天竺黄、黄连等以清化痰湿；身重麻木甚者，加胆南星、僵蚕等以化痰清热；脘腹痞胀，纳呆便溏者，加砂仁、藿香、焦神曲等以健脾止泻。

3. 瘀血内停证

【证候】头痛经久不愈，固定不移，头晕阵作，偏身麻木，胸闷，时有心前区痛，口唇发绀，舌紫，脉弦细涩。

【治法】活血化瘀。

【方药】血府逐瘀汤加减，气虚明显者，加黄芪、山药等以补气活血；阳虚明显者，加仙茅以温阳化瘀；阴虚火旺者，加龟甲、鳖甲等以养阴清火。

4. 肝肾阴虚证

【证候】头晕耳鸣，目涩，咽干，五心烦热，盗汗，不寐多梦，腰膝酸软，大便干涩，小便赤热，脉细数或细弦，舌质红少苔。

【治法】滋补肝肾，平肝潜阳。

【方药】杞菊地黄丸加减，大便秘结者加火麻仁以润肠通便。

5. 肾阳虚衰证

【证候】头晕眼花，头痛耳鸣，形寒肢冷，心悸气短，腰膝酸软，遗精阳痿，夜尿频多，大便溏薄，脉沉弱，舌淡胖。

【治法】温补肾阳。

【方药】济生肾气丸加减，大便溏薄者，加四神丸以温肾止泻；小便短少，下肢浮肿者，加葶苈子以祛逐水气。

（二）其他治疗

1. 针灸

肝阳上亢证选用太冲、光明、阳陵泉、曲池等；痰浊中阻证选用丰隆、曲池、百会、内关等；瘀血内阻证选用风池、曲池、丰隆等；肝肾阴虚证选用三阴交、风池、内关、肾俞、太溪等；阴阳两虚证选用气海、关元、风池、太冲、曲池等。

2. 推拿

推拿治疗根据中医学经络理论，结合辨证分型，应用推、拿、按、摩、揉等手法，分别选用足三里、三阴交、风池、涌泉、大椎等穴位进行治疗。

五、西医治疗

高血压病的西医治疗，首先要全面评估患者是否存在危险因素，然后确定高血压的危险程度，再给予治疗。高血压病的危险因素包括，吸烟、高脂血症、糖尿病、年龄≥60岁的男性或绝经后的女性、心血管疾病家族史等。

（一）非药物治疗

1级高血压如无糖尿病、靶器官损害以此为主要治疗，其他各级高血压亦应当注意非药物治疗。非药物治疗包括限制钠盐、合理膳食、控制体重、限制烟酒、适当运动、减轻工作压力、保持乐观心态和充足睡眠等。

（二）药物治疗

西医用于治疗高血压病的药物，主要包括利尿药、β 受体阻滞剂、钙通道阻滞剂、血管紧张素转换酶抑制剂、血管紧张素 Ⅱ 受体阻滞剂等。

第五节 高脂血症

高脂血症是指脂肪代谢或运转异常使血浆中一种或几种脂质高于正常为主要表现的临床综合征，可表现为高胆固醇血症、高甘油三酯血症，或两者兼有（混合型高脂血症）。脂质不溶或微溶于水，必须与蛋白质结合以脂蛋白的形式在血液循环中转运，因此高脂血症常为高脂蛋白血症的反映。由于认识到血浆中高密度脂蛋白降低也是一种血脂代谢紊乱，因而称为血脂异常更为全面。临床上，本病分为原发性和继发性。原发性属遗传性脂代谢紊乱疾病，继发性常见于糖尿病、肝脏疾病、肾脏疾病等。我国人群血脂平均水平低于发达国家，但升高幅度却很惊人，以血清总胆固醇（TC）> 5.20mmol/L（200mg/dL）为标准，从 20 世纪 80 年代初至 90 年代末的 20 年间，男性患病率由 17% 连续上升至 33%，女性患病率由 9% 连续上升至 32%。

本病可归属于中医学"脂浊"的范畴。

一、诊断标准

关于高脂血症的诊断标准，目前国际和国内尚无统一的方法。既往认为，血浆总胆固醇浓度 > 5.2mmol/L（200mg/dL）诊断为高胆固醇血症，血浆三酰甘油浓度 > 2.3mmol/L（200mg/dL）诊断为高三酰甘油血症。

二、中医病因病机

（一）病因

中医学认为本病由多种原因引起，常与饮食、情志、体质等相关。

1. 体质因素

素体肥胖或素体阴虚，是导致本病发生的原因之一。"肥人多痰"，痰浊中阻可致本病；阴虚者多肝肾不足，肝肾阴虚，肝阳偏亢，木旺克土，脾虚生湿，或劳欲过度，更伤肾脏而致气化失调，发为本病。

2. 饮食因素

恣食肥甘厚腻，嗜酒无度，脾胃受损，脾失健运，水谷不化，化生痰湿，痰湿中阻，精微物质输布失司，酿为本病。

3. 情志因素

长期情志抑郁不遂，肝失条达，疏泄失常，气血运行不畅，气滞血瘀，膏脂布化失度，伤及脾胃，内生痰湿，可导致本病。

（二）病机

本病多为本虚标实，本虚是指脏腑亏虚，标实是痰浊瘀血，与肝、脾、肾三脏关系最为密切，病变多延及全身脏腑经脉。其主要病机是肝脾肾虚，痰浊瘀血，阻滞经脉，而致膏脂布化失度。

三、西医病因病理

脂蛋白的代谢过程极为复杂，不论何种病因，若引起脂质来源、脂蛋白合成、代谢过程关键酶异常或降解过程受体通路障碍等，均可能导致血脂异常。

大多数原发性血脂异常原因不明，多认为是由多个基因与环境因素相互作用的结果。临床上血脂异常常与肥胖症、高血压、糖耐量异常或糖尿病等疾病相伴发生，与胰岛素抵抗有关，称为代谢综合征。血脂异常可能参与上述疾病的发病，至少是其危险因素，或与上述疾病有共同的遗传或环境发病基础。与本病的发生有关的环境因素包括不良的饮食习惯、体力活动不足、肥胖、高龄以及吸烟、酗酒等。

四、中医治疗

（一）辨证论治

1. 痰浊中阻证

【证候】四肢倦怠，胸脘痞满，腹胀纳呆，大便溏薄，形体肥胖，心悸眩晕，舌体胖，边有齿痕，苔腻，脉滑。

【治法】化痰降浊。

【方药】导痰汤，可加白术、泽泻、决明子等健脾利湿之品；咳嗽痰多加瓜蒌、胆南星、竹茹以化痰降逆。

2. 肝郁脾虚证

【证候】精神抑郁或心烦易怒，肢倦乏力，胁肋胀满窜痛，月经不调，口干，不思饮食，腹胀纳呆，舌苔白，脉弦细。

【治法】疏肝解郁，健脾和胃。

【方药】逍遥散加减，若气短乏力者加黄芪、太子参等健脾益气；如胸胁胀痛甚者加青皮、丹参等以理气化瘀止痛；眩晕者加菊花、代赭石等清肝泻火，镇肝潜阳。

3. 胃热滞脾证

【证候】多食，消谷善饥，体胖壮实，脘腹胀满，面色红润，口干口苦，心烦头昏，舌红，苔黄腻，脉弦滑。

【治法】清胃泄热。

【方药】保和丸合小承气汤加减，胃热腹胀甚者加石膏、枳壳等以清热理气；若脘腹胀满，大便秘结者，加黄芩、黄连、知母等滋阴清热，润肠通便。

4. 肝肾阴虚证

【证候】头晕目眩，腰膝酸软，失眠多梦，耳鸣健忘，咽干口燥，五心烦热，胁痛，颧红盗汗，舌红少苔，脉细数。

【治法】滋养肝肾。

【方药】杞菊地黄汤加减，可酌加黄精、何首乌、菟丝子、麦冬、沙参等以养阴生津，补养肝肾；阴虚内热，失眠盗汗者，加知母、黄柏等以滋阴降火；若眩晕重者，加桑寄生、代赭石等补益肝肾，镇肝潜阳。

5. 脾肾阳虚证

【证候】畏寒肢冷，腰膝腿软，面色㿠白，大便稀溏，腹胀纳呆，耳鸣眼花，腹胀不舒，舌淡胖，苔白滑，脉沉细。

【治法】温补脾肾。

【方药】附子理中汤加减，畏寒肢冷者，加补骨脂、仙茅、益智仁等温阳散寒；腹胀便溏者，加厚朴、陈皮、苍术、莱菔子等健脾除湿；若气短自汗，加人参、黄芪等益气固表。

（二）其他疗法

1. 针灸疗法

取太冲、内关、足三里、三阴交等穴，均双侧取穴；或取足三里按子午流注纳子法按时开穴。用1.5毫寸，针刺得气后，施平补平泻手法，留针15分钟，每日针刺1次。

2. 耳针

取肝、脾、肾、脑点、内分泌、神门等穴，用胶布将王不留行籽粘上，每次按揉穴位3～5分钟，每日按压3次，每隔3日按压对侧穴位。

五、西医治疗

（一）一般治疗

1. 减肥

肥胖，尤其是中心型肥胖，常伴有血脂异常，大部分患者经减肥后血脂紊乱可被纠正。

2. 运动锻炼

运动锻炼可增强心肺功能，改善胰岛素抵抗，减轻体重，改善脂代谢紊乱，运动的强度与时间依病情而定。

3. 戒烟

相关研究表明，吸烟会升高血脂水平，戒烟可明显降低冠心病的危险程度。

4. 辅助性预防药物

预防性服用阿司匹林、维生素 E 等。

（二）饮食治疗

血浆脂质主要来源于食物，饮食治疗可降低血脂水平，有助于减肥，并使调脂药物发挥更佳效果。热量的摄入应以标准体重来计算，饮食物中的糖类应以谷类为主，适当控制纯糖类食品的摄入；合理的单（多）不饱和脂肪酸摄入，食用油应以植物油为主，每人每日用量以 25～30g 为宜；家族性高脂血症患者应严格限制胆固醇和脂肪酸的摄入量；增加富含可溶性纤维的食品，如蔬菜、水果、豆类、燕麦麸、玉米皮、海藻等。

（三）药物治疗

1. 他汀类

他汀类药物也称 3- 羟基 3- 甲基戊二酰辅酶 A（HMG-COA），此类药物可竞争性地与 HMG-COA 还原酶结合，抑制胆固醇的生物合成。目前临床最常使用的药物包括，辛伐他汀、普伐他汀、阿伐他汀、洛伐他汀、氟伐他汀等。

2. 贝特类

贝特类药物亦称苯氧芳酸类药物，此类药物主要是增强脂蛋白酶的活性，使 TG 的水解增加，对高 TG 血症有显著疗效。常用的药物包括，非洛贝特、苯扎贝特、吉非贝齐等。

3. 烟酸类

烟酸类药物属维生素 B 族，当用量超过作为维生素作用的剂量时，可有明显的降脂作用，其作用机制尚不十分明确。常用药物如烟酸、阿昔莫司、烟酸肌醇等，多为缓释剂型。

4. 胆酸螯合剂

此类药物干扰胆酸的肝肠循环，适用于除纯合子家族性高 TC 血症以外的任何类型的高 TC 血症的治疗，包括树脂类、新霉素类、β 谷固醇、活性炭等。

（四）血浆净化疗法

主要用于去除血浆中过高的 TG。

（五）手术疗法

少数血脂异常症，如纯合子型家族性高 TG 血症，在药物治疗不理想，或对药物过敏，或用药后出现严重不良反应时，可采用手术治疗，如回肠末端切除术、门腔静脉分流吻合术等。

（六）基因治疗

基因治疗采用特定的重组 DNA 抑制突变基因的表达，或增加细胞抗突变基因的表达，或替换突变基因，以达到纠正血脂异常的目的。原发性高脂血症通过基因疗法有望获得根治。

第六节 糖尿病

糖尿病是由于胰岛素缺乏或胰岛素作用障碍导致的一组以长期高血糖为主要特征的代谢综合征。临床特征为多尿、多饮、多食及消瘦，同时伴有脂肪、蛋白质、水和电解质等代谢障碍，且可以并发眼、肾、神经、心脑血管等多脏器和组织的慢性损害，引起其功能障碍及衰竭。病情严重或应激时可发生急性代谢紊乱，如酮症酸中毒、高渗性昏迷、乳酸性酸中毒等而威胁生命。

糖尿病患病率正在逐渐上升，现已成为发达国家继心血管病和肿瘤之后的第三大非传染性疾病，全球发病人数由 1996 年的 1.32 亿增加到 2000 年的 2.4 亿，中国糖尿病患病率由 1% 增加至 2.5%，糖尿病及其并发症已成为严重威胁人类健康的世界性公共卫生问题。

糖尿病与中医学"消渴病"相类似，其并发症可归属于中医学"虚劳""胸痹""中风"等范畴。

一、诊断标准

糖尿病的诊断目前以葡萄糖代谢紊乱作为诊断依据。1999 年 10 月我国糖尿病学会决定采纳以下标准：症状＋随机血糖 ≥ 11.1mmol/L（200mg/dL），或空腹血浆葡萄糖（FPG）≥ 7.0mmol/L（126mg/dL），或 OGTT 中 2 小时血糖 ≥ 11.1mmol/L（200mg/dL）。症状不典型者，需另一天再次证实，不主张做第三次 OGTT。随机是指一天当中的任意时间而不管上次进餐的时间，空腹的定义是至少 8 小时没有热量的摄入，以上均为静脉血浆的葡萄糖值。

二、中医病因病机

（一）病因

消渴病的病因比较复杂，禀赋不足、饮食失节、情志失调、劳欲过度，或外感热邪等原因均可致阴虚燥热而发为消渴。

1. 禀赋不足

《灵枢·五变》曰："五脏皆柔弱者，善病消瘅。"五脏六腑之精藏于肾，若禀赋不足，阴精亏虚，五脏失养，复因调摄失宜，终至精亏液竭而发病。

2. 饮食失节

《素问·奇病论》曰："此肥美之所发也，此人必数食甘美而多肥也，肥者令人内热，甘者令人中满，故其气上溢，转为消渴。"长期过食肥甘，或醇酒厚味，酿成内热，热甚阴伤发为消渴。

3. 情志失调

长期精神紧张，五志过极，导致肝气郁结，郁而化火，上灼肺阴，中伤胃液，下竭肾精发为消渴。《外台秘要·卷十一》谓："消渴病人，悲哀憔悴伤，肝失疏泄伤也。"《临证指南医案·三消》曰："心境愁郁，内火自燃，乃消证大病。"

4. 劳欲过度

素体阴虚之人，复因房事不节，恣情纵欲，损耗肾精，致使阴虚火旺，上蒸肺胃，发为消渴。

（二）病机

阴津亏损，燥热偏胜是消渴的基本病机，而以阴虚为本，燥热为标，两者互为因果，燥热愈甚则阴愈虚，阴愈虚则燥热愈甚。病变的脏腑着重在肺、胃、肾，而以肾为关键。三者之中，虽可有所偏重，但往往又互相影响。肺主治节，为水之上源，如肺燥阴虚，津液失于输布，则胃失濡润，肾失滋源；胃热偏盛，则上灼肺津，下耗肾阴；肾阴不足，阴虚火旺，上炎肺胃，终至肺燥、胃热、肾虚三焦同病，多饮、多食、多尿三者并见。

病情迁延日久，因燥热亢盛，伤津耗气，而致气阴两虚，或因阴损及阳，而致阴阳俱虚。亦可因阴虚津亏，血液黏滞或气虚无力运血而致脉络瘀阻。另外，阴虚燥热，常变证百出，如肺失滋润，日久可并发肺痨；肝肾阴亏，精血不能上承于耳目，可并发白内障、雀盲、耳聋等；燥热内结，营阴被灼，蕴毒成脓，可发为疮疖、痈疽等；燥热内炽，炼液成痰，痰阻经络，蒙蔽心窍可致中风偏瘫；阴损及阳，脾肾阳虚，水湿内停，泛滥肌肤，可成水肿；若阴液极度耗损，可导致阴竭阳亡，而见昏迷、四肢厥冷、脉微欲绝等危象。

三、西医病因病理

（一）病因

本病的病因和发病机制较为复杂，至今未完全明了。目前普遍认为糖尿病是复合病因所致的综合征，与遗传因素、环境因素、自身免疫、胰岛素拮抗等有关。生理状态下，胰岛素由胰岛 B 细胞合成和分泌，经血循环到达体内各组织器官的靶细胞，与特异性受体结合，引发细胞内物质代谢的过程，在整个过程中任何一个环节发生异常均可导致糖尿病。

1. 1 型糖尿病

1 型糖尿病是以胰岛 B 细胞破坏，胰岛素分泌缺乏为特征的自身免疫性疾病。目前普遍认为，其发病机制主要是由于病毒感染、化学物质作用于易感人群，导致由 T 淋巴细胞介导的胰岛 B 细胞自身免疫性损伤和凋亡。

2. 2 型糖尿病

2 型糖尿病有更强的遗传基础，并受到多种环境因素的影响，包括老龄化、不合理饮食及热量摄入过度、体力活动不足、肥胖等。其发病与胰岛素抵抗和胰岛素分泌的相对性缺乏有关，两者均呈不均一性。

（二）病理

1. 胰岛的病理改变

胰岛的病理改变以自身免疫性胰岛炎为主，1 型糖尿病患者的病理改变尤为明显，占 50%～70%，胰岛周围有淋巴细胞和单核细胞浸润，其他病理改变有胰岛细胞萎缩，B 细胞空泡变性，90% 以上的细胞被破坏；2 型糖尿病患者胰岛病理改变相对较轻，主要的病理改变有胰岛玻璃样变，胰腺纤维化，B 细胞空泡变性和脂肪变性。

2. 血管病变

血管病变包括微血管病变和大血管病变。大血管有不同程度的动脉粥样硬化，主要侵犯主动脉、冠状动脉、脑动脉、肾动脉和肢体周围动脉等，引起冠心病、缺血性或出血性脑血管病、肾动脉硬化、肢体动脉硬化等。微血管壁内 PAS 阳性物质沉积于内膜下，毛细血管基底膜增厚。常见于视网膜、肾、心肌、横纹肌、神经及皮肤等组织，引起眼底病变、肾脏病变、神经病变、心肌病变等，成为影响患者预后的主要因素。

另外，25%～44% 的糖尿病患者并发糖尿病性肾小球硬化，按病理可分为结节型、弥漫型和渗出型 3 种；肝可见脂肪沉积和变性等病理变化；神经病变可出现"气球"样变，末梢神经纤维轴突变性，线粒体嵴断裂。

四、中医治疗

（一）辨证论治

1. 无症状期

【证候】一般没有突出的临床症状，食欲旺盛，而耐劳程度减退，一般血糖偏高，但常无尿糖。应激情况下血糖可明显升高，出现尿糖。

【治法】滋养肾阴。

【方药】麦味地黄汤加减，阴虚肝旺者，上方合四逆散加黄芩、山栀子、菊花等清肝调肝；阴虚阳亢，头晕目眩者，加石决明、苦丁茶清肝潜阳。

2. 症状期

（1）阴虚燥热证　①上消（肺热津伤证）症见烦渴多饮，口干舌燥，尿频量多，多汗，舌边尖红，苔薄黄，脉洪数。治当清热润肺，生津止渴。方选消渴方加减，可酌加葛根、麦冬等以加强生津止渴作用；若脉虚数，烦渴不止，小便频数，乃肺肾气阴亏虚，可用二冬汤加减。②中消（胃热炽盛证）症见多食易饥，口渴多尿，形体消瘦，大便干燥，苔黄，脉滑实有力。治当清胃泻火，养阴增液。方选玉女煎加减，如大便秘结不行，可用增液承气汤润燥通腑。③下消（肾阴亏虚证）症见尿频量多，混浊如脂膏，或尿有甜味，腰膝酸软，乏力，头晕耳鸣，口干唇燥，皮肤干燥、瘙痒，舌红少苔，脉细数。治当滋阴固肾。方选六味地黄丸加减，若尿量多而混浊者加益智仁、桑螵蛸、五味子等；若气阴两虚宜酌加党参、黄芪等补益正气或合用生脉散益气生津。

（2）气阴两虚证

【证候】口渴引饮，能食与便溏并见，或饮食减少，精神不振，四肢乏力，体瘦，舌质淡红，苔白而干，脉弱。

【治法】益气健脾，生津止渴。

【方药】七味白术散加减，亦可生脉散益气生津止渴。肺有燥热加地骨皮、知母、黄芩等清肺；口渴明显加天花粉、生地黄等养阴生津；汗多加五味子收敛止汗生津。

（3）阴阳两虚证

【证候】小便频数，混浊如膏，甚则饮一溲一，面色黧黑，耳轮焦干，腰膝酸软，形寒畏冷，阳痿不举，舌淡苔白，脉沉细无力。

【治法】滋阴温阳，补肾固摄。

【方药】金匮肾气丸加减，如阴阳气血俱虚，可用鹿茸丸，以上两方均可酌加覆盆子、桑螵蛸、金樱子等以补肾固摄；若烦渴，头痛，唇红舌干，呼吸深快，阴伤阳浮者，用生脉散加天冬、鳖甲、龟甲等育阴潜阳；如见神昏、肢厥、脉微细等阴竭阳亡危象者，可合参附龙牡汤益气敛阴，回阳救脱。

（4）痰瘀互结证

【证候】"三多"症状不明显，形体肥胖，胸脘腹胀，肌肉酸胀，四肢沉重或刺痛，舌暗或有瘀斑，苔厚腻，脉滑。

【治法】活血化瘀祛痰。

【方药】平胃散合桃红四物汤加减，可加地龙、丹参等活血化瘀，黄芪益气养血，葛根生津止渴，瓜蒌、枳壳等行气导滞。

（5）脉络瘀阻证

【证候】面色暗，消瘦乏力，胸中疼痛，肢体麻木或刺痛，夜间加重，唇紫，舌暗或有瘀斑，或舌下青筋紫暗怒张，苔薄白或少苔，脉弦或沉涩。

【治法】活血通络。

【方药】血府逐瘀汤加减，胸闷痛甚加檀香、砂仁、薤白等；肢痛甚加全蝎、乌梢蛇等搜风通络止痛。

（二）其他治疗

1. 消渴丸

益气，养阴，生津。每次 5～10 丸，每日 3 次。

2. 金芪降糖片

清热益气，生津止渴。每次 7～10 片，每日 3 次

五、西医治疗

（一）一般治疗

1. 糖尿病健康教育

通过糖尿病健康教育让患者了解糖尿病的基础知识和治疗控制要求，学会测定尿糖或正确使用便携式血糖计，掌握医学营养治疗的具体措施和体育锻炼的具体要求，使用降血糖药物的注意事项，学会胰岛素注射技术，戒烟和烈性酒，讲究个人卫生，预防各种感染，养成良好的生活习惯。

2. 饮食治疗

一是计算总热量。首先按患者性别、年龄和身高查表或用简易公式计算理想体重［理想体重（kg）＝身高（cm）–105］，然后根据理想体重和工作性质，参照原来生活习惯等，计算每日所需总热量。成年人休息状态下每日每千克理想体重给予热量

105 ～ 125.5kJ（25 ～ 30kcal），轻体力劳动 125.5 ～ 146kJ（30 ～ 35kcal），中度体力劳动 146 ～ 167kJ（35 ～ 40kcal），重体力劳动 167kJ（40kcal）以上。儿童、孕妇、乳母、营养不良和消瘦以及伴有消耗性疾病者应酌情增加，肥胖者酌减，使体重逐渐恢复至理想体重的 ±5% 左右。二是营养物质含量。糖类占饮食总热量的 50%，蛋白质含量不超过总热量的 15%，脂肪约占总热量的 30%。三是合理分配。确定每日饮食总热量和糖类、蛋白质、脂肪的组成后，按每克糖类、蛋白质产热 16.7kJ（4kcal），每克脂肪产热 37.7kJ（9 kcal），将热量换算为食品后制订食谱。根据生活习惯、病情和配合药物治疗需要等进行安排，可按每日三餐分配为 1/5、2/5、2/5 或 1/3、1/3、1/3。

3. 体育锻炼

应进行有规律的合适运动。根据年龄、性别、体力、病情及有无并发症等不同，循序渐进，长期坚持。对 1 型糖尿病患者，体育锻炼宜在餐后进行，运动量不宜过大，持续时间不宜过长；对 2 型糖尿病患者（尤其是肥胖患者），适当运动有利于减轻体重，提高胰岛素敏感性。

4. 病情监测

应用便携式血糖计观察记录血糖水平，每 2 ～ 3 月定期检查糖化血红蛋白，了解糖尿病病情控制情况，指导药物调整。每年进行 1 ～ 2 次全面复查，尽早发现有关并发症，给予相应的治疗。

（二）药物治疗

口服药物与胰岛素治疗是控制糖尿病高血糖两大武器。临床应用药物治疗主要基于胰岛素分泌和（或）作用缺陷两个方面，根据患者血糖状况恰当调整药物的种类和剂量，一般血糖均能获得良好控制。口服药物分为，促胰岛素分泌剂、双胍类、α 葡萄糖苷酶抑制剂、噻唑烷二酮类等。胰岛素则根据其来源不同，可分为动物胰岛素、人胰岛素和人胰岛素类似物等；根据胰岛素作用时间，可分为短（速）效胰岛素、中效胰岛素、长（慢）效胰岛素和预混胰岛素等。

第七节　痛　风

痛风是由多种原因引起的嘌呤代谢紊乱和或尿酸排泄障碍所导致的一组异质性疾病。临床表现为高尿酸血症、特征性急性关节炎反复发作、痛风石、间质性肾炎、尿酸性尿路结石等。国外报道，高尿酸血症的患病率为 2.0% ～ 13.2%，痛风的患病率为 1.3% ～ 3.7%。近年来，随着经济发展及生活方式改变，其患病率呈上升趋势。

本病可归属于中医学"痹病""肢体痹"等范畴。

一、诊断标准

中老年男性或绝经后女性，伴有家族病史及代谢综合征表现，在诱发因素的基础上，突发跖趾、踝、膝等关节红肿疼痛或肾绞痛，要考虑痛风。检查血尿酸增高，滑囊液或痛风石活检发现尿酸盐结晶，即可确诊。急性关节炎期诊断有困难时，可用秋水仙碱作诊断性治疗，若为痛风，服用秋水仙碱后症状常可迅速缓解。

二、中医病因病机

（一）病因

中医学认为本病的发生可分为外因和内因两个方面。正气不足，腠理不密，卫外失固，风、寒、湿、热之邪乘虚侵袭人体肢体、经络、肌肉，致筋骨、关节、经络痹阻，气血运行不畅，不通则痛。

1. 外邪侵袭人体

多由于居处潮湿、冒雨涉水、汗出当风、气候骤变、寒热交错等原因，以致风、寒、湿、热邪侵袭人体，留注肌肉、筋骨、关节、经络等，导致气血运行不畅，不通则痛而发为本病；风热之邪与湿相并，导致风、湿、热合邪为患；素体阳盛或阴虚有热，复感外邪，易从热化，或感受风、寒、湿、热之邪，日久不愈，郁而化热，均可导致风寒湿之邪痹阻肌肉、筋骨、关节、经络等而发病。

2. 正气亏虚

先天禀赋不足或年老体弱，正气亏虚，卫外失固，风、寒、湿、热之邪内侵肌肉、筋骨、关节等，邪气留恋，气血凝滞，脉络痹阻而成。《济生方》言："皆因体虚，腠理空虚，受寒湿气而成痹也。"

3. 痰瘀互结

痹病日久，或治疗不当，均可耗伤气血，损伤阴液，导致气虚血瘀，津聚痰凝，痰瘀互结，经络痹阻，出现关节肿大，强直畸形，屈伸不利。

（二）病机

本病常因正气不足，感受外邪而致病。基本病机为正气不足，外邪侵袭机体，经脉痹阻，不通则痛。病位在四肢关节，与肝脾肾相关。早期病性多属实，邪留日久则脏腑受损，则出现虚实夹杂之证。

三、西医病因病理

（一）病因

本病病因众多，根据血液中尿酸增高的原因，可分为原发性和继发性两大类。原发性痛风基本由遗传引起，但大部分遗传方式未明，仅有少数（1%～2%）因某些酶的缺陷引起。继发性痛风是由其他疾病或药物、高嘌呤饮食等引起尿酸生成增多，或排出减少而形成高尿酸血症所致。

尿酸为嘌呤代谢的最终产物，主要来自细胞代谢分解的核酸、其他嘌呤类化合物和饮食中的嘌呤等，在酶的作用下分解而来。高尿酸血症及痛风的发生主要是尿酸排泄减少或生成增多，有时两种机制同时存在。仅有高尿酸血症，不一定发生痛风。痛风的发生，意味着尿酸盐结晶沉积所致的反应性关节炎和（或）痛风石疾病。体液中的尿酸处于过饱和状态，可导数尿酸盐结晶沉积引起痛风的组织学改变。血尿酸的正常范围有一定跨度，导致过饱和的血尿酸浓度一般超过416.2mmol/L（7.0mg/dL）。局部 pH 值及温度降低可促进尿酸盐析出，雌激素可促进尿酸游离。

（二）病理

痛风急性发作期，尿酸盐结晶沉积于关节组织内，趋化白细胞，使之释放多种炎症介质，导致急性炎症发作。慢性关节炎期，尿酸盐结晶沉积于组织内引起异物样反应，其周围被单核细胞、上皮细胞、巨大细胞等所包围，形成痛风石。痛风石沿软骨面、滑膜囊、耳轮、腱鞘、关节周围组织、皮下结缔组织等处沉积，导致慢性炎症，滑膜囊增厚，软骨退行性变，血管翳形成，骨质侵蚀缺损，关节周围组织纤维化，加之痛风石增大，导致关节畸形，功能障碍。尿酸盐沉积于肾小管等处，使肾间质、肾小管等发生慢性炎症反应，引起肾小管上皮细胞变性、坏死，肾小管变形、萎缩，管腔狭窄，间质纤维化，也可累及肾小球，导致不同程度的肾功能损害。高尿酸血症患者尿路结石的发生率明显高于正常人，与血尿酸水平及尿酸排出量呈正相关。

四、中医治疗

（一）辨证论治

1. 风寒湿阻证

【证候】肢体关节疼痛，屈伸不利，或呈游走性疼痛，或疼痛剧烈，痛处不移，或肢体关节重着，肿胀疼痛，肌肤麻木，阴雨天加重，舌苔薄白，脉弦紧或濡缓。

【治法】祛风散寒，除湿通络。

【方药】蠲痹汤加减，若风胜呈游走性疼痛，加防风，重用羌活、独活等以祛风胜湿；寒胜疼痛剧烈加附子、细辛等，重用桂心温经散寒；湿胜肢体关节麻木重着，加防己、薏苡仁等利水胜湿。

2. 风湿热郁证

【证候】关节红肿热痛，痛不可触，遇热痛甚，得冷则舒，病势较急，兼发热，口渴，心烦，汗出不解，舌质红，苔黄或黄腻，脉滑数。

【治法】清热除湿，祛风通络。

【方药】白虎加桂枝汤加减，若热甚，加忍冬藤、连翘、黄柏等清热解毒；关节肿大，加桑枝、防己、姜黄、威灵仙等活血通络，祛风除湿；皮肤有红斑，加赤芍、牡丹皮、生地黄等凉血解毒；阴虚明显，加秦艽、功劳叶、青蒿等养阴清热，通经活络。

3. 痰瘀痹阻证

【证候】关节肿痛，反复发作，时轻时重，甚至关节肿大，僵直畸形，屈伸不利，或皮下结节，破溃流浊，舌质紫暗或有瘀点、瘀斑，苔白腻或厚腻，脉细涩。

【治法】化痰祛瘀，通络止痛。

【方药】桃红饮加减，若痰瘀重，加乌梢蛇、穿山甲、全蝎、地龙等祛瘀通络；皮下结节，加白芥子、僵蚕等祛痰散结。

4. 肝肾亏虚证

【证候】关节肿痛，反复发作，迁延不愈，或关节呈游走性疼痛，或酸楚重着，麻木不仁，甚则僵直畸形，屈伸不利，腰膝酸痛，神疲乏力，舌质淡，苍白，脉细或细弱。

【治法】补益肝肾，祛风通络。

【方药】独活寄生汤加减，若腰膝酸软甚者，加黄芪、续断、补骨脂等益气补肾；关节冷痛明显，加附子、肉桂等温阳散寒；肌肤麻不仁明显，加络石藤、鸡血藤等养血通络。

（二）其他治疗

1. 针灸治疗

一般风寒湿阻，痰瘀痹阻者宜针灸并施；风湿热郁者宜针不宜灸；正虚病人者以灸为宜。取穴：足踝痛取昆仑、解溪、太溪；膝痛取膝眼、阳陵泉、鹤顶、足三里；腕痛取阳池、阳谷、外关、合谷；肘痛取手三里、曲池、合谷；肩痛取肩俞、肩贞、肩井、阿是穴等。每天或隔天1次，留针30分钟，急性期10天为一个疗程，慢性期30天为一个疗程。

2. 中药外敷治疗

以三黄膏外敷，取大黄、黄连、黄柏、冰片、薄荷等各适量研末，以凡士林共调为糊状，外敷局部，每天换药 1 次。具有清热解毒，消肿止痛之功，适用于风湿热郁证。

3. 电离子导入疗法

取陈醋 500g，威灵仙 30g，细辛 20g，桂枝 30g，浸两周后过滤，做直流电导入。具有祛风通络止痛之功，适用于痹病各证，尤其是急性期。

五、西医治疗

（一）一般治疗

减少富含嘌呤的食物，如动物内脏、鱼虾、蟹、肉类、豌豆等摄入；调节饮食，防止过胖，食物中碳水化合物占总热量的 50% ～ 60%，蛋白质摄入严格控制在每日 1g/kg 左右；鼓励多饮水，每日在 2000mL 以上，慎用抑制尿酸排泄药，如利尿剂及小剂量阿司匹林等；勿过劳、受寒，避免关节损伤，严格戒酒。

（二）急性期治疗

急性期的治疗原则在于快速、有效、彻底终止急性发作，减轻痛苦，防止转成慢性。将受累关节置于最舒适位置，避免关节负重，卧床休息，并立即给予抗炎药物治疗，常用药物如下。

1. 秋水仙碱

本品为治疗痛风急性发作的特效药，能抑制白细胞等吞噬尿酸盐结晶，减少或终止炎症介质的释放，从而有抗炎止痛的作用。

2. 非甾体抗炎药

本类药物很多，包括吲哚美辛、萘普生、布洛芬、保泰松等。疗效不如秋水仙碱，但作用温和，发作超过 48 小时使用仍然有效。一般在开始治疗时给予接近最大的剂量，而在症状缓解时逐渐减量。

3. 糖皮质激素

本品能迅速缓解急性发作，但停药后易出现"反跳"现象，因此一般不宜使用，只在秋水仙碱、非甾体抗炎药等治疗无效或有禁忌证时采用。

（三）发作间歇期和慢性期治疗

1. 促进尿酸排泄药

本类药主要抑制肾小管对尿酸盐的重吸收，从而促进尿酸排泄。

2. 抑制尿酸合成药

本类药物主要有别嘌醇，其机制是抑制黄嘌呤氧化酶，阻断黄嘌呤转化为尿酸。

3. 其他治疗

关节活动障碍者，可进行理疗或体疗，剔出较大痛风石等。本病的治疗过程中，注意保护肾功能。

第八节　肥　胖

肥胖指体内脂肪堆积过多和（或）分布异常，体重增加，是包括遗传和环境因素在内的多种因素相互作用引起的慢性代谢性疾病。常伴怕热多汗，动作迟缓，乏力，易疲倦，劳动效率低，精神和心理异常的症状。发病率呈不断增长的趋势，女性活动量较少，肥胖者较多。本病是糖尿病、心血管疾病、高血压、胆石症和某些肿瘤等的重要危险因素。

本病归属于中医学"痰饮""水肿""虚劳"等范畴。

一、诊断标准

体重指数（BMI）是最重要的诊断指标，BMI（kg/m^2）＝体重（kg）/［身高（m）^{2}］，BMI 值 ≥ 28 为肥胖。

腰围或腰 / 臀比是最重要的脂肪分布诊断指标，男性腰围 ≥ 85 和女性腰围 ≥ 80cm 为腹型肥胖；男性腰 / 臀比 ＞ 1.0 和女性腰 / 臀比 ＞ 0.9 为中心型肥胖。

二、中医病因病机

（一）病因

多因年老体弱、饮食不节、缺乏运动、先天禀赋等导致气虚阳衰，痰湿瘀滞而成。

1. 年老体弱

中年以后，人体生理机能由盛转衰，脾运化功能减退，又过食肥甘，运化不及，聚湿生痰，痰湿壅结，或肾阳虚衰，不能化气行水，酿生水湿痰浊。

2. 饮食不节

暴饮暴食，或过时肥甘，一方面致水谷精微在人体内堆积成膏脂；另一方面可损伤脾胃，不能布散水谷精微及运化水湿，致痰浊内生，酝酿成痰，痰湿聚集体内。

3. 缺乏运动

长期喜卧好坐，则气血运行不畅，脾胃呆滞，则运化失司，水谷精微失于输布，化为膏脂痰浊，聚于肌肤、脏腑、经络等处。妇女在妊娠期或产后由于营养过多，活动减少，亦容易发生。

4. 先天禀赋

先天禀赋与人的体质有关，具有家族性。阳热体质，胃热偏盛者，食欲亢进，食量过大，脾运不及，可致膏脂痰浊堆积。

此外，还与性别、地理环境等因素有关。

（二）病机

总属阳气虚衰，痰湿偏盛。脾气虚弱则运化转输无力，水谷精微失于输布，化为膏脂和水湿，留滞体内；肾阳虚衰，则血液鼓动无力，水液失于蒸腾气化，致血行迟缓，水湿内停。

病位主要在脾，与肾关系密切，亦与心肺及肝有关。多属本虚标实之候，本虚多为脾肾气虚，或兼心肺气虚；标实为痰湿膏脂内停，或兼水湿、血瘀、气滞等，即"肥人多痰、多湿、多气虚"。

三、西医病因病理

（一）病因

本病的病因尚不十分清楚，往往由饮食、活动、遗传、神经内分泌、吸烟、饮酒、社会环境等因素相互影响而发生。相关研究表明，最主要的因素可能是能量调节神经元和摄食行为控制中枢发生紊乱，导致机体能量代谢失衡，机体消耗的能量少于所摄入的，多余的能量转变为脂肪，最终引起肥胖。

（二）病理

本病多存在脂类代谢紊乱，脂肪合成过多，而脂肪水解和脂肪分解氧化无明显异常。血浆三酰甘油、游离脂肪酸和胆固醇一般高于正常水平。

四、中医治疗

（一）辨证论治

1. 胃热滞脾证

【证候】多食，消谷善饥，形体肥胖，脘腹胀满，面色红润，心烦头昏，口苦口干，胃脘灼痛，嘈杂，得食则缓，舌红，苔黄腻，脉弦滑。

【治法】清胃泻火，佐以消导。

【方药】小承气汤合保和丸加减。肝胃郁热，胸胁苦满，烦躁易怒，口苦舌燥，腹胀纳呆，月经不调，脉弦者，加柴胡、黄芩、栀子等；肝火致便秘者，加芦荟、朱砂等。

2. 痰湿内盛证

【证候】形盛体胖，身体重着，肢体困倦，胸膈痞满，痰涎壅盛，头昏目眩，口干而不欲饮，嗜食肥甘醇酒，神疲倦卧，苔白腻或白滑，脉滑。

【治法】燥湿化痰，理气消痞。

【方药】导痰汤加减。湿邪偏盛者，加苍术、薏苡仁、赤小豆、防己、车前子等；痰湿化热，心烦少寐，纳少便秘，舌红苔黄，脉滑数者，以胆南星易制南星，加竹茹、浙贝母、黄芩、黄连、瓜蒌仁等；痰湿郁久，壅阻气机，痰瘀交阻，舌暗或有瘀斑者，加当归、赤芍、川芎、桃仁、红花、丹参、泽兰等。

3. 脾虚不运证

【证候】肥胖臃肿，神疲乏力，身体困重，胸闷脘胀，四肢轻度浮肿，晨轻暮重，劳累后明显，饮食如常或偏少，既往多有暴饮暴食史，小便不利，便溏或便秘，舌淡胖，边有齿痕，苔薄白或白腻，脉濡细。

【治法】健脾益气，渗利水湿。

【方药】参苓白术散合防己黄芪汤加减。脾虚水停，肢体肿胀明显者，加大腹皮、桑白皮、木瓜等；腹胀便溏者，加厚朴、陈皮、广木香等；腹中畏寒者，加肉桂、干姜等。

4. 脾肾阳虚证

【证候】形体肥胖，颜面虚浮，神疲嗜卧，气短乏力，腹胀便溏，自汗气短，动则更甚，畏寒肢冷，下肢浮肿，尿昼少夜频，舌淡胖，苔薄白，脉沉细。

【治法】温补脾肾，利水化饮。

【方药】真武汤合苓桂术甘汤加减。气虚明显，伴气短，自汗者，加人参、黄芪等；水湿内停明显，尿少浮肿者，加泽泻、猪苓、大腹皮等；畏寒肢冷明显者，加补骨脂、仙茅、淫羊藿、益智仁，并重用肉桂、附子等。

（二）其他治疗

针灸，选用百会、大椎、涌泉、丰隆、足三里、曲池等穴，交替针刺。

五、西医治疗

应适当减重，一般标准是每月降 1.5 ～ 2kg，反对饥饿疗法。应以饮食控制及运动疗法为首选，未能奏效时可采用药物辅助治疗。加强预防肥胖教育的普及，树立现代健康理念，坚持体力劳动和运动锻炼，合理安排饮食。

（一）非药物治疗

通过限制能量的摄入量，使总热量低于消耗量，并非简单地减轻体重，而是去除体内过多的脂肪，并防止其再积聚。避免油煎食品、方便食品、快餐、巧克力等垃圾食物，少吃甜食。

运动治疗应与饮食治疗同时配合，长期坚持，避免反复。应选有氧运动，循序渐进。

（二）药物治疗

1. 食欲抑制剂

本品主要作用于中枢神经系统，通过产生饱腹感，从而减少饮食的摄入。代表药物如西布曲明，副作用有恶心、口干、食欲不振、心跳快、紧张、便秘和失眠。

2. 肠道脂肪酶抑制剂

肠道脂肪酶抑制剂，代表药物如奥利司他，结构上与三酰甘油相似，通过竞争性抑制作用，使三酰甘油的吸收减少，30% 以原形随粪便排出，从而减少能量摄取。本品随餐服用，副作用是粪便中因含脂肪多而呈溏便，脂肪便，有恶臭。

3. 代谢增强剂

代谢增强剂常用甲状腺激素制剂，如干甲状腺片，或三碘甲腺原氨酸，本品因会导致药物性甲亢，故不主张用。

（三）手术治疗

只限于反复使用保守疗法而不奏效的严重肥胖患者。手术方式有吸脂、切脂及空肠回肠分流术、小胃手术或垂直扎胃成形术等。

第九节　慢性胃炎

慢性胃炎指不同原因引起的胃黏膜慢性炎症，其中幽门螺旋杆菌感染为其主要病因。临床十分常见，约占胃镜检查患者的 80% 以上，随年龄增长患病率逐渐增高。

浅表性和萎缩性胃炎分别与中医学"胃络痛"和"胃痞"相似，根据相关临床症状可归属于"胃痛""痞满""嘈杂"等范畴。

一、诊断标准

本病的诊断主要依赖于胃镜和病理组织学检查。病史、体检有助于评估胃炎对人体的影响程度，找出可能的病因或诱因。

内镜下主要分为浅表性胃炎（又称非萎缩性胃炎）和萎缩性胃炎。如同时存在平坦糜烂、隆起糜烂或胆汁反流等，则诊断为浅表性或萎缩性胃炎伴糜烂或伴胆汁反流。病变范围包括胃窦、胃体、全胃等。浅表性胃炎的诊断依据为，黏膜红斑（点、片、条状），粗糙不平，有出血点或斑；萎缩性胃炎的诊断依据为，黏膜呈颗粒状，血管显露，色泽灰暗，皱襞细小。

二、中医病因病机

本病多由于机体脾胃素虚，加之内外之邪侵袭所致，主要与饮食所伤、七情失和等有关。

（一）饮食所伤

饮食不节，食滞内生；或寒温失宜，损伤脾胃；或进食不洁之物，邪从口入；或偏食辛辣肥甘厚味，湿热内生，引起脾胃运化失职，胃失和降。

（二）情志内伤

长期焦虑、忧思等，情志不调，肝失疏泄，气机阻滞，脾失健运，胃失和降，肝胃不和，导致肝郁脾虚；或肝气郁久化热，肝胃郁热。

（三）脾胃虚弱

素体脾胃不健，或久病累及脾胃，或误治滥用药物，损伤脾胃，导致脾胃气血不足，运化无力，湿浊内生，阻遏气机；胃阴不足，濡养失职。

初起多实，病在气分，久病以虚为主，或虚实相兼，寒热错杂，病在血分。病位在胃，与肝脾关系密切，病机总属"不通则痛"或"不荣则痛"。

三、西医病因病理

（一）病因

本病的病因尚不十分清楚，目前认为与感染、理化因素和自身免疫等有关。

1. 幽门螺旋杆菌感染

幽门螺旋杆菌感染是导致本病的重要原因。相关研究表明，所有幽门螺旋杆菌阳性者都存在胃窦炎，幽门螺旋杆菌感染者根除病菌后胃炎可以消除。幽门螺旋杆菌产生的尿毒酶分解尿素产生氨和其他酶（如蛋白酶等）直接损伤黏膜上皮细胞；分泌空泡毒素等导致胃黏膜上皮细胞变性与坏死；诱导上皮细胞分泌炎症因子，介导炎症反应；抗原抗体反应引起自身免疫损伤。

2. 免疫因素

免疫因素是本病发生的主要原因。患者血清中含壁细胞和内因子抗体，壁细胞抗体与抗原形成抗原抗体复合物，在补体的参与下，使壁细胞数目减少，导致胃酸分泌不足，严重者可出现泌酸腺完全萎缩，使胃酸缺乏。

3. 理化因素

长期饮用烈酒，进食过冷过热、过于粗糙等食物，直接损伤胃黏膜；长期服用非甾体抗炎药抑制前列腺素合成，破坏胃黏膜屏障。

4. 其他

幽门括约肌功能不全可导致大量十二指肠液反流，胃黏膜受到酶的消化而产生炎症、糜烂、出血等；慢性右心衰竭，肝硬化门脉高压引起胃黏膜瘀血缺氧导致胃黏膜损伤。

（二）病理

病理过程中，病变由黏膜表浅部向腺区发展，由灶性病变逐渐联合成片，最终腺体萎缩或破坏。

1. 炎症

本病的病理表现以黏膜固有层淋巴细胞和浆细胞浸润为主，可有少数嗜酸性粒细胞存在。有较多中性粒细胞浸润在表层上皮及小凹皮细胞之间，提示活动性炎症存在。

2. 萎缩

固有腺体数目减少，黏膜层变薄，镜下黏膜血管网显露，常伴化生和纤维组织、淋巴滤泡等的增生。

3. 化生

胃黏膜不完全性再生，包括肠化生和假幽门腺化生。

四、中医治疗

（一）辨证论治

1. 肝气犯胃证

【证候】胃脘胀痛，痛连胸胁，遇烦恼则痛或痛甚，嗳气、矢气则痛减，胸闷嗳气，喜长叹息，大便不畅，舌苔多薄白，脉弦。

【治法】疏肝解郁，理气止痛。

【方药】柴胡疏肝散加减。胃痛较甚者，加川楝子、延胡索等；嗳气较频者，加沉香、旋覆花等；反酸者加乌贼骨、煅瓦楞子等。

2. 湿热中阻证

【证候】胃脘疼痛，痛势急迫，脘闷灼热，口干口苦，口渴而不欲饮，纳呆恶心，小便黄，大便不畅，舌红，苔黄腻，脉滑数。

【治法】清热利湿，理气和胃。

【方药】清中汤加减，湿偏重者，加苍术、藿香等；热偏重者，加蒲公英、黄芩等；伴呕吐者，加竹茹、陈皮等；大便秘结不通者，加大黄；气滞腹胀者，加厚朴、枳实等；纳呆食少者，加神曲、谷芽、麦芽等。

3. 瘀血停胃证

【证候】胃脘疼痛，如针刺，似刀割，痛有定处，按之痛甚，痛时持久，食后加剧，入夜尤甚，或见吐血黑便，舌紫暗或有瘀斑，脉涩。

【治法】化瘀通络，理气和胃。

【方药】失笑散合丹参饮加减，胃痛甚者，加延胡索、木香、郁金、枳壳等；四肢不温，舌淡脉弱者，加党参、黄芪等；便黑者，加三七、白及等；口干咽燥，舌光无苔，脉细者等，加生地黄、麦冬等。

4. 胃阴亏耗证

【证候】胃脘隐隐灼痛，似饥而不欲食，口燥咽干，五心烦热，消瘦乏力，口渴思饮，大便干结，舌红少津，脉细数。

【治法】养阴益胃，和中止痛。

【方药】一贯煎合芍药甘草汤加减，胃脘灼痛，嘈杂反酸者，加珍珠粉、牡蛎、海螵蛸等；胃脘胀痛较剧者，加厚朴花、玫瑰花、佛手等；大便干燥难解者，加火麻仁、瓜蒌仁等；阴虚胃热者，加石斛、知母、黄连等。

5. 脾胃虚寒证

【证候】胃痛隐隐，绵绵不休，喜温喜按，空腹痛甚，得食则缓，劳累或受凉后发作或加重，泛吐清水，神疲倦怠，纳呆，手足不温，大便溏薄，舌淡苔白，脉虚弱或迟缓。

【治法】温中健脾，和胃止痛。

【方药】黄芪建中汤加减，泛吐清水较多者，加干姜、制半夏、陈皮、茯苓等；反酸者，去饴糖，加黄连、吴茱萸、海螵蛸、煅瓦楞子等。

（二）其他治疗

1. 针刺
取足三里、中脘、内关等为主穴，根据病性虚实酌情加减并使用补泻手法。

2. 艾灸
取中脘、足三里、神阙等，适用于虚寒性胃痛。

五、西医治疗

减轻或消除损伤因子，增强胃黏膜防御功能。

（一）非药物治疗

戒除烟酒和注意饮食，少吃刺激性食物，如酸辣、浓茶及不易消化的食物等。

（二）药物治疗

1. 根除幽门螺旋杆菌药物

根除幽门螺旋杆菌药物，目前推荐铋剂四联，即质子泵抑制剂＋铋剂＋2种抗生素的治疗方案，多数采用14天疗程。

2. 降低胃酸药物

降低胃酸药物，选择 H_2 受体拮抗剂或质子泵抑制剂，适用于黏膜糜烂或以烧心、反酸等为主要表现者，可选用西咪替丁、雷尼替丁、奥美拉唑等。

3. 黏膜保护剂

黏膜保护剂常用铋剂，如枸橼酸铋钾、胶体果胶铋，以及硫糖铝、氢氧化铝凝胶等。

4. 对症处理药物

胃动力下降者，服用促进胃动力药物；有痉挛性腹痛者，用解痉药，如东莨菪碱等；有恶心贫血者，用维生素 B_{12}、叶酸等。

第十节　消化性溃疡

消化性溃疡指胃和十二指肠溃疡，是黏膜的局限性组织缺损、炎症与坏死性病变，深达黏膜肌层。病变与黏膜被胃酸、胃蛋白酶自身消化有关。近年来，在我国胃镜检查的患者中，消化性溃疡检出率10.3%～32.6%，胃溃疡占25.2%，十二指肠溃疡占70.7%，其他占4.1%，男性多于女性。

本病归属于中医学"胃脘痛""嘈杂""吞酸"等范畴。

一、诊断标准

（一）初步诊断

慢性、周期性、节律性上腹痛伴反酸。

（二）基本诊断

伴有上消化道出血、穿孔史或现病症。

（三）确定诊断

胃镜发现消化性溃疡病灶，电子胃镜是确诊消化性溃疡的首选方法。

二、中医病因病机

（一）病因

本病的主要原因有起居不适，外邪犯胃；饮食不节，食滞伤胃；情志内伤，肝气犯胃；素体脾虚，后天失养。

1. 起居不适，外邪犯胃

湿邪较易侵犯脾胃，阴虚之人易感湿热，阳虚之人易受寒湿，邪气阻滞气机，胃气不和。

2. 饮食不节，食滞伤胃

暴饮暴食，饥饱失常，损伤脾胃，运化失职，食滞不化，停滞胃脘，气机不畅，失于和降。

3. 情志内伤，肝气犯胃

忧思恼怒，焦虑紧张，肝失疏泄，横逆犯胃，胃失和降，若肝郁化热，郁热耗伤胃阴，胃络失于濡润，致胃脘隐隐灼痛，若气郁日久，则血行不畅，血脉凝滞，瘀血阻胃。

4. 素体脾虚，后天失养

素体脾胃虚弱，或劳倦内伤，或久病不愈，延及脾胃，或用药不当，皆可损伤脾胃，脾胃虚弱，则气虚不能运化或阳虚不能温养。

（二）病机

本病病性有虚实寒热之异，病理因素包括虚实两方面，属实者有气滞、寒凝、食积、湿热、血瘀等；属虚者有气（阳）虚、阴虚等。病位在胃，与肝、脾二脏的功能失调密切相关。基本病机为胃之气机阻滞或络脉失养，致胃失和降，不通则痛，失荣亦痛。

临床多表现为实证，发病日久则常由实转虚，由气及血，而因实致虚，或素体脾胃虚弱，气血运化无力，血分瘀阻，致胃黏膜失养溃烂，终成因虚致实之虚实夹杂证。

三、西医病因病理

（一）病因

本病的发生与多种因素有关，其机制较为复杂，可概括为胃、十二指肠黏膜侵袭因素和黏膜自身防御修复因素之间失衡所致。造成消化性溃疡的侵袭因素主要有胃酸、胃蛋白酶、幽门螺旋杆菌感染、药物因素（如阿司匹林、非甾体类药）、乙醇、胆盐等。

（二）病理

胃镜下，溃疡常呈圆形、椭圆形或线性，边缘锐利，底面光滑，被灰白色或灰黄色苔膜覆盖，周围黏膜充血，水肿，略隆起。

四、中医治疗

（一）辨证论治

1. 肝胃不和证

【证候】胃脘胀满或疼痛，两胁胀满，每因情志不畅而发作或加重，心烦，嗳气频作，善叹息，舌淡红，苔薄白，脉弦。

【治法】疏肝理气，和胃止痛。

【方药】柴胡疏肝散加减。心烦易怒者，加佛手、青皮等；口干者，加石斛、沙参等；畏寒者，加高良姜、肉桂等；反酸者，加浙贝母、瓦楞子等。

2. 脾胃虚弱（寒）证

【证候】胃脘隐痛，喜温喜按，得食痛减，四肢倦怠，畏寒肢冷，口淡流涎，便溏，纳少，舌淡或舌边有齿痕，苔薄白，脉虚弱或迟缓。

【治法】温中健脾，和胃止痛。

【方药】黄芪建中汤加减。畏寒重，胃痛明显者加吴茱萸、川椒目、制附片等；吐酸，口苦者加砂仁、藿香、黄连等；肠鸣腹泻者，加泽泻、猪苓等；睡眠不佳者加生龙骨、生牡蛎等。

3. 脾胃湿热证

【证候】胃脘痞满或疼痛，口干或口苦，口干不欲饮，纳呆，恶心或呕吐，小便短黄，舌红，苔黄厚腻，脉滑。

【治法】清热利湿，和胃止痛。

【方药】连朴饮加减。舌红苔黄腻者，加蒲公英、黄芩等；头身困重者，加白扁豆、苍术、藿香等；恶心偏重者，加陈皮、竹茹等；反酸者，加瓦楞子、海螵蛸等。

4. 胃阴不足证

【证候】胃脘隐痛，饥而不欲食，口干渴，消瘦，五心烦热，舌红少津或有裂纹无苔，脉细。

【治法】养阴益胃。

【方药】益胃汤加减。情志不畅者，加柴胡、佛手、香橼等；嗳腐吞酸，纳呆者，加麦芽、鸡内金等；大便臭秽不尽者，加黄芩、黄连等；刺痛，入夜加重者，加丹参、红花、降香等；恶心呕吐者，加陈皮、半夏、苍术等。

5. 胃络瘀阻证

【证候】胃脘胀痛或刺痛，痛处不移，夜间痛甚，口干不欲饮，可见呕血或黑便，舌紫暗或有瘀点、瘀斑，脉涩。

【治法】活血化瘀，行气止痛。

【方药】失笑散合丹参饮加减。呕血，黑便，加三七、白及、仙鹤草等；畏寒重者，加炮姜、桂枝等；乏力者，加黄芪、党参、白术、茯苓、甘草等。

（二）其他治疗

1. 针灸

主穴取中脘、足三里等。脾胃虚寒证配胃俞、脾俞、内关等；气滞血瘀证配胃俞、脾俞、内关、膈俞等；肝郁气滞证配胃俞、脾俞、期门等；肝胃不和证配内关、太冲等；胃阴不足证配伍胃俞、脾俞、内关、三阴交等。

2. 中药穴位贴敷

寒证取干姜、吴茱萸等调制成药膏外敷脐部或疼痛最明显处，并配合红外线照射；热证取大黄、黄柏等调制成药膏外敷脐部或疼痛最明显处。

五、西医治疗

西医治疗的目的在于缓解症状，促进溃疡愈合，防止并发症，预防复发，治疗重点在于削弱各种损害因素对胃及十二指肠黏膜的损害，提高防御因子以增强对黏膜的保护。

（一）非药物治疗

1. 饮食疗法

进食原则是易消化，富营养，少刺激，应避免刺激性食物、烟酒、咖啡、浓茶和非甾体抗炎药等。

2. 心理治疗

心理治疗的作用在于调节神经功能，避免精神刺激，调整心态。应保持心情舒畅，乐观，平和，树立战胜疾病的信心，针对患者实际情况，进行心理疏导。

3. 手术治疗

手术治疗不是本病的首选方法，如有上呼吸道大出血、幽门梗阻、难治性溃疡、球部或球后明显狭窄等，经内科治疗无效者；或有急性穿孔或巨型溃疡、重度异型性增生甚至恶变倾向者应考虑外科手术治疗。

（二）药物治疗

1. 抑制胃酸药物

抑制胃酸药物首选质子泵抑制剂，常用奥美拉唑等；也可选用 H_2 受体拮抗剂，如西咪替丁、雷尼替丁等；其他制酸剂如氢氧化铝、铝碳酸镁等，一般用于临时给药以缓解症状。

2. 黏膜保护剂

黏膜保护剂常用铋剂，如枸橼酸铋钾、胶体果胶铋等，以及硫糖铝、米索前列醇等；胆汁结合剂适用于伴胆汁反流者，常用铝碳酸镁。

3. 根除幽门螺旋杆菌药物

根除幽门螺旋杆菌药物目前推荐铋剂四联，即质子泵抑制剂 + 铋剂 +2 种抗生素的治疗方案，根除率可达 85% ～ 94%，多采用 14 天疗程。

第十一节　炎症性肠病

炎症性肠病是一组以肠道炎症性细胞浸润、肠黏膜受损等为主要表现的肠道慢性炎症病变，包括溃疡性结肠炎和克罗恩氏病，临床表现为反复腹痛，腹泻，黏液血便。流行病学调查结果显示，高脂摄入会增加本病的发病风险，与居民动物蛋白摄入量的增加也有一定的关联性，而膳食纤维摄入量与本病发病率呈负相关。

本病可发生于任何年龄，以 20 ～ 50 岁为多见，男女发病率无明显差异。本病属中医"休息痢"范畴。

一、诊断标准

（一）2002 年中华医学会消化学会的克罗恩病的诊断标准

临床标准：具备 1 为临床可疑，若同时具备 1 和 2 或 3，可诊断本病。

1. 临床表现

反复发作的右下腹或脐周疼痛可伴有呕吐，腹泻或便秘，阿弗他口炎偶见，有时腹部可出现相应部位的肿块。可伴有肠梗阻、腹腔瘘管或肛周脓肿等并发症；可伴有或不伴有系统性症状，如发热、多关节炎、虹膜睫状体炎、硬化性胆管炎、淀粉样变、营养不良、发育迟缓等。

2. X 线钡剂造影

有胃肠道的炎性病变，如裂隙状溃疡、卵石征、假息肉、单发或多发性狭窄、瘘管形成等，病变呈节段性分布。CT 可见肠壁增厚，有盆腔或腹腔脓肿。

3. 内镜检查

可见跳跃式分布的纵行或匐行性溃疡，周围黏膜正常或增生呈鹅卵石样，或病变活检有非干酪坏死性肉芽肿或大量淋巴细胞聚集。

（二）2009 年中华医学会脾胃病分会的溃疡性结直肠炎诊断标准

排除细菌性痢疾、阿米巴痢疾、慢性血吸虫病、肠结核等感染性肠炎以及缺血性肠炎、放射性肠炎、孤立性直肠溃疡、结肠克罗恩病等，按下列标准诊断。

1. 确诊

腹泻或便血 6 周以上，结肠镜检发现一个以上的下述表现，黏膜易脆，点状出血，弥漫性炎性糜烂、溃疡；或钡剂检查发现溃疡，肠腔狭窄或结肠短缩。同时伴有明显的黏膜组织学改变，活动期炎性细胞浸润，隐窝脓肿，杯状细胞缺失；缓解期隐窝结构异常（扭曲分支），隐窝萎缩。手术切除或活检标本在显微镜下有特征性改变。

2. 疑诊

病史不典型，结肠镜或钡剂灌肠检查有相应表现；或有相应病史，伴可疑的结肠镜检查表现，无钡剂灌肠检查；或有典型病史，伴可疑的钡剂灌肠发现，无结肠镜检查报告，缺乏组织学证据。手术标本大体表现典型，但组织学检查不肯定。

3. 诊断内容

完整的诊断应包括疾病的临床类型（初发型、慢性复发型、慢性持续型和暴发型）、严重程度（轻度、中度和重度）、病情分期（活动期、缓解期）、病变范围（直肠、左半结肠和广泛结肠）、肠外表现和并发症（大出血、穿孔、重性巨结肠和癌变）等。如：初发型、中度、活动期、左半结肠受累。

二、中医病因病机

（一）病因

中医学认为本病是由于感受外邪、饮食劳倦、情志内伤、素体虚弱等，致脾胃受损，运化失司，湿热蕴结，气滞血瘀而成。

1. 湿热壅滞

饮食不节，如暴饮暴食，饥饱失常，恣食生冷、肥甘厚腻，易生湿困脾；嗜食烟酒等易生湿热，湿热郁结致病。

2. 脾胃虚弱

素体脾胃虚弱，或他病迁延日久而致脾胃虚弱，运化失司，运化水液能力减弱，水湿留滞胃肠，阻遏肠道气机传导而致病。

3. 气滞血瘀

情志失调，七情过激，皆可导致肝气郁结，横逆犯脾，气机郁滞，妨碍血行则气滞血瘀，累及大肠而致病。

4. 脾肾阳虚

湿邪困脾，寒邪易伤脾阳，影响脾胃正常功能，日久则脾肾阳气虚衰，直接伤及大肠致病。

（二）病机

本病的病变部位在肠道，涉及脾、胃、肝、肾等脏。湿阻肠道是本病的基本病机。临床多见脾气虚损，脾肾阳虚为本，肠道湿热、瘀血为标，多虚实相间，寒热错杂。日久脾胃虚弱，气血运化不足，内不能调和五脏，外不能布散营卫经脉，由虚致损，可成虚劳。

三、西医病因病理

（一）病因

本病的病因和发病机制至今尚不清楚，目前主要认为可能与感染、免疫抑制、遗传等因素相关。

（二）病理

克罗恩病在光镜下特点为不连续的全壁炎、裂隙状溃疡、黏膜下层高度增宽、淋巴细胞聚集和结节病样肉芽肿形成。溃疡性结肠炎的病理改变是非特异性的，病变多累及直肠、乙状结肠等，并向近端发展，甚至波及整个结肠，少数病例还可累及回肠末端。

四、中医治疗

（一）辨证论治

1. 大肠湿热证

【证候】腹痛，腹泻，便下黏液脓血，肛门灼热，里急后重，身热，小便短赤，口干口苦，口臭，舌质红，苔黄腻，脉滑数。

【治法】清热化湿，调气行血。

【方药】芍药汤加减。

2. 脾虚湿蕴证

【证候】大便溏薄，黏液白多赤少，或为白冻；腹痛隐隐，脘腹胀满，食少纳差，肢体倦怠，神疲懒言；舌质淡红，边有齿痕，苔白腻，脉细弱或细滑。

【治法】健脾益气，化湿助运。

【方药】参苓白术散加减。

3. 寒热错杂证

【证候】下痢稀薄，夹有黏冻，反复发作，腹痛绵绵，四肢不温，腹部有灼热感，烦渴，舌质红或淡红，苔薄黄，脉弦或细弦。

【治法】温中补虚，清热化湿。

【方药】乌梅丸加减。

4. 肝郁脾虚证

【证候】腹痛即泻，泻后痛减，大便稀溏，或黏液便，嗳气不爽，食少腹胀，舌质淡红，苔薄白，脉弦或弦细。

【治法】疏肝理气，健脾和中。

【方药】痛泻要方合四逆散加减。

5. 脾肾阳虚证

【证候】久泻不止，夹有白冻，甚则完谷不化，滑脱不禁，形寒肢冷，腹痛喜温喜按，腹胀，食少纳差，或腰酸膝软，舌淡胖，或有齿痕，苔薄白润，脉沉细。

【治法】健脾补肾，温阳化湿。

【方药】理中汤合四神丸加减。

6. 阴血亏虚证

【证候】排便困难，粪夹少量黏液脓血，腹中隐隐灼痛，午后低热，盗汗，口燥咽干，或头晕目眩，心烦不安，舌红少津，少苔或无苔，脉细数。

【治法】滋阴清肠，养血宁络

【方药】驻车丸加减。

（二）其他治疗

1. 针灸

常取脾俞、天枢、足三里、大肠俞、气海、关元、太冲、肺俞、神阙、上巨虚、阴陵泉、中脘、丰隆等穴。

2. 灌肠法

采取中医辨证施治方法，取中药煎剂保留灌肠。对腹泻、便血严重的患者可加入氢化可的松适量灌肠，一旦症状改善立即改用中药灌肠。

五、西医治疗

西医治疗原则为综合治疗，控制发作，减少复发，防治并发症。

（一）非药物治疗

1. 休息

急性发作期及暴发型患者应卧床休息，精神过度紧张者可适当选用镇静剂。

2. 饮食

饮食应以易消化、少纤维、高营养等为宜，避免牛奶及乳制品。饮食治疗的目的在于减少对肠道的刺激，补充足够的营养。

（二）药物治疗

1. 水杨酸柳氮磺胺类药物

水杨酸柳氮磺胺类药物一般用水杨酸柳氮磺胺吡啶作为首选药物，适用于轻型，用药期间当观察磺胺的副作用，如恶心、呕吐、皮疹、白细胞减少及溶血反应等。

2. 肾上腺皮质激素

肾上腺皮质激素适用于暴发型或重型患者，可控制炎症，抑制自身免疫过程，减轻中毒症状。

3. 硫唑嘌呤

硫唑嘌呤为免疫抑制剂，适用于慢性发作者，或用磺胺及激素治疗无效者，主要副作用是骨髓抑制和继发感染。

4. 抗生素

抗生素针对急性暴发型重型者，可控制继发感染。

第十二节　功能性便秘

功能性便秘主要以大便干结成块，排便困难，排便时间延长为主要症状，既可以作为一个独立的疾病单独出现，也可以作为一个症状，继发于其他疾病的过程中，是许多疾病的常见伴随症状之一。临床上，将功能性便秘分为三类，即结肠慢传输性便秘、出口梗阻性便秘、混合性便秘。流行病学调查分析认为，本病与年龄、性别、饮食、职业、遗传、文化程度、家庭收入、地理分布、居住区域以及种族、性格等因素有关。

相关研究结果提示，全球便秘的患病率为2%，我国的患病率为3.7%。功能性便秘中医学称"便难""大便坚""脾约"等。

一、诊断标准

根据目前采用的诊疗标准：①大便量太少，太硬，排出困难。②排便困难合并一些特殊症状群，如长期用力排便（屏便），直肠胀感，下坠感，便不尽，或需手法帮助排便。③7天内排便次数少于2～3次。

二、中医病因病机

（一）病因

便秘的病因是多方面的，其中主要的有外感寒热之邪，内伤饮食情志，病后体虚，阴阳气血不足。本病的病位主要在大肠，与脾胃、小肠、肝肾等密切相关。脾胃传送不力，糟粕内停，可致大肠传导功能失常；胃与肠相连，胃热炽盛，下传大肠，燔灼津液，大肠热盛，燥屎内结；肺与大肠相表里，肺之燥热下移大肠，则大肠传导功能失常；肝主疏泄气机，若肝气郁滞，则气滞不行，腑气不通：肾主五液司二便，若肾阴不足则肠道失润，若肾阳不足则大肠失于温煦而传送无力，大便不通，均可导致便秘。另外，肛裂等肛门直肠疾患由于排便时剧痛，会导致排便恐惧，致使粪便滞留，亦可导致便秘。

另外，上述各种病因病机之间常常相兼为病，或互相转化，如胃肠积热与气机郁滞可以并见，阴寒凝滞与阳气虚衰相兼，气机郁滞日久化热可导致热结，热结日久，耗伤阴津，又可转化为阴虚。便秘总以虚实为纲，虚实之间可以转化，可由实转虚，也可因虚致实，虚实并见。归纳而言，形成便秘的基本病机是邪滞大肠，腑气闭塞不通，或肠失温润，推动无力，导致大肠传导功能失常。在上述因素的作用下，机体阴阳、脏腑、气血、情志等失调，形成了以大便量少、排出困难等为主要表现的功能性便秘。

（二）病机

本病的主要病机有燥热内结、气机郁滞、气血津液亏虚、阴阳偏衰等。

1. 燥热内结

见于素体阳盛或过食辛热厚味，嗜饮酒浆，误食药石及高热伤津，使大肠积热，耗伤津液，肠道干涩形成便秘。

2. 气机郁滞

忧愁思虑过度，坐卧过久，过少活动，致肝脾气滞，气机不畅，腑气不通，形成便秘。

3. 气血津液亏虚

素体精气衰退，或久病、产后耗气伤津，肠道失润，气虚传导无力致便秘。

4. 阴阳偏衰

阳虚阴盛，阴寒凝聚，阳气不通，腑气壅遏，形成便秘。

三、西医病因病理

（一）病因

1. 药物因素

多种药物可引起便秘，如阿片类生物碱可刺激胃肠的收缩，增加胃肠的张力，增强肠腔内压，甚至是引起胃肠痉挛，导致胃肠推进性运动减弱，肠内容物不易通过大肠而致便秘。

2. 不良饮食习惯

膳食纤维素含量减少，对消化道的生理性刺激减少；饮水量过少致粪便含水量及容积下降，对肠壁刺激减弱，胃肠蠕动减慢，可产生便秘。

3. 内分泌紊乱

患者血清孕酮浓度升高能使胃肠平滑肌舒张，推进性蠕动减弱，肠内容物传输缓慢，内分泌及代谢性疾病可导致肠蠕动减慢，导致便秘。

4. 胃肠调节肽的影响

便秘相关的调节肽主要包括阿片肽、血管活性肠肽、一氧化氮、生长抑素等，多为抑制性神经递质，可以通过改变肠道平滑肌功能状态而产生便秘。

5. 系统性疾病

系统性疾病如皮肌炎、系统性硬化症等均可以使肠道传输功能迟缓，导致便秘发生。

（二）病理

结肠的蠕动方式、结肠内压力的改变，神经系统、激素、调节肽以及肠壁神经丛被破坏等，使得结肠黏膜的吸收功能和结肠容积发生改变，均可导致结肠运动缓慢而致便秘。

1. 肠壁肌层及肌间神经丛的病理改变

研究显示，便秘患者的结肠壁有肌纤维变性、肌肉萎缩，以及肠壁肌间神经丛变性、变形、数量减少等病理改变。

2. 肠壁内神经递质的变化

研究表明，慢传输型便秘患者的肠壁内兴奋性神经递质明显减少，结肠壁内乙酰胆碱减少导致结肠蠕动减弱，P物质减少可引起黏膜的感觉功能减退，导致肠道局部神经反射功能减弱，而使肠蠕动障碍。

四、中医治疗

（一）辨证论治

1. 胃肠燥热证

【证候】大便干结，小便短赤，面红心烦，口干口臭，腹胀或痛，舌红苔黄燥，脉滑实。

【治法】清热润肠。

【方药】麻子仁丸加减。

2. 气机郁滞证

【证候】排便困难，大便干结或不干，嗳气频作，胁腹痞闷胀痛，苔薄腻，脉弦。

【治法】顺气导滞。

【方药】六磨汤加减。

3. 脏腑失和证

【证候】大便秘结，虽有便意但临厕努挣乏力，难于排出，挣则汗出，短气，便后疲乏，面白神疲，肢倦懒言，舌淡嫩，苔白，脉弱。

【治法】补气健脾。

【方药】黄芪汤加减。

4. 血虚证

【证候】大便干结，面色淡白无华，心慌健忘，头晕目眩，唇舌淡白，脉细。

【治法】养血润燥。

【方药】润肠丸合五仁丸。

5. 阴虚证

【证候】大便干结，形体消瘦，或见颧红，眩晕耳鸣，心悸怔忡，腰膝酸软，大便如羊屎状，舌红少苔，脉细数。

【治法】滋阴补肾。

【方药】六味地黄丸加火麻仁、玄参、玉竹、蜂蜜等。

6. 阳虚证

【证候】大便干或不干，排出困难，小便清长，面色青白，手足不温，喜热怕冷，腹中冷痛，或腰脊冷重，舌淡，苔白，脉沉迟。

【治法】温阳通便。

【方药】济川煎加减。

（二）其他治疗

1. 针灸

取天枢、大肠俞、上巨虚、支沟等穴治疗慢性功能性便秘，实秘加合谷、太冲等；虚秘加气海、关元和足三里等。

2. 推拿

腹部手法用一指禅推法、按摩法、按揉法等，取中脘、天枢、大横、关元等穴位。背部手法用一指禅推法、按法、揉法等，取肝俞、脾俞、胃俞、肾俞、大肠俞、长强等穴位。热结便秘加按足三里、支沟、曲池、合谷、长强、大肠俞、胃俞等；气滞便秘加按揉中府、云门、膻中、章门、期门、肺俞、肝俞、膈俞等，加按摩气海，斜擦两肋；阳虚便秘加横擦肩背部及肾俞、命门，再直擦背部督脉；气血虚便秘加轻揉肝俞、脾俞、内关、心俞、足三里等。

五、西医治疗

（一）非药物治疗

指导患者合理膳食，平时多喝水，适当活动，定时排便，避免用力排便，养成良好排便习惯，消除焦虑紧张心理，调整正常心理状态。

（二）药物治疗

1. 泻剂

部分泻剂可以直接刺激肠道黏膜和平滑肌，促进肠道分泌及肠蠕动，使粪便排出，还有些泻剂能够促进肠道分泌，减少肠道对水分的吸收，从而增加肠腔内渗透压而发挥导泻作用。

（1）刺激性泻剂　包括蒽醌类（如大黄、芦荟等）、酚酞等，该类药物可刺激胃肠道黏膜和肌间神经丛，增强肠蠕动，促进黏液分泌，加强粪便排出。该类不可长期运用。

（2）容积性泻剂　包括含纤维素和欧车前的各种制剂，如小麦麸皮、甲基纤维素等。这类药物在肠道吸收水分，容积增加，轻度刺激肠道，促进肠蠕动，在结肠被细菌酵解，增加肠内渗透压，使粪便含水增加，大便松软易排出。

（3）润滑性泻剂　如甘油、多库酯钠等。此类药物主要针对那些有硬便的病例，软化大便后较易排出，适宜避免用力排便的患者，如年老体弱者或合并高血压、心衰及痔疮等便秘患者，但长期使用会影响脂溶性维生素的吸收，误入肺部可发生脂质吸入性肺炎。

（4）渗透性泻剂　本品主要为硫酸镁等盐类和乳果糖、聚乙二醇等糖类。盐类泻剂使肠内形成高渗环境，肠内容物吸收大量水分而使容积增大，增强对肠黏膜的刺激，促进肠蠕动，从而排便，多用于钡剂灌肠、结肠镜等检查前的肠道准备。

2. 促动力药

本品增强胃肠平滑肌蠕动，促进排便，适用于慢传输型便秘。常用药物有 5- 羟色胺（5-HT$_4$）受体激动剂，如莫沙必利、伊托必利、普芦卡必利等，作用于胃肠道 5-HT$_4$ 受体，增强肠道动力。

3. 微生态制剂

微生态制剂是利用人体内正常生理性细菌或对人体有促进作用的无毒微生物活性物质制备成的生物制品，能调节肠道微生态环境，改善肠道功能，从而有助于缓解便秘。常用药物有整肠生、思连康等。

第十三节　慢性腹泻

慢性腹泻是指病程在两个月以上的腹泻或间歇期在 2～4 周内的复发性腹泻。调查显示，慢性腹泻患者中婴幼儿居多，占 56.48%（61/108），腹泻次数平均在 5～8 次/天。本病是一种常见的胃肠疾病，一年四季均可发生，但以夏秋两季多见。

慢性腹泻，根据其相关临床症状可归属于中医学"泄泻""下痢""飧泻"等范畴。

一、诊断标准

大便次数增多，平均在 5～8 次/天，便稀或不成形，有时伴黏液，脓血，可伴有恶心、呕吐、食欲不振、发热、腹痛及全身不适等。

二、中医病因病机

（一）病因

本病形成的主要原因有感受外邪、饮食不节、情志失调、脏腑虚弱等。

1. 感受外邪

感受外邪以暑、湿、寒、热较为常见，其中又以湿邪致泻者最多。脾喜燥而恶湿，外邪袭体，可直接影响脾胃的运化功能，使脾失健运，而为腹泻。

2.饮食内伤

饮食不节，暴饮暴食，食停胃脘而不化，或过食肥甘油腻，或恣食生冷、不洁之食，或饮酒过度，以致脾失健运，水谷不化，水反为湿，谷反为滞，升降失调而发为腹泻。

3.情志失调

肝与脾胃关系密切，肝气可疏泄脾胃气机，协助脾胃消磨水谷，又助脾气升发清阳。如脾气素虚，又因忧郁思虑或情绪激动以致肝气横逆，乘脾犯胃，脾胃运化受制而发生腹泻。

4.劳倦伤脾

长期饮食失调，劳倦内伤，久病缠绵，或素体脾胃虚弱，均可成泄泻。

5.年老久病

年老久病，或腹泻日久，脾阳不振，脾病及肾，命门火衰，肾阳虚不能助脾胃运化水湿，腐熟水谷，则清浊不分，水入肠间而腹泻。

在上述因素的作用下，机体脏腑、气血功能紊乱，升降失常，形成了以大便次数增多，便稀或不成形，有时伴黏液，脓血为主要表现的慢性腹泻。

（二）病机

本病的主要病机有脾虚湿盛，脾胃运化功能失调，肠道分清泌浊、传导等功能失司。

泄泻的病因虽然复杂，但其基本病机为脾胃受损，湿困脾土，肠道功能失司。泄泻的主要病变在脾胃与大、小肠，病变的主要脏腑在脾，脾失健运是关键，同时与肝、肾密切相关。脾主运化，喜燥恶湿，大小肠司运化传导；肝主疏泄，调节脾运；肾主命门之火，能暖脾助运，腐熟水谷。若脾运失职，小肠无以分清泌浊，大肠无法传化，水反为湿，谷反为滞，混合而下，则发生泄泻。病理因素主要是湿，湿为阴邪，易困脾阳，脾受湿困，则运化不健，故《医宗必读》有"无湿不成泻"之说，但可夹寒、夹热、夹滞等，可见脾虚湿盛是导致泄泻发生的关键。

三、西医病因病理

（一）病因

1.肠道内感染

轮状病毒、沙门菌、大肠埃希菌等感染为慢性腹泻的主要致病原因，寄生虫感染也是慢性腹泻的致病原因，常见的病原虫主要为隐孢子虫、圆孢子虫等。

2.感染后腹泻

急性的肠道感染虽然已经被控制住，但肠黏膜缺如，受损严重，加上体内双糖酶、纹状缘肽酶等酶的缺乏，使得人体对食物中双糖类或食物蛋白不能很好吸收，从而导致腹泻。

3. 过敏性腹泻

部分儿童对食物过敏，食物蛋白使肠道淋巴细胞活化，并造成生长因子分泌异常，使 TNF-β 释放减少，TNF-α 释放相对增加，从而导致肠道的通透性升高，使食物消化不良，而导致腹泻。其中牛奶及大豆属于临床最常见的易过敏性食物，燕麦、鱼、家禽、一些蔬菜等其次。

4. 免疫缺陷性疾病

细胞免疫紊乱及选择性 IgA 缺乏等免疫因素属于腹泻持续迁延不愈的一个重要因素，因此在临床中需要根据患者的情况进行免疫筛查。

5. 微量元素及维生素缺乏导致的营养不良

患者有微量元素锌的缺乏，也会使肠道的整体免疫受到影响，使小肠刷状酶活性受到抑制，从而引起肠上皮细胞的感染及损伤，出现腹泻；维生素 A 缺乏时肠道 sIgA 抗体分泌型的免疫球蛋白缺乏，使得肠道对微生物有更高的易感性，从而容易出现肠道的感染；铁、维生素 B_{12} 和叶酸缺乏，对患者肠黏膜的恢复不利，肠黏膜恢复速度减慢，从而导致慢性腹泻出现。

6. 其他因素

药物或者外科手术也能够引起慢性迁延性腹泻，并且在多数情况下，慢性腹泻属于多种因素共同作用所导致。

（二）病理

渗透性腹泻是由于肠腔内含有大量不能被吸收的溶质，使肠腔内渗透压升高，大量液体被动进入肠腔而引起腹泻。分泌性腹泻，是由于肠黏膜上皮细胞电解质转运机制障碍，导致胃肠道水和电解质分泌过多或吸收受抑制而引起的腹泻。渗出性腹泻，又称炎症性腹泻，是肠黏膜的完整性因炎症、溃疡等病变而受到破坏，造成大量渗出引起的腹泻。肠运动功能异常性腹泻，是由于肠蠕动加快，以致肠腔内水和电解质与肠黏膜接触时间缩短，而影响水分吸收，导致腹泻。

四、中医治疗

（一）辨证论治

1. 脾虚泄泻证

【证候】大便时溏时泻，迁延反复，完谷不化，饮食减少，食后脘闷不舒，稍进油腻食物，则大便次数明显增加，面色萎黄，神疲倦怠，舌淡苔白，脉细弱。

【治法】健脾益气。

【方药】参苓白术散加减。

2. 肝脾不和证

【证候】平时多有胸胁胀闷，嗳气食少，每因抑郁恼怒或情绪紧张之时，发生腹痛泄泻，舌淡红，脉弦。

【治法】抑肝扶脾

【方药】痛泻要方加减。

3. 肾虚泄泻证

【证候】黎明之前脐腹作痛，肠鸣即泻，完谷不化，泻后则安，形寒，肢冷，腰膝酸软，舌淡、苔白，脉沉细。

【治法】温补脾肾，固涩止泻。

【方药】理中汤合四神丸加减。

（二）其他治疗

1. 针灸

主穴取神阙、天枢、足三里、公孙等，脾虚加脾俞、太白等，肝郁加太冲，肾虚者加肾俞、命门等。

2. 推拿

脾虚泻，补脾经，补大肠，推三关，摩腹，揉脐，揉龟尾，捏脊。

五、西医治疗

（一）非药物治疗

对于急性腹泻，应彻底治疗，以防转为慢性。饮食避免过于寒凉，以防伤脾肾阳气，使病迁延不愈。饮食应有节制，忌食肥甘厚味，过于油腻饮食往往使腹泻加重。忌生冷瓜果，注意保暖，慎起居，护腰腹，避免受寒。养成良好卫生习惯，不食不洁食物。注意观察病情，寻找引起腹泻或加重病情的有关因素，注意调摄。

（二）药物治疗

对于肠道感染的患者，应积极选择敏感抗生素给予抗菌治疗；乳糖不耐受的患者需要在患者饮食中将乳糖或者麦胶这些成分进行剔除；过敏性腹泻，需要及时找寻过敏原，规避致敏性饮食；微量元素及维生素缺乏患者应及时补充锌及维生素 A。

同时，在治疗中还要积极通过口服或者静脉补液预防脱水，并及时应用微生态制剂及肠黏膜保护剂进行治疗，增强肠黏膜屏障作用，阻止病原微生物的入侵。免疫功能低下或缺陷的小儿应及时予以免疫增强剂或者免疫球蛋白等方法加强支持治疗。

第十四节 失眠症

失眠症是最常见的夜间睡眠障碍，作为一种原发或继发状态，它既是一种症状也是一种疾病。随着经济社会的快速发展，生活节奏的不断加快，失眠症发病率不断升高。流行病学调查提示，失眠症发病率在美国为 33%，在欧洲为 4% ~ 22%，在中国也高达 10% ~ 20%，失眠可导致患者日间功能缺陷，显著降低生活质量，给个人和社会带来严重的负面影响。

失眠症属于中医学"目不瞑""不得寐"范畴，常由于心神失养或心神不安所致，是以经常不能获得正常睡眠为特征的一类病证。

一、诊断标准

诊断要点：①入睡困难，持续觉醒或醒后无法入睡；②即使给予充足的时间和舒适的环境也无法改善这种困难；③睡眠障碍引起日间功能缺陷和痛苦；④每周至少出现 3 次，至少持续 1 月。失眠症并不仅仅指睡眠的丧失，重要的是它产生的负性的病理性临床症状。

二、中医病因病机

每因饮食不节、情志失常、劳倦、思虑过度及病后、年迈体虚等因素，导致心神不安，或心神失养，神不守舍，不能由动转静而致不寐。

1. 饮食不节

暴饮暴食，宿食停滞，脾胃受损，酿生痰热，壅遏于中，痰热上扰，胃气失和，而不得安寐，此即"胃不和则卧不安"之理。《张氏医通·不得卧》进一步阐明，曰："脉滑数有力不得卧者，中有宿滞痰火，此为胃不和则卧不安也。"此外，浓茶、咖啡等饮品，也是造成不寐的因素。

2. 情志失常

喜怒哀乐等情志过极均可导致脏腑功能的失调，而发生不寐。或由情志不遂，肝气郁结，肝郁化火，郁火扰动心神，神志不宁而不寐；或由五志过极化火，扰动心神而不寐；或由喜笑无度，心神激越，神魂不安而不寐；或由突受惊恐，导致心虚胆怯，神魂不安，夜不能寐。正如《沈氏尊生书·不寐》云："心胆俱虚，触事易惊，梦多不详，虚烦不眠。"

3. 劳逸失调

劳倦太过则伤脾，过逸少动亦致脾气虚弱，运化不健，气血生化乏源，不能上奉于心，以致心神失养而失眠。

4. 病后体虚

久病血虚，年迈血少，引起心血不足，神失所养；亦可因年迈体虚，阴阳亏虚而致不寐；若素体阴虚，兼因房劳过度，肾阴耗伤，阴衰于下，不能上奉于心，五志过极，心火内炽于上，不能下交于肾，皆可致心肾失交，水火不济，心火独亢，火盛神动，心神不宁。《景岳全书·不寐》言："真阴精血不足，阴阳不交，而神有不安其室耳。"

综上，不寐的病因虽多，但其病理变化，总属阳盛阴衰，阴阳失交，一为阴虚不能纳阳，一为阳盛不得入于阴。其病位主要在心，与肝、脾、肾等密切相关。因心主神明，神安则寐，神不安则不寐，而阴阳气血之来源，由水谷之精微所化，上奉于心，则心神得养，受藏于肝，则肝体柔和；统摄于脾，则生化不息；调节有度，化而为精，内藏于肾，肾精上承于心，心气下交于肾，则神志安宁。若肝郁化火，或痰热内扰，神不安宅者以实证为主；心脾两虚，气血不足，或由心气虚，或由心肾不交，水火不济，心神失养，神不安宁，多属虚证，但久病可表现为虚实兼夹，或为瘀血所致。

三、西医病因病理

《国际睡眠障碍分类》对失眠症进行了详尽的描述和细致的分类，共包括10个亚型：适应性失眠、心因性失眠、异相失眠、特发性失眠、睡眠卫生不良、精神障碍导致的失眠、药物或物质导致的失眠、医源性失眠、未分类失眠和生理性失眠等。不寐主要以睡眠障碍为主，西医学的失眠症、更年期综合征、神经衰弱等均以失眠为主要临床表现。

1. 失眠症

本症以睡眠障碍为唯一的症状，其他症状均继发于失眠，每周至少发作3次，持续1个月以上，排除身体其他疾病导致的失眠，睡眠脑电图有一定的诊断价值。

2. 神经衰弱

大多起病缓慢，可找到导致长期精神紧张，疲劳的因素，常伴有精力不足、反应迟钝、注意力不集中、易激动、自制力差、头痛、头胀等症状。

3. 更年期综合征

多见于中老年女性，伴有月经改变、潮热、出汗及其他自主神经功能紊乱症状，有性激素水平的改变。

四、中医治疗

（一）辨证论治

1. 肝火扰心证

【证候】不寐多梦，甚者彻夜难眠，急躁易怒，伴头晕脑胀，目赤耳鸣，口干而苦，不思饮食，便秘溲赤，舌红苔黄，脉弦而数。

【治法】疏肝泻火，镇心安神。

【方药】龙胆泻肝汤加减。常加茯神、生龙骨、生牡蛎、灵芝、磁石等镇心安神。

2. 痰热扰心证

【证候】心烦不寐，胸闷脘痞，恶心嗳气，伴口苦，头重，目眩，舌质红，苔黄腻，脉滑数。

【治法】清热化痰，和中安神。

【方药】黄连温胆汤加减。常加龙齿、珍珠母、磁石等镇惊安神；若饮食停滞，胃中不和，嗳腐吞酸，脘腹胀痛，再加神曲、焦山楂、莱菔子等消导和中。

3. 心脾两虚证

【证候】不易入睡，多梦易醒，心悸健忘，神疲食少，伴头晕目眩，四肢倦怠，腹胀便溏，面色少华，舌淡苔薄，脉细无力。

【治法】补益心脾，养血安神。

【方药】归脾汤加减。

4. 心肾不交证

【证候】心烦不寐，入眠困难，心悸多梦，伴头晕耳鸣，腰膝酸软，潮热盗汗，五心烦热，咽干少津，男子遗精，女子月经不调，舌红少苔，脉细数。

【方药】六味地黄汤合黄连阿胶汤。心阴不足为主者，可用天王补心丹以滋阴养血，补心安神；心烦不寐，彻夜不眠者，加磁石、龙骨、龙齿等重镇安神。

5. 心胆气虚证

【证候】虚烦不寐，触事易惊，终日惕惕不安，胆怯心悸，伴气短自汗，倦怠乏力，舌淡，脉弦细。

【治法】益气镇惊，安神定志。

【方药】安神定志丸合酸枣仁汤加减。前方重于镇惊安神，后方偏于养血清热除烦。

6. 心火炽盛证

【证候】心烦不寐，燥扰不宁，口干舌燥，小便短赤，口舌生疮，舌尖红，苔薄黄，脉数。

【治法】清心泻火，宁心安神。

【方药】朱砂安神丸加减。

对于长期顽固性不寐，临床多方治疗效果不佳，伴心烦，舌质偏暗，有瘀点者，此"久病生瘀"，可从瘀论治，方用血府逐瘀汤之类。

（二）其他治疗

1. 针灸

针灸安眠从古代已有记载，意在调理人体阴阳，扶正祛邪，疏经活络，从而改善睡眠。主穴取神门、内关、百会、安眠等。心经原穴神门、心包经络穴内关以宁心安神；百会穴位于颠顶，入络脑，清头目宁神；安眠穴为经验穴。作用于人体的安眠穴位有很多，除了主穴以外还可选配穴，通过辨证分析，选取适当的穴位配伍运用，效果更佳。

2. 推拿

运用推拿手法作用于人体促进睡眠。患者取俯卧位，用各种手法施术于患者背部两侧膀胱经和腹部，一指禅推法着重特殊经验穴，推面部，环头顶及额部，分抹面颊，之后双手置于患者枕后重点点揉玉枕附近的阿是穴。点按睛明穴可以缓解疲劳，揉眼眶可以使眼睛视物更清晰，可以改善失眠后日常状态。捏脊不仅能够放松肌肉促进睡眠，还可以治疗小儿发热。提捏颈部可以缓解失眠，从而帮助睡眠。

五、西医治疗

（一）药物治疗

第二代苯二氮䓬类药物是目前使用最广泛的治疗失眠药物，此类药物可缩短入睡时间，减少觉醒时间和次数，增加总睡眠时间，是安全性高，耐受性较好的催眠药。此类药物依据半衰期可分3类：①短效类：其半衰期小于6小时，常用的药物三唑仑主要用于入睡困难和醒后难以入睡。②中效类：半衰期6～24小时，常用的药物阿普唑仑，主要用于睡眠浅，易醒和晨起需要保持头脑清醒者。③长效类：半衰期24小时以上，常用的代表药物有地西泮，常用于早醒。新型非苯二氮䓬类药物包括佐匹克隆、唑吡坦等药物，具有起效快、半衰期短、次晨没有宿醉症状、药物依赖和停药反跳少等优点，目前推荐为治疗失眠的一线药物。溴替唑仑治疗失眠症的疗效与艾司唑仑相似，治疗睡眠障碍安全有效。

（二）心理治疗

西医学对于失眠者的心理治疗已形成理论体系。临床中大多数失眠患者存在对睡眠认知上的错误，患者过分夸大了失眠的困扰，容易产生焦虑等情绪障碍，影响睡眠。目前，认知行为疗法（CBT）治疗失眠症的有效性已被大量研究所证明，并成为一种最受患者欢迎的治疗方法。该疗法主要通过健康宣教，心理疏导，从认知行为方面改变和调整睡眠的不良习惯与态度，达到改善睡眠状况的目的。

第十五节 前列腺炎

前列腺炎是青年男性的常见病，在泌尿外科门诊患者中约占 25%，国外报道前列腺炎发病率为 2%～10%，有约 50% 的男性在一生中有过前列腺炎症状。前列腺炎分为 4 型：急性细菌性前列腺炎、慢性细菌性前列腺炎、慢性无菌性前列腺炎、慢性盆腔疼痛综合征、无症状性前列腺炎。由于该病病因复杂，症状多样，病程长，易复发，已成为严重影响成年男子身心健康的疾病。

中医学尚无前列腺炎的病名，国家中医药管理局颁发的《中医病证诊断标准》将其规为"精浊"的范畴。

一、诊断标准

（一）急性前列腺炎

全身症状以起病急，发热寒战为主；局部症状以会阴部胀痛不适，小腹隐痛，肛门坠胀，尿频，尿急，尿痛，前列腺压痛为主。

（二）慢性前列腺炎

明确病史、症状、体征等，结合前列腺液检查，做出诊断。必要时做 B 超、组织学检查、膀胱镜检查、尿流率检查等辅助诊断。

二、中医病因病机

本病以肾虚为本，湿热为标，瘀滞为变。湿热下注，蕴结下焦，侵犯精室，导致膀胱气化失司，水道不利；湿热日久，致精室气滞血瘀，瘀浊败精阻于精室；热久伤阴，肾阴亏损，相火亢盛，内蕴精室；肾气衰弱，肾精亏虚，经脉失养或封藏失职，皆可导致本病。

三、西医病因病理

（一）病因

本病的病因包括感染性和非感染性两种因素。感染性因素是指多种致病菌，如大肠杆菌、淋球菌、链球菌等感染而致病。传播途径包括：①经血液感染，机体其他部位的感染，经血液传播到前列腺而发病；②经淋巴感染，机体某些部位感染可经淋巴管感染前列腺，如下尿路、结肠等；③经尿道逆行感染，致病菌还可经尿道口逆行向上感染前列腺；④由周围组织感染蔓延，如后尿道的感染、上尿路的感染等直接蔓延至前列腺；⑤急性前列腺炎治疗不彻底可导致慢性前列腺炎。非感染性因素多见于各种原因引起的前列腺反复或不间断地充血，水肿，常见的有：①过度饮酒，过食刺激性食物；②性生活过度，性交中断，频繁手淫。③会阴部长期直接受压，如骑自行车、久坐等。

（二）病理

急性前列腺炎的炎症反应导致部分或整个腺体明显感染，腺泡内及周围聚集多形核细胞，伴有不同程度的淋巴细胞、巨噬细胞、浆细胞等的组织浸润，腺管上皮细胞有增生和脱屑。感染进一步发展，前列腺管和腺泡水肿及充血更加明显，前列腺小管和腺泡可形成小型脓肿。重症患者后期小脓肿可融合或增大形成前列腺脓肿。

慢性前列腺炎的病理变化为腺泡、腺管及间质的炎症，有浆细胞、巨噬细胞和区域性淋巴细胞等聚集，腺叶中纤维组织增生明显。部分患者腺管可被阻塞而引流不畅，导致腺泡扩张，后期腺体破坏而纤维化。腺体可因纤维化而质地变硬，体积缩小，前列腺纤维化严重者可出现腺体萎缩，累及后尿道可致膀胱颈硬化。

四、中医治疗

（一）辨证论治

1. 湿热下注证

【证候】尿频，尿急，尿痛，尿道灼热感，排尿不利，尿末或大便时滴白，会阴、少腹、睾丸、腰骶等坠胀疼痛，伴发热、恶寒、头身疼痛等，舌红，苔黄腻，脉弦滑或数。

【治法】清热利湿。

【方药】八正散或龙胆泻肝汤加减。

2. 气滞血瘀证

【证候】病程长，少腹、会阴、睾丸等坠胀疼痛，感觉排尿不净，指诊前列腺压痛明显，质地不均匀，可触及结节，舌质暗或有瘀斑，苔薄白，脉弦滑。

【治法】活血化瘀，行气止痛。

【方药】前列腺汤加减。

3. 阴虚火旺证

【证候】腰膝酸软，头晕目眩，失眠多梦，五心烦热，遗精或血精，排尿或大便时有白浊，尿道不适，舌红少苔，脉细数。

【治法】滋阴降火。

【方药】知柏地黄汤加减。

4. 肾阳虚衰证

【证候】腰膝酸软，手足不温，小便频数，淋沥不尽，阳痿早泄，舌淡胖，苔白，脉沉。

【治法】温补肾阳。

【方药】济生肾气丸加减。

（二）其他治疗

1. 前列腺按摩

慢性前列腺炎时，按摩可改善局部血运，排出腺体内炎性分泌物。每周1次，动作宜轻柔，切忌暴力挤压。

2. 熏洗坐浴疗法

本方法对充血性前列腺炎的疗效肯定。温水和药物坐浴可促进盆腔的血运，改善局部微循环，促使炎症吸收。用42℃～46℃的温水坐浴，每天2次，每次20分钟，20日为1个疗程。

3. 药物离子透入疗法

选择高敏、广谱抗生素或中药制剂，经直肠内或耻骨联合上，予以直流电药物导入治疗慢性前列腺炎。

4. 针灸治疗

常用的穴位包括，会阴、血海、足三里、关元、秩边、中髎、次髎、阴陵泉、肾俞、中极、气冲、冲门、曲骨等，可以选用针刺、普通艾灸、点线灸等治疗形式。

5. 直肠给药治疗

直肠给药通常有栓剂及灌肠两种形式：①栓剂：一类为抗菌消炎栓剂，如野菊花栓、洗必泰栓等，每次1枚，每日12次；对症治疗栓剂，如消炎痛栓，每次1枚，每日1～2次。②灌肠剂：一般以中药内服药剂第三剂浓煎后做灌肠治疗，或以专门汤剂煎后灌肠治疗。

五、西医治疗

西医在治疗前列腺炎方面多采用抗生素、α—肾上腺受体阻滞剂、非甾体抗炎药等药物治疗，以及心理治疗。

1. 抗生素

急性细菌性前列腺炎患者对抗生素反应较好，首选复方新诺明（TMP-SMZ），该药能在前列腺液中保持较高浓度，抗菌效果显著。目前治疗慢性前列腺炎最常用的抗生素是喹诺酮类的药物，其次是磺胺类药物和四环素类。喹诺酮类药物可穿过血—前列腺屏障，易在前列腺组织内达到比较高的浓度，可发挥更好的效果。

2. α—肾上腺受体阻滞剂

本品可以选择性地作用于后尿道、膀胱颈、前列腺部的 α—肾上腺受体，解除膀胱颈及前列腺尿道部的痉挛，增加尿流率，减低尿道闭合压，防止前列腺内尿液反流，同时作用于盆底交感神经，解除盆底痉挛，缓解会阴及盆底的紧张性肌痛。

3. 非甾体类抗炎药

目前非甾体类抗炎药属于经验性用药，在缓解患者疼痛方面有一定的作用，主要用于治疗Ⅲ型慢性非细菌型前列腺炎。

4. 心理治疗

由于慢性前列腺炎病情容易反复，病程较长，给患者带来较大的心理负担和经济负担，在这种情况下应及时给予心理疏导，使患者认识到此病与男性不育、性传播疾病等并无直接关系，减轻患者的精神压力，缓解其紧张情绪，有利于疾病的好转。

第十六节　前列腺增生

前列腺增生是老年男性泌尿生殖系统的常见病、多发病，据统计 60 岁后约 70% 的男性存在前列腺增生，且发病率随年龄增长而增高。该病以进行性排尿困难、小便频数或尿闭等下尿路梗阻症状为临床特点，给患者带来了极大的痛苦并严重影响了其生活质量和身体健康，属中医学"癃闭"的范畴，现称之为"精癃"。

一、诊断标准

男性 50 岁以后出现进行性尿频，排尿困难，应当考虑前列腺增生的可能。有的患者可出现充溢性尿失禁，急性尿潴留，血尿。老年患者虽无明显排尿困难，但有膀胱结石、膀胱炎、肾功能不全等时，也应注意有无前列腺增生。结合直肠指检及其他体征、各项实验室检查等可得出诊断。

二、中医病因病机

本病的病理基础是年老肾气虚衰，气化不利，血行不畅，与肾和膀胱的功能失调有关。

1. 脾肾两虚

年老脾肾气虚，推动乏力，不能运化水湿，终致痰湿凝聚，阻于尿道而生本病。

2. 气滞血瘀

前列腺的部位是肝经循行之处，肝气郁结，疏泄失常，可致气血瘀滞，阻塞尿道；或年老之人，气虚阳衰，不能运气行血，久之气血不畅，聚而为痰，痰血凝聚于水道；或憋尿过久，败精瘀浊停聚不散，凝滞于溺窍，致膀胱气化失司而发为本病。

3. 湿热蕴结

若水湿内停，郁而化热，或饮食不节酿生湿热，或外感湿热，或恣饮醇酒聚湿生热等，均可致湿热下注，蕴结不散，瘀阻于下焦，诱发本病。

三、西医病因病理

（一）病因

本病的确切病因尚不完全清楚。高龄和有功能的睾丸是目前公认的发病基础，两者缺一不可。以往有双氢睾酮学说、上皮生长因子学说、雄雌激素相互作用学说等。

（二）病理

前列腺分为周边区、中央区和移行区三部分。增生起始于围绕尿道精阜部位的移行区，前列腺癌多起源于周边区。前列腺由腺体和间质组成，间质又由平滑肌和纤维组织组成。前列腺增生后，间质部分可增加到60%，因此一般认为前列腺增生的主要病理改变为间质增生。良性前列腺增生引起排尿梗阻有机械性、动力性及继发性膀胱功能障碍三种因素。①机械性梗阻：前列腺体积增大后可挤压后尿道，前列腺尿道伸长，变窄，排尿阻力增大，增生的腺体还可突入膀胱，造成膀胱出口梗阻。②动力性梗阻：前列腺组织内，尤其是膀胱颈附近含有丰富的 a– 肾上腺能受体，前列腺增生时，a 受体量增加，活性增强，造成间质平滑肌紧张，前列腺张力增加，在膀胱逼尿肌收缩时，膀胱颈和后尿道阻力增大造成动力性梗阻。③继发性膀胱功能障碍：为克服排尿阻力，膀胱逼尿肌收缩力增强，平滑肌纤维增生而成为粗大的网状结构，即小梁，尿路上皮在小梁之间形成小室，严重时小室通过小梁之间的空隙突出于膀胱外形成假性憩室。膀胱逼尿肌代偿性增生过程中，发生不稳定的逼尿肌收缩，导致膀胱内压增高，有时出现急迫性尿失禁，这种逼尿肌的不稳定性在去除梗阻后可以消失。若尿路梗阻不能解除，逼尿肌最终失去代偿，不能排空尿液而出现残余尿。随着残余尿的逐渐增加，膀胱成为无张力、无收缩力的尿液潴留囊袋，此时可出现充溢性尿失禁，并导致输尿管末端的活瓣作用丧失，发生膀胱输尿管尿液反流。梗阻、反流可引起和加重肾积水及肾功能损害，尿潴留又容易继发感染和结石形成。老年排尿障碍除与下尿路梗阻有关外，还与逼尿肌老化有关。

四、中医治疗

（一）辨证论治

以通为用，温肾益气，活血利尿是其基本的治疗法则。

1. 湿热下注证

【证候】小便频数黄赤，尿道灼热或涩痛，排尿不畅，甚或点滴不通，小腹胀满，或大便干燥，口苦口黏，舌暗红，苔黄腻，脉滑数或弦数。

【治法】清热利湿，消癃通闭。

【方药】八正散加减。

2. 脾肾气虚证

【证候】尿频，滴沥不畅，尿线细，甚或夜间遗尿或尿闭不通，神疲乏力，纳谷不香，面色无华，便溏脱肛，舌淡，苔白，脉细无力。

【治法】补脾益气，温肾利尿。

【方药】补中益气汤加菟丝子、肉苁蓉、补骨脂、车前子等。

3. 气滞血瘀证

【证候】小便不畅，尿线变细或点滴而下，或尿道涩痛，闭塞不通，或小腹胀满隐痛，偶有血尿，舌质暗或有瘀点、瘀斑，苔白或薄黄，脉弦或涩。

【治法】行气活血，通窍利尿。

【方药】沉香散加减。伴血尿者，酌加大蓟、小蓟、参三七等；瘀甚者，可加穿山甲、蛴螂虫等。

4. 肾阴亏虚证

【证候】小便频数不爽，尿少热赤，或闭塞不通，头晕耳鸣，腰膝酸软，五心烦热，大便秘结，舌红少津，苔少或黄，脉细数。

【治法】滋补肾阴，通窍利尿。

【方药】知柏地黄丸加丹参、琥珀、王不留行、地龙等。

5. 肾阳不足证

【证候】小便频数，夜间尤甚，尿线变细，余沥不净，尿程缩短，或点滴不爽，甚则尿闭不通，精神萎靡，面色无华，畏寒肢冷，舌质淡润，苔薄白，脉沉细。

【治法】温补肾阳，通窍利尿。

【方药】济生肾气丸加减。

（二）其他治疗

外治多为急则治标之法，必要时可行导尿术。

1. 脐疗法

取独头蒜 1 个，生栀子 3 枚，盐少许，捣烂如泥敷脐部；或以葱白适量捣烂如泥，加少许麝香和匀敷脐部，外用胶布固定；或以食盐 250g 炒热，布包熨脐腹部，冷后再炒再熨。

2. 灌肠法

大黄 15g，泽兰、白芷各 10g，肉桂 6g，煎汤 150mL，每日保留灌肠 1 次。

3. 针灸疗法

主要用于尿潴留患者，可针刺中极、归来、三阴交、膀胱俞、足三里等穴，予以强刺激，反复提插捻转；体虚者灸气海、关元、水道等穴。

五、西医治疗

（一）一般治疗

注意气候变化，防止受凉，预防感染，戒烟禁酒，不吃辛辣刺激性食物，保持平和心态，适当多饮水，不憋尿。

（二）药物治疗

适用于刺激期和代偿早期的前列腺增生患者，药物的种类很多，主要包括激素类药物、α受体阻滞剂及植物类药物等。

1. 激素类药物

激素类药物临床主要使用 5a 还原酶抑制剂治疗。一般服药 3 个月可使前列腺缩小，改善排尿功能。

2. a 受体阻滞剂

前列腺基质平滑肌的张力和活性与 a 受体有关，其中以 a_1A 受体数量增加为主，故临床上经常应用 a_1A 受体阻滞剂治疗前列腺增生。特拉唑嗪、阿夫唑嗪、坦索罗辛等是常用的 a 受体阻滞剂。

3. 植物类药物

目前用于治疗前列腺增生的植物类药物（包括中草药），种类繁多。

（三）手术治疗

保守治疗效果不佳，梗阻严重，残余尿量超过 50mL 应考虑手术治疗。有尿路感染和心、肺、脑、肝、肾等功能不全时，宜先做尿液引流，予以尿道留置尿管或耻骨上膀胱穿刺造瘘术，待全身情况改善后再行手术。

第十七节　阳　痿

阳痿是指患者 6 个月内，有正常性欲，在足够的性刺激下阴茎仍不能正常勃起达到同房需求，包括勃起不坚，坚而不久，无法正常性生活。根据阳痿发生的时间可以分为原发性和继发性。根据勃起的程度可以分为完全性阳痿和不完全性阳痿。据统计，40 岁以上男性中，阳痿患者的发生率大于 50%。

本病属于中医学"阴痿""筋痿"等范畴。

一、诊断标准

阳痿是指患者 6 个月内，有正常性欲，在足够的性刺激下阴茎仍不能正常勃起达到同房需求，或者勃起持续时间不足以维持正常性交。

二、中医病因病机

（一）病因

本病的病因病机复杂，与肝肾心脾关系密切，同时与气血经络失和有关。病因多为情志内伤、饮食不洁、手淫过度、年老体衰、先天禀赋不足等。

1. 肝气郁结

情志不畅，日久忧郁，气滞于肝，肝气郁结，宗筋不纵而萎。

2. 劳心过思

用心过度，思虑忧郁，心脾受损，病及阳明脾胃，致气血亏乏，宗筋失养，而发为阳痿。

3. 饮食不洁

素好饮酒，恣食肥甘，积滞不化，聚湿生热，湿热下注，伤及宗筋，致使宗筋弛纵不收，终至阳痿。

4. 恐惧所伤

突遭不测，或乍视恶物，或房事之中猝惊恐，恐则气下，则阳事不振，而致阳痿。

5. 手淫过度

手淫过度，房事不节，导致阴精耗损，宗筋失养而成阳痿。

6. 年老体衰

老年人房事不节，不知持满，命门火衰，而致精气虚惫，精不化阳，阳事不振，渐成阳痿。

7. 先天禀赋不足

先天不足，发育不良，或者素体虚弱，正气亏虚，以至阳痿不用。

在上述因素的作用下，导致人体宗筋不充，阴茎不举或举而不坚，坚而不久。

（二）病机

基本病机为肝郁气滞，实邪内阻，宗筋失于充养而不用，或脏腑虚损，精血不足，宗筋失养。

1. 阴虚火旺

青壮年相火偏旺，恣情纵欲，或严重手淫，导致阴精耗损，宗筋失养而成阳痿。

2. 命门火衰

肾阳内寄命门相火，老年人房事不节，不知持满，肾精亏损，阴损及阳；或早婚，手淫太过；或久病大病失养；或素体肾阳不足，命门火衰，而致精气虚惫，精不化阳，阳事不振，渐成阳痿。

3. 心脾两虚

思虑忧郁，损伤心脾，则生化乏源，阳明气血空虚，宗筋失养，阳道不振，发生阳痿。

4. 湿热下注

嗜食肥甘醇酒，内伤脾胃，健运失常，湿热内生；或外感湿热之邪，内阻中焦，熏蒸肝胆，循经下注宗筋，阴器不用。

5. 肝气郁结

所愿不遂，忧思郁怒，肝气郁结，宗筋所聚无能，遂致阳痿。

6. 恐惧伤肾

胆气不足，易受惊恐，伤及肾精，肾气失助，难充其力，故临时不兴，痿弱不举；或仓促野合，境界不佳，卒受惊吓，亦致阳痿不用。

7 血脉瘀滞

肝气郁滞，气郁日久；跌打击仆，损伤前阴；或新婚合房，强力损伤；或结扎手术，伤及脉络，而致瘀血阻滞，血不养筋，而玉茎痿弱不起。

8. 痰湿阻滞

饮食不节，恣食豪饮，致脾失健运，聚湿生痰；或形体丰盛，素有痰湿；或肝郁化火，灼液为痰；或阳气虚弱，津液运化失常，聚而成痰。痰湿过盛，阻滞宗筋气血，宗筋失于充养，故病阳痿。

9. 寒滞肝脉

若素体阳虚寒盛，或起居不慎，感受寒邪，寒滞肝脉，阳气不能布达阴器，宗筋失煦，则发生阳痿。

综上所述，阳痿一病，主要病因为情志失调、饮食不节、房劳或手淫过度、禀赋不足等。病机主要与心、肝、脾、肾等脏腑关系密切。

三、西医病因病理

(一) 病因

本病的病因西医可以分为功能性和器质性，其中 80 ～ 90% 为功能性原因。

1. 心理性阳痿

（1）性知识缺乏　国内最常见，往往由于缺乏必要的婚前性教育不懂得正确的性观念，如初次性交，对自己的勃起能力怀疑，进入紧张，失败，更紧张的循环，影响性功能发挥。亦有将每次不能使女方达到性高潮视为不正常，而产生忧虑，长期的内心压迫产生恐惧心理，诱发真正阳痿。

（2）不和睦的夫妻关系　争吵和不和，女方的不配合，或者妻子的敌意、怨恨或恐惧等，导致男方缺乏女方足够的性吸引力，出现阴茎难以勃起。

（3）情绪异常　如自卑感，缺乏自信心，怀疑生殖器发育不良，害怕性交失败、怀孕和染上性病等，精神抑郁及狂躁。

（4）性刺激不当或不充分　习惯于长期手淫，或性生活频繁，使神经系统处于过度兴奋状态而终致衰竭。

（5）神经衰弱　久病、过度疲劳，引起神经衰弱；压力、焦虑、抑郁等因素，如工作、家庭、经济压力等。

（6）其他因素　早泄、性交不射精、长期无性高潮、医源性因素等。

2. 器质性阳痿

（1）内分泌性　如糖尿病、下丘脑或垂体病变、原发性性功能不全、皮质醇增多症、甲状腺功能亢进或减退、肾上腺功能不足等。

（2）神经性　如多发性硬化、慢性酒精中毒、腰椎间盘突出症等。

（3）血管性　如动脉供血不足、静脉引流障碍、动静脉瘘、外伤和手术创伤等。

（4）生殖系病变　如先天性畸形、阴茎损伤、继发性阴茎畸形等。

（5）药物性　如抗精神病药、大量镇静药、降压药、雌激素、抗雄激素药、抗胆碱药等。

（6）其他因素　如年龄、慢性肾衰等。

(二) 病理

西医学目前对不射精症的确切发病机制主要考虑以下三个方面的原因。

一是性感受区的刺激不够，或是性感受区的刺激在传导过程中的减弱，导致正常的性刺激不能够激发阴茎勃起。二是射精中枢处于抑制状态，正常的性刺激传导到射精中枢，不足以引起阴茎血流的灌注。三是阴茎血管病变，因内科疾病，阴茎动脉血管管径变窄，或者阴茎血流动力改变，充血压力减少，导致阴茎动脉灌注不足。或者阴茎静脉系统损伤，流入阴茎的血液又快速地漏出阴茎，导致阴茎勃起不坚。

四、中医治疗

（一）辨证论治

1. 命门火衰证

【证候】多见于老年人，性欲减退，阴茎勃起不坚而自痿，面色晦暗，腰膝酸软而痛，畏寒肢冷，尤以下肢为甚，精神困倦，小腹发凉或有坠感，夜尿频数，大便稀溏，舌质胖淡，苔白，脉沉细无力。

【治法】温阳补肾。

【方药】右归丸加减。药用熟地黄、生地黄、枸杞子、山药、淫羊藿、北黄芪、肉桂、鹿茸、桑椹子、川牛膝、王不留行、路路通、车前子等。若肾阴阳两虚者，可用上方合六味地黄汤化裁；肾精不足者，合用五子衍宗丸益肾填精；肝阳虚者，可加用干姜、吴茱萸等暖肝温中。

2. 阴虚火旺证

【证候】多见于青壮年，有手淫史，性欲亢进，阴茎易勃起，坚而不久，腰酸腿软，可有遗精，五心烦热，心烦失眠，口燥咽干，潮热盗汗，口干咽燥，两颧潮红，小便短黄，舌体瘦小，舌质红苔少或无苔，脉细数或弦细数。

【治法】滋阴降火。

【方药】知柏地黄汤加减。药用知母、黄柏、熟地黄、山茱萸、山药、泽泻、女贞子、旱莲草、石菖蒲等。虚火实火并见者，加龙胆草、栀子、黄芩、木通等药泻火坚阴；兼湿热者，合用猪苓汤加减。

3. 寒滞肝脉证

【证候】阴茎萎软，性欲减退，阴茎、睾丸冷痛牵引小腹、少腹，得热稍舒，遇寒加重，舌质淡，苔白，脉沉弦或沉迟。

【治法】暖肝散寒。

【方药】暖肝煎加减。药用当归、枸杞子、小茴香、肉桂、乌药、沉香（木香亦可）、茯苓等。气机郁滞者，宜加用柴胡、郁金、制香附等；肾阳虚者，加用肉苁蓉、附子、淫羊藿、鹿茸等。

4. 湿热下注证

【证候】会阴部坠胀，口苦而黏，头眩呕恶，少腹胀满，或遗精频繁，水道、小便不利，泄时涩痛，舌质略红，苔黄腻或黄白相间，脉弦滑或滑数。

【治法】清利湿热。

【方药】柴胡渗湿汤加减。药用龙胆草、黄柏、泽泻、茯苓、羌活、升麻、红花、当归、麻黄根、五味子、柴胡、甘草等。若小腹胀痛明显者，酌加路路通、荔枝核、红花、地龙等。

5. 心脾两虚证

【证候】脑力劳动者多见，性欲淡漠，勃起无力，面色萎黄少华，心悸少寐，失眠多梦，健忘，食少纳呆，腰膝酸软，唇甲色淡，大便稀溏，倦怠乏力，舌质淡，苔薄白，脉细弱无力。

【治法】补益心脾。

【方药】归脾丸加减。药用黄芪、当归、党参、白术、龙眼肉、炒枣仁、丹参、紫河车、菟丝子、女贞子、木香、茯神、炙甘草、大枣等。湿邪并见者，加薏苡仁、苍术、砂仁等健脾燥湿。

6. 恐惧伤肾证

【证候】多有房事受惊吓史，每临房事，甫门而痿，夜间阴茎勃起良好，胆怯多虑，心悸易惊，精神疲乏，夜寐不安，多梦，头晕目眩，遗精早泄，舌淡苔薄，脉弦细。

【治法】补肾宁神。

【方药】桂枝龙骨牡蛎汤加减。药用桂枝、芍药、生姜、甘草、大枣、龙骨、牡蛎、山茱萸、枸杞子、楮实子等。肾阴虚者，加熟地黄、女贞子等；肾阳虚者，加肉苁蓉、淫羊藿等。

7. 瘀血阻络证

【证候】阴茎勃起不良，伴勃起有胀、刺痛感，少腹、会阴、腰骶部等疼痛，睾丸、阴茎根部坠胀不适，或伴精索静脉曲张、慢性前列腺炎、附睾炎等，舌质紫暗或有瘀点，脉涩。

【治法】活血化瘀，通络导滞。

【方药】少腹逐瘀汤加减。药用桃仁、红花、牛膝、赤芍、丹参、路路通、乳香、没药、地龙、威灵仙、山药、当归、蜈蚣等。气机郁滞者，宜加用柴胡、郁金、制香附等；兼有湿热者，加用黄柏、薏苡仁、龙胆等。

8. 肝郁气滞证

【证候】阴茎萎软不起，或起而不坚，心情抑郁，精神不悦，多疑善虑，夜寐梦多，伴性欲减退，甚则将性事视为畏途，胸闷不舒，少腹胀痛，舌质暗红，苔薄白，脉弦。

【治法】疏肝解郁。

【方药】逍遥散加减。药用甘草、当归、茯苓、白芍、白术、柴胡等。若肝郁日久，有化热趋势者，加用黄芩、栀子、夏枯草等；瘀血阻滞者，加用桃仁、红花、赤芍、牛膝等。

9. 痰湿阻络证

【证候】阴茎痿软，勃起迟缓、不良，素体丰腴，体倦易疲，晨起痰多，头晕目眩，肢体困重，或见胸闷，泛恶，口中黏腻，舌淡苔白腻，脉沉滑或弦滑。

【治法】化痰除湿通络。

【方药】导痰丸加减。药用苍术、香附、陈皮、胆南星、枳壳、半夏、川芎、滑石、茯苓、神曲等。若肾阴阳两虚者，可用上方合六味地黄汤化裁；肾精不足者，合用五子衍宗丸益肾填精。

（二）其他治疗

选取关元、中极、肾俞、命门、关元等穴位，肾阳虚加气海、足三里；肾阴虚加太溪、三阴交；肝郁加期门、阳陵泉；瘀血阻滞加血海、三阴交、肝俞等。

五、西医治疗

功能性不射精症的治疗，首先要全面评估是否存在其他情况下可以诱发射精，然后再给予治疗。主要分为非药物治疗和药物治疗。

（一）非药物治疗

非药物治疗可采用心理疗法首先对患者进行一定的性知识教育，使男女双方充分了解生殖系统的解剖生理和性反应过程，与女方充分沟通，使得夫妻双方互相理解，互相尊重。如患者心理压力过大，通过患者自述，了解心理障碍原因，积极进行心理开导。

（二）药物治疗

阳痿的西药治疗首选 5 型磷酸二酯酶抑制剂（PDE5i），常用药物有西地那非、伐地那非、他达拉非等。对于睾酮降低的患者，亦可用雄激素治疗；高泌乳素血症时，排除垂体肿瘤后可采用多巴胺拮抗剂治疗。

第十八节　早　泄

早泄是指射精潜伏期较短，缺乏射精控制能力，造成伴侣双方无法满意的疾病，是射精障碍中最常见的疾病，发病率占成人男性的 35% ～ 50%。

中医学称本病为"鸡精"，如《秘本金丹》云："男子玉茎包皮柔嫩，少一挨，痒不可挡，故每次交合阳精已泄，阴精未流，名曰鸡精。"

一、诊断标准

从初次性交开始，射精往往或总是在插入阴道前或插入阴道后大约 1 分钟以内发生，即原发性早泄；或者射精潜伏时间显著缩短，通常小于 3 分钟，即继发性早泄。总是或几乎总是不能控制、延迟射精；消极的身心影响，如苦恼、忧虑、沮丧和（或）回避性生活等。

二、中医病因病机

（一）病因

本病形成的主要原因有房劳伤肾、劳伤心脾、湿热下注、七情所伤等。

1. 房劳伤肾

肾藏精，封藏功能正常则精液之施泄有度。如恣情纵欲，房事不节，施泄太过，或累犯手淫，以致损伤肾气，使封藏失职，精关不固，因而引起早泄。肾阴亏虚，相火偏盛，精室被扰，封藏失灵，因而甫交即泄，或未交即泄。

2. 劳伤心脾

精藏于肾，主宰在心，升摄在脾。若劳倦伤神，思虑过度，则伤心脾；肾阴不足，相火易动，精关早启；脾失健运，或中气下陷，脾失统摄，故而早泄。

3. 湿热下注

饮食厚味，煎炒炙煿，湿热内生，或外感湿热之邪，下注精室，精不守舍，而致早泄。

4. 七情所伤

恐则气下，惊则气乱，忧思气结，情志所伤，气机逆乱，精关不固，故而早泄。

（二）病机

本病的基本病理在于精关约束无权，精液封藏失职。

早泄一病，需辨虚实，明脏腑，审寒热，分阴阳。早期，湿热，年轻健壮者多属实证，多用泻法，以清利为主。早泄日久，久病体虚，年老体弱者多属虚证，当以补虚固精为主。根据不同病机，采取"虚则补之，实则泻之""男女双方同治""坚持两个配合"总则。

三、西医病因病理

近年来，学者的研究多倾向于早泄是由几种因素共同导致，这些因素包括阴茎头敏感度高、射精中枢兴奋性增高、中枢性 5- 羟色胺受体的易感性、焦虑、不良性经历、甲状腺功能失调、前列腺炎、遗传倾向等。

四、中医治疗

（一）辨证论治

1. 肾气不固证

【证候】未交即泄，或乍交即泄，性欲减退，伴腰膝酸软或疼痛，小便清长或不利，面色不华，舌淡，苔薄白，脉沉弱或细弱。

【治法】补肾固精。

【方药】金匮肾气丸加减。药用熟地黄、山药、山茱萸、泽泻、茯苓、牡丹皮、附子、肉桂等。滑精者，酌加五味子、金樱子、芡实、桑螵蛸等。

2. 肝经湿热证

【证候】交则早泄，性欲亢进，伴烦闷易怒，口苦咽干，阴囊湿痒，小便黄赤，舌质红，苔黄腻，脉弦滑或弦数。

【治法】清肝泻火，利湿泄浊。

【方药】龙胆泻肝汤加减。药用栀子、黄芩、柴胡、生地黄、车前子、泽泻、木通、甘草、当归等。尿浊者，加薏苡仁、萆薢等。

3. 心脾两虚证

【证候】行房早泄，性欲减退，伴四肢倦怠，气短乏力，多梦健忘，纳少便溏，心悸寐差，舌淡，苔薄，舌边有齿印，脉细弱。

【治法】健脾养心，安神摄精。

【方药】归脾汤加减。药用白术、茯神、黄芪、龙眼肉、酸枣仁、当归、远志、大枣、生姜、人参、木香、炙甘草等。肾气不足，出现头晕耳鸣，腰膝酸软者加莲子、山药、芡实、桑螵蛸、龙骨、龟甲等。

4. 阴虚火旺证

【证候】阳事易举，甫交即泄，或未交即泄，伴五心烦热，潮热，盗汗，腰膝酸软，舌红，苔少，脉细数。

【治法】滋阴降火，补肾摄精。

【方药】知柏地黄汤加减。药用生地黄、山萸肉、山药、泽泻、牡丹皮、茯苓、知母、黄柏等。梦遗，心烦不寐，夜热不安，小便短黄者加龙骨、牡蛎、牡丹皮、女贞子、旱莲草等。

5. 心肾不交证

【证候】阳事易举，早泄或梦遗，腰酸腿软，心烦不寐，舌红少苔，脉细数。

【治法】交通心肾，潜阳固精。

【方药】交济汤加减。药用黄连、肉桂、煅龙骨、党参、黄芪、当归、麦冬、柏子仁、熟地黄、山茱萸等。遗精甚者可加金樱子、芡实、牡蛎、龙骨、五倍子、五味子、鸡内金等。

6. 肝气郁结证

【证候】早泄，精神抑郁，胁胀，少腹胀痛，胸闷善太息，少寐多梦，舌淡苔薄白，脉弦。

【治法】疏肝解郁。

【方药】逍遥散加减。药用柴胡、白芍、当归、白术、茯苓、合欢皮、薄荷、煨姜、甘草等。肝郁化火，胸胁灼痛，口干口苦者，加牡丹皮、山栀子；肾气虚者加芡实、熟地黄、山药、五味子等。

（二）其他治疗

1. 外治法

取丁香、细辛各20g，浸泡于95%乙醇100mL中15天，过滤取汁，性交前涂擦龟头1.5～3分钟，10次为1个疗程。用五倍子10g，石榴皮15g，细辛10g，水煎，性交前温洗前阴并揉擦阴茎、龟头。

2. 针灸

取气海、关元、命门、中封、曲骨、绝骨、足三里、膀胱俞、定志等穴，每次选用3～5穴，予以毫针平补平泻，每次15分钟，每日1次，也可在同房前15～30分钟临时加针，以增强效果。足太阴脾经三阴交、阴陵泉、中极等用泻法，每次15分钟，每日1次。

五、西医治疗

（一）非药物治疗

1. 心理治疗

分析与患者早泄相关的心理因素，进行必要的心理状态评估非常重要。针对不同的因素应进行相应的心理疏导，必要时请心理或精神科的医生对患者进行心理治疗。

2. 行为治疗

最常用的行为治疗方法为挤压法和停—动法。

（二）药物治疗

1. 羟色胺再摄取抑制剂（SSRI）

本品为临床常用的抗抑郁药物，目前发现这类药物对早泄有一定的治疗效果。SSRI 类药物包括两类：①按需治疗药物，如达泊西汀；②规律治疗药物，如西酞普兰、帕罗西汀、舍曲林等。

2. 磷酸二酯酶 5 抑制剂（PDE5i）

本品对于合并有勃起功能障碍的早泄患者，可联合采用 PDE5i 治疗；对不伴有勃起功能障碍的早泄患者，不推荐 PDE5i 作为首选治疗药物。

（三）手术治疗

早泄的手术治疗主要指阴茎背神经选择性切断术。手术治疗是对行为/心理疗法、药物疗法无效者的补充治疗，不是替代。阴茎背神经选择性切断术是目前国内治疗早泄开展较多的一种手术方法。其治疗原理是针对射精过程中感觉传入环节，减少感觉传入，提高患者感觉阈值，从而达到延长 IELT，提高患者及其伴侣性生活满意度的目的。

第十九节　功能性不射精症

功能性不射精症是成年男子在性交活动中阴茎能正常勃起，且能在阴道内勃起并持续一段时间，但是没有性高潮且不能射出精液，但在其他情况下可射出精液，而在阴道内不射精，因此无法达到性高潮和获得性快感。

中医学上属于"精不泄""精闭"范畴。《诸病源候论》云："精不射出，但聚于阴头，亦无子。"

一、诊断标准

只有在阴茎勃起进入阴道后长时间无射精感亦无高潮，患者在其他性刺激下可以诱发射精，并且不存在器质性不射精的病因，方可诊断为功能性不射精症。

二、中医病因病机

（一）病因

本病多由各种原因所致的精液匮乏，精窍闭阻，和精关失灵所引起。

1. 情志失调

情志不畅，日久忧郁，气滞于肝，肝气郁结，郁久化火，疏泄失职，而致精窍不通。

2. 恣情纵欲

恣情纵欲，所愿不遂，心脾受损，心肾不交而不射精。

3. 饮食所伤

嗜食辛辣厚味，致生湿热，或交媾不洁，湿热邪毒内淫，侵犯精道而不射精。

4. 手淫过度

手淫过度，房事不节，伤及肾精，肾精亏损而无精射出。

5. 先天禀赋不足

先天禀赋不足，体质虚弱，正气亏虚，肾阳鼓动无力，精液难出则导致本病。

在上述因素的作用下，导致人体精少难出，或者精道瘀阻，精液受火热之邪影响难以流动。

（二）病机

本病的主要病机有心神失常、肝郁气滞、忧思伤脾、精道瘀滞、湿热下注、阴虚火旺、命门火衰等。

1. 心神失常

心藏神，神安则气定，主君火。阴茎的勃起与射精都不同程度地受到心神的主导与制约。如心思女色，妄想不遂，心神不宁，不能主导制约肝肾之相火，则可发生早泄或不射精等射精障碍。

2. 肝郁气滞

肝主相火，又主一身气机，性喜条达。若情志不遂或暴怒伤肝，均可致肝气郁结，气机不畅，疏泄失常，日久可致相火偏亢，致阴茎勃起无度而肾气不通，开启失司，射精困难。

3. 忧思伤脾

脾为气血生化之源，对宗筋有濡养作用。若思虑过度，曲意难伸，可劳伤心脾，脾虚不运，气血亏虚，化精无源；另可由脾及心，致心脾两虚，宗筋无力，不及射精而阴茎疲软，致射精不能。

4. 精道瘀滞

因气滞，气虚，湿阻，外伤或病程日久，失治误治，或房事忍精不射，败精内停，导致病邪阻滞，气机不畅，精窍不开，精室疏泄失常，精道阻滞致不射精，生殖之精无法从精道中射出。

5. 湿热下注

若饮食不节，嗜食肥甘厚味及辛辣炙煿之品，常可聚湿生热；或素体脾胃虚弱，运化无力，湿浊内生，郁而化热。湿热下注，阻塞精道，阳强不倒，交而不射，或湿热影响肾气开阖，均致不射精。

6. 阴虚火旺

劳欲过度，大病久伤或热病伤阴，均可导致肾阴亏损，肾精不足，阴虚阳亢，心肾不交，精关失启，导致不射精；或肾气内耗，肾精空虚，无精可泄，亦致不射精。

7. 命门火衰

素体阳虚，或劳欲过度，戕伐太过；或汗吐下误伤阳气，均可致阳气内耗，命门火衰，推动无力，精关不开，故交而不射。

综上所述，不射精一病，主要病因为情志失调、饮食不节、房劳或手淫过度、先天禀赋不足等。主要病理环节为郁、火、瘀、虚，与心、肝、脾、肾等脏腑关系密切。病机有心神失常、肝郁气滞、忧思伤脾、精道瘀滞、湿热下注、阴虚火旺、命门火衰等，在临床中可参照辨证。

三、西医病因病理

（一）病因

功能性不射精症患者约占不射精症的 90%。

1. 性知识缺乏

国内最常见，往往由于缺乏必要的婚前性教育，不懂得正确的性交姿势；或女方害怕妊娠或者对性行为的疼痛畏惧而限制男方大幅度、快速地抽动，未能达到足够的性兴奋；或接受错误的性教育认为性生活肮脏而抑制性欲导致不射精。

2. 性干扰

缺乏良好的性交心理与性交环境，也能导致不射精。例如宗教、伦理道德、家庭约束，以及住房环境嘈杂，形成性抑制；双方作息时间不一，性活动不协调；工作过于劳累等。

3. 性刺激不足

手淫时刺激强度大，正常性生活刺激相对小，长期手淫养成强刺激排精的习惯，日久导致阴道内性交不射精。

（二）病理

西医学目前对不射精症的确切发病机制主要考虑以下三个方面的原因。

一是性感受区的刺激不够，或是性感受区的刺激在传导过程中的减弱，导致正常的性刺激不能够激活射精中枢。

二是射精中枢处于抑制状态，正常的性刺激传导到射精中枢，不足够引起射精冲动的发放。

三是参与射精反射的肌肉收缩，抑制正常的肌电，没有引起射精肌群的收缩。

四、中医治疗

（一）辨证论治

1. 肝郁气滞证

【证候】性交不射精，性欲减退，可见胸胁或少腹胀满窜痛，情志抑郁或易怒、善太息。亦可见口苦目眩、睾丸疼痛等症状。舌质淡红或黯红，苔白，脉沉弦。

【治法】疏肝解郁，理气行滞。

【方药】柴胡疏肝散或四逆散加减。若肝郁气滞兼有脾虚者，可选用逍遥散加减；若肝郁日久，有肝郁化火者，应在上方加用黄芩、栀子、夏枯草、龙胆草、刺蒺藜等药，以清泄郁热；若肝郁日久，由气及血，伴见瘀血阻滞征象者，加用桃仁、红花、赤芍、牛膝、苏木、地龙等活血化瘀，通络散滞；如病程日久，忧郁伤神，失眠多梦，可在上方的基础上加用炒枣仁、夜交藤等安神定志。

2. 肝火扰心证

【证候】性欲亢进，同房阴茎易举易坚，交而难射。多见不寐多梦，甚则彻夜不眠，性情急躁易怒，伴头晕头胀，目赤耳鸣，口干而苦，不思饮食，大便干燥，小便黄赤。舌红，苔黄，脉弦数。

【治法】疏肝泻火，理气解郁。

【方药】龙胆泻肝汤加减。药用柴胡、黄连、栀子、白芍、龙胆草、木通、泽泻、生地黄、郁金、甘草等。每日1剂，水煎服。方中龙胆草、木通二味药大苦大寒，易伤胃气，应中病即止，不可长期大量应用。若心火偏重，伴烦躁、心悸、不寐者，宜在上方基础上加莲子心、茯苓、酸枣仁等药清心安神，以交通心肾；若有肝胆湿热下注，阻滞精室者，可加用知母、黄柏、萆薢等以清利下焦湿热；如肝火日久，耗伤肾阴，可合用滋水清肝饮。

3. 精道瘀阻证

【证候】交而不射，伴阴部坠胀痛、刺痛或抽痛，可伴有头晕头痛，胸闷不舒，无性刺激时阴茎易于勃起，性情急躁，腰部刺痛。舌紫黯边有瘀点或瘀斑，苔薄，脉涩。

【治法】活血化瘀，通络导滞。

【方药】桃仁四物汤或少腹逐瘀汤加减。药用桃仁、红花、牛膝、赤芍、丹参、路路通、制乳香、制没药、地龙、威灵仙、山药、当归、蜈蚣等。若精道不通属气机郁滞所致者，宜加用柴胡、郁金、制香附、玫瑰花等药疏肝理气，解郁通络；若瘀血兼有湿热阻滞者，可在上方基础上加用黄柏、薏苡仁、龙胆草、萆薢、土茯苓等药清利湿热。

4. 湿热下注证

【证候】射精不能，会阴部坠胀，口苦而黏，头眩呕恶，少腹胀满，或遗精频繁，水道、小便不利，泄时涩痛，舌质略红，苔黄腻或黄白相间，脉弦滑或滑数。

【治法】清利湿热，通络行滞。

【方药】除湿清肾汤加减。药用苍术、黄柏、薏苡仁、牛膝、连翘、生地黄、石菖蒲、石韦、萆薢、泽泻、郁金等。若小腹胀痛明显者，酌加路路通、荔枝核、红花、地龙等药以活血化瘀；若湿热从肝胆经而来，当合用龙胆泻肝汤化裁；若湿热系由中焦脾胃而来，当合用胃苓汤加味。

5. 心脾两虚证

【证候】性欲淡漠，勃起无力，面色萎黄少华，心悸少寐，失眠多梦、健忘、食少纳呆，腰膝酸软，唇甲色淡，大便稀溏、倦怠乏力。舌质淡，苔薄白，脉细弱无力。

【治法】补益心脾，养血填精。

【方药】归脾丸加减。药用黄芪、当归、党参、白术、龙眼肉、炒枣仁、丹参、紫河车、菟丝子、女贞子、木香、茯神、炙甘草、大枣等。本型较易合并湿邪，常见舌苔白腻，胸脘痞闷等症，可在上方加用薏苡仁、苍术、砂仁等化湿燥脾，标本同治。本型在益气养血，补益心脾的同时，佐以补肾固精之品亦属重要，盖精血同源，精旺则血充，血充则精盛矣。

6. 肾精亏虚

【证候】性欲减退，阴茎勃起不射精或勃起不坚，眩晕耳鸣，毛发枯疏，腰膝酸软，耳轮枯瘦，齿摇齿动，记忆力减退，男子精少。舌质淡，苔白或水滑，脉细弱，两尺尤甚。

【治法】益肾填精，固本充源。

【方药】五子衍宗丸或右归丸加减。药用菟丝子、枸杞子、五味子、覆盆子、金樱子、淫羊藿、紫河车、芡实、女贞子、车前子、蜈蚣、何首乌。若肾阴不足明显者，可加用龟甲、熟地黄、山茱萸大补真阴；伴肾阳亏虚者，加用韭菜子、仙茅、淫羊藿、肉桂（焗服）补元阳、壮命火；兼有肝气郁闭者，加柴胡、制香附、郁金、王不留行疏肝理气，解郁畅怀；兼见下焦湿热者，加用黄柏、石韦、萆薢、土茯苓清热利湿。

7. 阴虚火旺证

【证候】性欲亢进，阴茎易勃起，坚而不久，交而不射。交后腰酸腿软，可有遗精，五心烦热，心烦失眠，口燥咽干，潮热盗汗，口干咽燥，两颧潮红，小便短黄。舌体瘦小，舌质红少苔或无苔，脉细数或弦细数。

【治法】滋阴降火，交通心肾。

【方药】知柏地黄汤合大补阴丸加减。药用知母、黄柏、熟地黄、山茱萸、黄精、山药、泽泻、女贞子、旱莲草、龟板、石菖蒲、路路通、急性子等。伴瘀血阻滞，精道不通者，酌加赤芍、王不留行、苏木、地龙等活血通络药；虚火实火并见者，加龙胆草、栀子、黄芩、木通等药泻火坚阴；阴虚兼湿热者，合用猪苓汤加减，同时还可配合食疗、药膳等辅助方法治疗，适量加服血肉有情之品，如砂锅甲鱼、黄精炒腰花、猪骨髓炖海带等，可明显提高疗效。

8. 命门火衰证

【证候】性欲减退，阴茎勃起不坚而自萎，面色晦黯，腰膝酸软而痛，畏寒肢冷，尤以下肢为甚，精神困倦，小腹发凉或有坠感，夜尿频数，大便稀溏，舌质胖淡，苔白，脉沉细无力。

【治法】补肾填精，温阳通窍。

【方药】右归丸加减。药用熟地黄、生地黄、枸杞子、山药、淫羊藿、北黄芪、肉桂、鹿茸、桑葚子、川牛膝、土不留行、路路通、车前子等。若肾阴阳两虚者，可用上方合六味地黄汤化裁；伴肾精不足者，合用五子衍宗丸益肾填精；兼肝阳虚者，可加用干姜、白术、吴茱萸暖肝温中。

（二）其他治疗

选取肝俞、肾俞、曲骨、次髎、关元等穴位，肾阳虚加气海、足三里；肾阴虚加太溪、足三里、三阴交；肝郁气滞加期门、阳陵泉；瘀血阻滞加血海、三阴交、肝俞等。行针前排空小便，实证用泻法，虚证用补法。用 1～2 寸不锈钢毫针，一般进 1～2 寸。每日针灸 1 次，10 天为 1 个疗程。

五、西医治疗

功能性不射精症的治疗，首先要全面评估患者是否存在其他情况下可以诱发射精，然后再给予治疗。主要分为非药物治疗和药物治疗。

（一）非药物治疗

1. 心理疗法

首先对患者进行一定的性知识教育，使男女双方充分了解生殖系统的解剖生理和性反应过程。再应用性感集中训练的方法，通过夫妇相互抚摸身体达到注意力集中，提高身体的感受力，然后加强刺激生殖器敏感部位，达到射精的目的。

2. 行为疗法

本方法在同房中让女方起主导作用，训练妻子成为丈夫的有效性伴侣，通过非阴道内性交使丈夫达到射精紧迫感，然后再将阴茎插入阴道，并继续刺激至射精。通过此法，一般一次阴道内射精后即可治愈不射精症。

（二）药物治疗

1. 左旋多巴

本品能抑制催乳素水平，增加血液循环中肾上腺素水平，从而达到兴奋大脑皮层的作用。能够提高射精中枢兴奋性，降低射精阈值，适用于性中枢兴奋性低下的患者。口服，每次服用 0.25g，每日 3 次。

2. 麻黄素

本品作用于 a 和 β 受体，兴奋中枢神经系统并促使肌肉张力增加，增强输精管平滑肌收缩。口服，每次 50mg，性生活前 1 小时用。高血压、冠心病及甲亢者等忌用。

3. 十一酸睾酮

本品能够提高雄激素水平，促进性欲。适用于血睾酮水平下降，雄激素缺乏症伴有的不射精症。口服，每次 40 ～ 80mg，每日 2 次，餐中服用，4 周为 1 疗程，注意监测血睾酮水平。

4. 人绒毛膜促性腺激素

本品能够提高雄激素水平，增加精液量，提高基础性欲。适用于血睾酮水平下降，雄激素缺乏症导致的不射精症。肌注，每次 1000 ～ 2000U，3 ～ 4 天 1 次，4 周为 1 个疗程。

5. 新斯的明

本品适用于坐骨海绵体肌、球海绵体肌收缩无力所致的不射精症。肌注，每次 0.5mg（1mL），每日 2 次，10 天为 1 个疗程。心绞痛、室性心动过速、机械性肠梗阻、尿路梗阻及支气管哮喘患者等禁用。

第二十节　不　育

男性不育是指育龄期夫妇同居 1 年以上，有正常性生活，未采取避孕措施，由于男方因素造成的女方不能受孕。

中医学称男性不育为"无嗣""无子"，根据相关临床症状亦可归属于"不育"的范畴。

一、诊断标准

根据 WHO 推荐的男性不育按病因诊断可以分为 16 类，归纳为以下四个方面。

1. 性功能障碍

性功能障碍主要指勃起功能障碍和射精功能障碍。

2. 精子和精浆检查

性功能正常，精子和精浆检查异常，男性免疫性不育，有精子抗体包裹的活动精子超过 50%；不明原因不育，精子和精浆检查正常；单纯精浆异常。

3. 有明确病因导致精液质量异常的男性不育

①医源性因素，手术操作等原因导致精液质量异常；②全身性原因；③先天性异常；④后天性睾丸损害；⑤精索静脉曲张性不育；⑥男性附属性腺感染；⑦内分泌因素。

4. 其他

表现为精液质量异常，但没有确定病因的男性不育。①特发性少精子症，所见精子密度 $< 20 \times 10^6/mL$；②特发性弱精子症，精子密度正常，但快速前向运动的精子 $< 25\%$ 或前向运动的精子 $< 50\%$；③特发性畸形精子症，精子密度和活力正常，但精子头部正常形态 $< 30\%$；④梗阻性无精子症，精液检测无精子，但睾丸活检有精子，输精管道有梗阻；⑤特发性无精子症。

二、中医病因病机

（一）病因

本病形成的主要原因有先天因素、情志失调、感受外邪、饮食所伤及久病过劳等。

1. 先天因素

先天禀赋不足，肾气虚弱，元阴不足，或受于父母，阴阳紊乱，导致不育。

2. 情志失调

精神紧张，焦虑抑郁，甚至过度恼怒致性生活不和谐。

3. 感受外邪

包皮过长，或房事不节，或感受内热，致男性不育。

4. 饮食所伤

过食肥甘厚味、辛辣之物，或过量饮酒，损伤脾胃。脾失健运，阻遏命门之火，而致阳痿、遗精和早泄等症。

5. 久病过劳

思虑过度，心血亏耗，或大病久病，气血两虚，致精少精弱。

在上述因素的作用下，机体肾虚夹湿热瘀毒，形成了以精少、精薄、精冷、精凝、脓精、无精和不射精等类型的男性不育。

（二）病机

本病的主要病机有肾气虚弱、肝郁气滞、湿热下注、气血两伤等。

1. 肾气虚弱

禀赋不足，肾气虚弱，致阳痿不举或举而不坚；或阳气虚弱，射精无力或房劳伤肾，精血耗散，致精少精薄；元阴不足，阴虚火旺，相火偏亢，精血不合，致男性不育。

2. 肝郁气滞

情志失调，或夫妻感情不和，精神紧张，同房不和谐，可使肝郁气滞，致阳痿、遗精和早泄等；或气郁化火，肝火亢盛，灼伤肾水，水不涵木，精窍被阻，影响生育。

3. 湿热下注

饮食不节，脾失健运，痰湿内生，郁久化热，湿热之邪积于下焦，阻遏命门或湿热下注，而致阳痿、遗精和早泄等症。外感六淫湿热之邪，湿热下注，死精败血滞塞不通，精液不化或射精不能，而致不育。

4. 气血两伤

思虑过度，劳倦伤心，心气不足；或大病久病，气血两虚，血虚不能化生精液，致精少精弱；或形体衰弱，阳事不兴，引起不育。

三、西医病因病理

（一）病因

男性不育的病情比较复杂，是由一种或多种疾病与因素造成的结果，常见病因有如下几种。

1. 射精障碍与性功能异常

常见的病因有早泄、阴茎勃起功能障碍和逆行射精等，精液不能正常射入女性阴道。

2. 免疫性因素

男性自身产生的抗精子抗体和女性产生的抗精子抗体均可影响精子活力及对卵子的穿透力。

3. 先天发育异常的疾病

常见的有隐睾、尿道下裂等，使精子生成障碍或者精子输送障碍而引起不育。

4. 遗传因素

常见的染色体异常疾病有 Klinefelter 综合征、XYY 综合征、46XY/47XXY 综合征等，导致睾丸生精障碍。

5. 内分泌因素

由于下丘脑－垂体－睾丸性腺轴的调节功能异常，引起少精子症和无精子症。

6. 生殖系统感染性疾病

如淋病、结核等引起输精管道梗阻；腮腺炎引起睾丸炎导致少、弱精子症或无精子症；附属性腺的感染引起精浆异常，不利于精子生长发育。

7. 精索静脉曲张性不育

因精索静脉曲张使阴囊温度升高，肾上腺及肾脏的毒性物质返流，引起睾丸的生精上皮和间质细胞损伤。

8. 全身性因素

神经功能障碍和神经系统疾病，或慢性疾病，如甲状腺疾病等。

9. 精神心理因素

患者精神紧张、焦虑或抑郁等。

10. 不明原因不育

主要指特发性男性不育，经过询问病史和相关检查不能明确病因者。

11. 其他因素

生殖器官创伤、营养不良或者肥胖、毒性化学物质损害、酗酒和吸毒等。

（二）病理

生殖系统感染导致的不育，光学显微镜下可见睾丸各级生精细胞排列紊乱，部分细胞核核膜皱缩，细胞核破裂，胞质内较多细胞器发生变性，出现明显肿胀呈空泡状嵴消失的线粒体，膜结构不清楚，内质网亦明显肿胀，胞质内甚至可见到自噬体。

四、中医治疗

（一）辨证论治

1. 肾阳亏虚证

【证候】性欲减退，射精无力，精液中精子含量稀少，活力亦低下，腰酸喜温，精神萎靡，畏寒困倦，小便清长，舌质淡胖，苔白，脉沉细。

【治法】补肾壮阳，生精种子。

【方药】生精种子汤。

2. 肾阴不足证

【证候】性欲强烈，性交频繁，精液量少，精子数目少，或精液黏稠不化，手足心热，潮热盗汗，腰酸腰痛，头晕耳鸣，舌质红，少苔或无苔，脉细数。

【治法】滋阴补肾，生精种子。

【方药】知柏地黄汤加丹参、连翘、生甘草等。

3. 肝郁气滞证

【证候】性欲减退，阳痿不举，或不能射精，精子稀少，性欲低下，精神抑郁，两胁胀痛，嗳气泛酸，舌质暗，苔薄，脉弦细。

【治法】疏肝解郁，温肾益精。

【方药】柴胡疏肝散加减。

4. 湿热下注证

【证候】射精疼痛，血精，死精过多，或胸胁胀痛，睾丸肿痛，面红目赤，口苦咽干，阴囊湿痒，小便短赤，大便秘结，舌质红，苔黄腻，脉弦数。

【治法】疏利肝胆，清泄湿热。

【方药】龙胆泻肝汤。

5. 气血两虚证

【证候】精液量少，精子数目减少、活力差，面色萎黄，形体衰弱，心悸失眠，头晕目眩，大便溏薄，舌淡，苔白，脉沉细无力。

【治法】补气养血，益肾育麟。

【方药】毓麟珠。

（二）针灸治疗

无精子症选取关元、气海、命门、肾俞、足三里等；少精子症选取大赫、曲骨、三阴交、关元等；死精子症和精子畸形过多选用气海、三阴交等；精液黏稠与不化选用气海、水道、左行间、右三阴交等。

五、西医治疗

男性不育的治疗，要根据不同病因，选择相应的治疗方法，必要时不育夫妇双方共同参与诊疗。

（一）预防性治疗

预防性传播疾病和生殖系统感染；睾丸下降不全者在幼儿期做相应处理；保证环境安全防止外伤，避免接触对睾丸有害的化学物质。采用对睾丸可能有损伤的治疗手段时，应在治疗前将患者精子在人类精子库进行贮存。保持良好的心理状态。

（二）非手术治疗

1. 特异性治疗

病因诊断明确，可针对病因采用特异性治疗，如使用促性腺激素治疗促性腺激素水平低下导致的性功能低下症。

2. 半特异性治疗

对病因病理和发病机制尚未完全阐明，针对部分发病环节采用治疗措施，如感染性不育、免疫性不育等。

3.非特异性治疗

由于病因不明，如特发性少精子症采用经验性治疗等。

（三）手术治疗

促进睾丸精子发生的手术，如精索静脉曲张患者高位结扎术等；解除输精管道梗阻的手术；解除其他导致精液不能正常进入女性生殖道因素的手术，如尿道下裂手术等；全身性疾病因素引起不育的手术，如甲状腺疾病的手术治疗等。

（四）辅助生殖技术

包括人工授精、体外受精与胚胎移植、卵泡浆内精子注射和供者精液人工授精等技术。

第二十一节　慢性鼻炎

慢性鼻炎是鼻黏膜及黏膜下层的慢性非特异性炎症。根据慢性鼻炎的病理类型和临床表现，分为慢性单纯性鼻炎和慢性肥厚性鼻炎。主要特点是炎症持续数月以上或反复发作，无明确的致病微生物感染，男女老幼均可发病。

慢性鼻炎可归属于中医学"鼻窒"的范畴。

一、诊断标准

1.慢性单纯性鼻炎

鼻塞呈间歇性或交替性，下鼻甲肿胀、光滑，黏膜对血管收缩剂反应良好。

2.慢性肥厚性鼻炎

鼻塞加重，多为持续性。肥大的下鼻甲表面呈桑椹状，或息肉样变，黏膜对血管收缩剂反应较差。

二、中医病因病机

（一）病因

本病形成的主要原因有外感邪气、饮食不节、先天禀赋不足等。

1.外感邪气

外感风寒之邪，伤于皮毛，肺气不利，外邪客于肺脏，因肺气不足，无力祛邪，导致邪气久客，风热火邪郁结于肺，失去清肃功能，以致经脉阻滞，郁热上犯鼻窍。

2. 饮食不节

饮食所伤，饥饱劳倦，损伤脾胃，脾气虚弱，运化不健，失去升清降浊之职，壅阻脉络，而致鼻窍窒塞。

3. 先天禀赋不足

正气虚弱，经络气血阴阳失调，功能失常，正不胜邪，外邪侵犯鼻窍，邪毒久遏，阻于脉络，以致气滞血瘀，累及鼻窍而致病。

在上述因素的作用下，本病多因正气虚弱，伤风鼻塞反复发作，余邪未清而致，形成了以鼻塞等为主要表现的慢性鼻炎。

（二）病机

本病的主要病机有肺经郁热、脾肺气虚、邪毒久留等。

1. 肺经郁热，邪犯鼻窍

伤风鼻塞，余邪未清，或屡感风邪，郁而化热，客于肺经，肺失肃降，郁热上犯，结于鼻窍。清代张璐的《张氏医通》卷八亦曰："暴起为寒，久郁成热。"

2. 脾肺气虚，邪滞鼻窍

郁热久羁，伤及正气，肺气不足，肃清无力，脾气虚弱，运化失健，清阳不升，浊阴上干，滞留并壅阻鼻窍。《素问·玉机真脏论》曰："脾为孤脏……其不及则令人九窍不通。"

3. 邪毒久留，堵塞鼻窍

邪毒滞留鼻窍，日久伤及脉络，阻碍气机流通，瘀血阻滞鼻窍脉络，甚则血瘀生痰，痰瘀互结，阻滞鼻窍，加重鼻窍窒塞，使病程延长。

综上所述，本病为外感寒热之邪，伤于皮毛，肺气不利，壅滞鼻窍而致。肺开窍于鼻，肺和则鼻窍通利，嗅觉灵敏；若肺气不足，卫阳不固，则易受邪毒侵袭，失去清肃功能，以致邪滞鼻窍；或饥饱劳倦，损伤脾胃，脾气虚弱，运化不健，失去升清降浊之职，湿浊留滞鼻窍，壅阻脉络，气血运行不畅而致鼻窍窒塞。又因体虚之人，正不胜邪，外邪侵犯鼻窍，邪毒久遏，气滞血瘀，阻于脉络，其病机与肺脾二脏及久病气滞血瘀有关。

三、西医病因病理

（一）病因

1. 局部因素

急性鼻炎反复发作或治疗不彻底；鼻腔及鼻窦慢性疾病，或临近感染灶的影响，如慢性化脓性鼻窦炎；严重的鼻中隔偏曲、鼻腔狭窄、异物及肿瘤等妨碍鼻腔通气引流，使病原体容易局部存留，以致反复发生炎症；鼻腔用药不当或用药过久，如长期滴用血管收缩剂引起鼻黏膜收缩功能障碍，导致血管扩张，黏膜肿胀。

2. 职业和环境因素

鼻腔长期吸入各种粉尘，如煤、岩石等，或各种化学物质及刺激性气体，如二氧化硫等，均可引起慢性鼻炎。职业和环境中温度和湿度的急剧变化也可导致慢性鼻炎。

3. 全身因素

慢性疾病，如贫血、结核等，可引起鼻黏膜长期淤血或反射性充血。营养不良，如维生素 A、C 缺乏，可致鼻黏膜肥厚，腺体退化。内分泌失调，如甲状腺功能低下，可引起鼻黏膜水肿；青春期和妊娠期鼻黏膜可发生生理性充血，肿胀，少数可引起鼻黏膜肥厚。其他因素，如嗜好烟酒、免疫功能障碍和变态反应等。

（二）病理

1. 慢性单纯性鼻炎

鼻黏膜深层血管慢性扩张，通透性增加，以下鼻甲最为明显；血管和腺体周围有淋巴细胞及浆细胞浸润；黏液腺分泌增强，分泌物增多。

2. 慢性肥厚性鼻炎

慢性肥厚性鼻炎以鼻黏膜、黏膜下层，甚至骨质的局限性或弥漫性增生肥厚为特点。下鼻甲黏膜肥厚最明显，表面不平，呈结节状、桑椹状，或息肉样变。

四、中医治疗

（一）辨证论治

1. 肺经郁热，邪犯鼻窍证

【证候】间歇性或交替性鼻塞，涕少黏黄，有时鼻内有灼热感，或有嗅觉减退，头额胀痛，鼻黏膜暗红，下鼻甲肥厚肿胀，口微干渴，小便黄，大便干，舌质红，苔微黄，脉数或洪而有力。

【治法】清解肺热，散邪通窍。

【方药】升麻解毒汤加减，酌加辛夷、藿香散邪通窍。

2. 肺脾气虚，邪滞鼻窍证

【证候】间歇性或交替性鼻塞，受凉益甚，涕少黏白，或有嗅觉减退，头昏沉重，下鼻甲肿胀，色淡暗，或见体倦乏力，面色不华，舌淡胖，边有齿痕，苔白，脉缓弱。

【治法】补益肺脾，祛邪通窍。

【方药】温肺汤加减，酌加川芎、白芷、苍耳子、石菖蒲等宣通鼻窍。

3. 邪毒久留，瘀阻鼻窍证

【证候】病程长，持续性鼻塞，嗅觉明显减退，闭塞性鼻音，或有少量黏涕，鼻甲肿胀硬实，表面不平，或鼻甲呈桑椹样变，收缩反应差，舌质暗，或有瘀点。

【治法】行气活血，化瘀通窍。

【方药】当归芍药汤加减。肺气虚者加黄芪，头痛者加白芷、藁本等。

（二）其他治疗

1. 体针

肺经郁热证，取二间、内庭、迎香、太阳、尺泽等穴，用泻法；气虚邪滞证，取足三里、迎香、太渊、公孙、印堂等穴，用补法；血瘀鼻窍证，取迎香、印堂、合谷、风池等穴，用泻法。每日 1 次，10 次为 1 疗程。

2. 耳针

取鼻、内鼻、肺、脾、胃等，针刺，留针 15～20 分钟，每日 1 次；或王不留行籽贴压，每日自行加压按摩 2～3 次，5 天 1 疗程，疗程间歇 2～3 天。

3. 灸法

虚寒证取人中、迎香、风府、百会等，肺虚加肺俞、太渊等，脾虚加脾俞、胃俞、足三里等。予以艾条灸，每次 15～20 分钟，1～2 日 1 次。

五、西医治疗

慢性鼻炎的治疗原则是根除病因，恢复鼻腔的通气功能。

（一）病因治疗

找出全身、局部和环境等方面的原因，及时治疗。对鼻中隔偏曲者进行矫正手术，积极治疗慢性鼻窦炎和临近感染灶。加强身体锻炼，提高机体抵抗力。

（二）局部治疗

1. 鼻腔局部糖皮质激素治疗

糖皮质激素，如倍氯米松气雾剂等，有良好的抗炎作用，能够达到缓解局部充血的效果。

2. 鼻腔局部减充血剂治疗

主要应用血管收缩剂，如 0.5%～1% 麻黄碱滴鼻液，但不宜久用，防止因损害鼻黏膜纤毛而引起药物性鼻炎。

3. 封闭疗法

可用 0.25%～0.5% 的普鲁卡因或利多卡因在迎香穴和鼻通穴进行封闭，也可进行鼻丘或双侧下鼻甲前段黏膜下注射。

4. 下鼻甲黏膜下硬化剂注射

主要用于慢性肥厚性鼻炎，注射硬化剂后，可使局部发生化学性炎性反应，产生疤痕组织，缩小鼻甲体积，改善通气。

（三）全身治疗

如果炎症比较明显并伴有较多的分泌物倒流，可以考虑口服小剂量大环内酯类抗生素。

（四）手术治疗

对于保守治疗无效者，可采用手术治疗，如下鼻甲黏膜部分切除术和下鼻甲骨切除术。

第二十二节 斑 秃

脱发是临床常见疾病，以毛发减少为特征，脱发性疾病包括斑秃、雄激素源性脱发（又称男性型脱发、脂溢性脱发）、化疗性脱发、老年性脱发及瘢痕性脱发等。随着社会的高速发展，人们在工作和学习中的压力越来越大，饮食文化过于复杂，造成脱发性疾病的发病率逐渐上升，发病年龄逐渐减小。脱发，属于中医学"油风""虫蛀脱发"等病的范畴。

斑秃是一种突然发生的局限性毛发缺失疾病，以特征性的圆形、卵圆形非瘢痕性斑块为特点，可自行缓解或加重，发生于任何年龄，主要累及青少年，无明显性别差异。斑秃在人群中的发病率约为0.1%，1.7%～2%的人群在一生中会经历斑秃。该病是临床上较为常见的损容性疾病，虽不致命、致残，但对患者的生活质量及精神心理造成了很大的影响。斑秃中医学称之为"油风"，又名"鬼剃头"。

一、诊断标准

诊断要点是头发呈斑片状脱发，头皮正常，无自觉症状。

二、中医病因病机

（一）病因

本病形成的主要原因有饮食不节、情志失调、久病过劳及外伤等。与肝、肾及气血等密切相关。

（二）病机

本病由过食辛辣炙煿、醇甘厚味等，或情志抑郁化火，损阴耗血，血热生风，风热上窜颠顶，毛发失于阴血濡养而突然脱落；或跌仆损伤，瘀血阻络，血不畅达，清窍失养，发脱不生；或久病致气血两虚，肝肾不足，精不化血，血不养发，肌腠失润，发无生长之源，毛根空虚而发落成片。

三、西医病因病理

（一）病因

斑秃的病因尚不完全清楚，目前认为可能与遗传、情绪应激、内分泌失调、自身免疫等因素有关，可能属于多基因疾病范畴。

（二）病理

相当多的证据提示，本病的发病与免疫机制相关，如斑秃常与一种或多种自身免疫性疾病并发，桥本氏甲状腺炎、糖尿病、白癜风等患者及其亲属患本病的概率比正常人明显要高，斑秃患者体内存在自身抗体，部分患者对糖皮质激素暂时有效等。

四、中医治疗

（一）辨证论治

1. 血热风燥证

【证候】突然脱发成片，偶有头皮瘙痒，或伴头部烘热，心烦易怒，急躁不安，苔薄，脉弦。

【治法】凉血息风，养阴护发。

【方药】四物汤合六味地黄汤加减。若风热偏胜，脱发迅猛者，宜养血散风，清热护发，治以神应养真丹。

2. 气滞血瘀证

【证候】病程较长，头发脱落前先有头痛或胸胁疼痛等症，伴噩梦多，烦热难眠，舌有瘀斑，脉沉细。

【治法】通窍活血。

【方药】通窍活血汤加减。

3. 气血两虚证

【证候】多在病后或产后，头发呈斑块状脱落，并呈渐进性加重，范围由小而大，毛发稀疏枯槁，触摸易脱，伴唇白，心悸，气短懒言，倦怠乏力，舌淡，脉细弱。

【治法】益气补血。

【方药】八珍汤加减。

4. 肝肾不足证

【证候】病程日久，平素头发焦黄或花白，发病时呈大片均匀脱落，甚或全身毛发脱落，伴头昏，耳鸣，目眩，腰膝酸软，舌淡，苔剥，脉细。

【治法】滋补肝肾。

【方药】七宝美髯丹加减。

（二）其他治疗

1. 针灸

针刺疗法主穴取百会、头维、生发穴（风池与风府连线的中点），配翳明、上星、太阳、风池、鱼腰透丝竹空。实证用泻法，虚证用补法，每次取 3 ～ 5 穴，每日或隔日 1 次。

2. 梅花针扣刺

本病如病期延长，可在脱发区和沿头皮足太阳膀胱经循行部位用梅花针移动叩击，每天 1 次。

五、西医治疗

西医的一般治疗主要以去除可能的诱发因素，注意劳逸结合为主。帮助患者树立治疗信心，解除紧张情绪。向患者解释病程及预后，绝大多数斑秃可在 6 ～ 12 个月内自然痊愈。对秃发范围广或全秃、普秃等患者，宜戴假发以减轻心理负担。

（一）非药物治疗

非药物治疗包括，308 准分子激光、窄谱中波紫外线照射、光动力疗法及毛发移植等。

（二）药物治疗

1. 外用药

治疗斑秃的外用药，包括米诺地尔霜或溶剂、蒽林软膏或霜、二苯环丙烯酮（DCP）、糖皮质激素等。

2. 内用药

治疗斑秃的内用药，包括糖皮质激素、环孢素、胸腺五肽、血管扩张药等。

第二十三节　脂溢性脱发

脂溢性脱发是一种最常见的脱发类型，是起始于青春期或青春后期的一种进行性毛囊微小化的脱发疾病。男女均可罹患，但表现为不同的脱发模式和患病率。在我国，男性的患病率约为 21.3%，女性的患病率约为 6.0%。虽不影响身体健康，但却严重影响患者的心理健康和生活质量，如能及早诊治可明显延缓脱发的进展，改善患者的生活质量。本病属于中医学"蛀发癣""虫蛀脱发"等范畴。

一、诊断标准

多见于男性，常在 20～30 岁发病。从前额两侧头发开始变为纤细而稀疏，逐渐向头顶延伸，额部发际向后退缩，头顶头发也逐渐开始脱落。随着病情的进展，前额变高形成"高额"，呈 V 字形脱发，进而与头顶部脱发融合成片，仅枕部及两颞保留剩余头发，脱发处皮肤光滑，可见纤细毳毛，无自觉症状或有微痒。女性脱发一般较轻，多表现为头顶部头发逐渐稀疏，一般不累及颞额部。本病根据家族史、脱发部位以及临床表现等可以诊断。

二、中医病因病机

本病主要由血热偏盛，导致风燥，进而耗伤阴血，阴血不能上潮颠顶，濡养毛根，毛根干涸，故发焦脱落；或者因脾虚运化无力，湿热内停，加之嗜食肥甘，更伤胃损脾，致使湿热上蒸颠顶，侵蚀发根，则头发脱落。

三、西医病因病理

（一）病因

本病是一种具有遗传倾向的多基因隐性遗传疾病。国内的流行病学调查研究显示，本病患者中有家族遗传史的占 53.3%～63.9%，父系明显高于母系。目前的全基因组测序和定位研究发现了若干易感基因，但尚未明确其发病基因。相关研究表明，雄激素在本病的发病中占有决定性因素，其他包括毛囊周围炎症、生活压力的增大、紧张和焦虑、不良的生活和饮食习惯等因素均可加重其症状。

（二）病理

早期可见脱发区生长期毛囊减少，休止期毛囊增加，晚期毛囊体积明显减少，毛囊的密度减少甚至消失，毛囊周围结缔组织可见纤维化改变。

四、中医治疗

（一）辨证论治

1. 脾胃湿热证

【证候】平素喜食肥甘厚味，头发潮湿，状如油擦，甚则数根头发彼此粘连在一起，鳞屑油腻，呈橘黄色，粘着头皮，头皮瘙痒，舌质红，苔黄腻，脉细数。

【治法】健脾祛湿，和营生发。

【方药】萆薢渗湿汤。

2. 脾失健运证

【证候】头发干燥，略有焦黄稀疏脱落，抓之则有白屑叠起，或自觉头部瘙痒，时有烘热，舌质红，苔薄黄，脉细数。

【治法】凉血消风，润燥生发。

【方药】凉血消风散。

（二）其他治疗

针灸治疗，采用单纯针刺疗法或针刺加艾灸疗法。刮痧、穴位埋线、丹参针剂注射或 TDP 灯照射等治疗。

五、西医治疗

由于本病是一个进行性加重直至秃发的过程，因此应强调早期治疗和长期治疗的重要性。一般而言，治疗越早疗效越好。治疗方法包括系统用药、局部用药、毛发移植术、中胚层疗法和低能量激光治疗等，为了达到最佳疗效，通常推荐联合治疗。对于非手术治疗，其治疗效果的判断包括脱发量的减少、毛发直径的增加、毛发颜色的加深、毛发数量的增加等。

（一）非药物治疗

非药物治疗包括毛发移植术、中胚层疗法和低能量激光治疗等。

（二）药物治疗

1. 口服药

治疗脂溢性脱发的口服药，包括非那雄胺（用于男性患者）、螺内酯、炔雌醇环丙孕酮片（用于女性患者）等。

2. 外用药

治疗脂溢性脱发的外用药,包括米诺地尔洗剂、二硫化硒洗剂、复方硫磺洗剂、酮康唑洗剂等。

第二十四节 月经不调

月经不调是指月经的周期、经期、经量等发生异常的一类疾病的统称。包括闭经倾向性月经不调,即月经后期、月经过少等;崩漏倾向性月经不调,即月经先期、月经过多、经期延长等;月经先后不定期。正常月经周期的调节主要受下丘脑－垂体－卵巢轴的调节,而所有这些生理活动都是在大脑皮层的调控下完成的,因此正常月经的周期、经期和出血量等表现为明显的规律性和自限性。目前,由于人们生活压力的增加和饮食的不规律导致女性月经不调的发生率显著上升,每年各大医院妇科疾病中月经不调的患者高达 80%。2009 年全国 5 个省份育龄妇女的调查研究显示,已婚育龄妇女中月经不调的比例为 17.6%。

根据《中药新药临床研究指导原则》,月经不调各病症的诊断标准如下。

1. 月经先期

月经量基本正常,月经周期提前 7 天以上,连续出现两个月经周期以上者。

2. 月经后期

月经量基本正常,月经周期延后 7 天以上,连续出现两个月经周期以上者。

3. 月经先后无定期

月经量基本正常,月经时或提前,时或延后 7 天以上,但不超过两周,连续出现两个月经周期以上者。

4. 月经过多

月经周期基本正常,而经量较以往明显增多,或经量超过 100mL,连续出现两个月经周期以上者。

5. 月经过少

月经周期基本正常,而经量明显减少,或经期缩短不足两天,经量亦少于正常,连续出现两个月经周期以上者。

6. 经期延长

月经周期及经量基本正常,行经时间超过 7 天以上但少于两周,连续出现两个月经周期以上者。

月经不调是妇科常见的疾病,是一个复杂的疾病系统,导致月经不调的相关性因素也是复杂多样的。

一、闭经

女性年龄超过 14 岁，第二性征未发育；或年龄超过 16 岁，第二性征已发育，月经还未来潮，称为原发性闭经。继发性闭经是指妇女曾已有规律月经来潮，但以后因某种原因而月经停止 6 个月以上者，或按自身原有月经周期计算停止 3 个周期以上者。妊娠期、哺乳期或更年期的月经停闭属生理现象，不作为闭经论，有的少女初潮两年内偶尔出现月经停闭现象，可不予治疗。

本病属于中医学"女子不月""月事不来""经水不通""经闭"等范畴。

（一）诊断标准

女性年龄超过 14 岁，第二性征未发育；或年龄超过 16 岁，第二性征已发育，月经还未来潮；或月经来潮后又中断 6 个月以上，或按自身原有月经周期计算停止 3 个周期以上。

（二）中医病因病机

1. 病因

导致闭经的病因复杂，有先天因素，也有后天因素，可由月经不调发展而来，也有因其他疾病致闭经者。常见的中医证型有肾虚、脾虚、血虚、气滞血瘀、寒凝血瘀和痰湿阻滞等。

2. 病机

（1）肾虚　先天不足，少女肾气未充，精气未盛，或房劳多产，久病伤肾，以致肾精亏损，冲任气血不足，血海不能满溢，遂致月经停闭。

（2）脾虚　饮食不节，思虑或劳累过度，损伤脾气，气血化生之源不足，冲任气血不充，血海不能满溢，遂致月经停闭。

（3）血虚　素体血虚，或数伤于血，或大病久病，营血耗损，冲任血少，血海不能满溢，遂致月经停闭。

（4）气滞血瘀　七情内伤，素性抑郁，或恼怒过度，气滞血瘀，瘀阻冲任，气血运行受阻，血海不能满溢，遂致月经停闭。

（5）寒凝血瘀　经产之时，血室正开，过食生冷，或涉水感寒，寒邪乘虚客于冲任，血为寒凝成瘀，滞于冲任，气血运行受阻，血海不能满溢，致月经停闭。

（6）痰湿阻滞　素体肥胖，痰湿内盛，或脾失健运，痰湿内生，痰湿阻塞冲任，气血运行受阻，血海不能满溢，遂致月经停闭。

（三）西医病因病理

1. 病因

本病有原发性和继发性两种，病因有疾病、生殖道下段闭锁、生殖器官不健全或发育不良、结核性子宫内膜炎、脑垂体或下丘脑功能不正常等。

2. 病理

病理性闭经是直接或间接由中枢神经–下丘脑–垂体–卵巢轴，以及靶器官子宫的各个环节的功能性或器质性病变引起的闭经。

（四）中医治疗

1. 辨证论治

（1）肾气虚证

【证候】月经初潮来迟，或月经后期量少，渐至闭经，头晕耳鸣，腰酸腿软，小便频数，性欲淡漠，舌淡红，苔薄白，脉沉细。

【治法】补肾益气，养血调经。

【方药】大补元煎加丹参、牛膝等。若经闭日久，畏寒肢冷甚者，酌加菟丝子、肉桂、紫河车等；夜尿频数者，酌加金樱子、覆盆子等。

（2）肾阴虚证

【证候】月经初潮来迟，或月经后期量少，渐至闭经，头晕耳鸣，腰膝酸软，或足跟痛，手足心热，甚则潮热盗汗，心烦少寐，颧红唇赤，舌红，苔少或无苔，脉细数。

【治法】滋肾益阴，养血调经。

【方药】左归丸。潮热盗汗者，酌加青蒿、鳖甲、地骨皮等；心烦不寐者，酌加柏子仁、丹参、珍珠母等；阴虚肺燥，咳嗽咯血者，酌加白及、仙鹤草等。

（3）肾阳虚证

【证候】月经初潮来迟，或月经后期量少，渐至闭经，头晕耳鸣，腰痛如折，畏寒肢冷，小便清长，夜尿多，大便溏薄，面色晦暗，或目眶暗黑，舌淡，苔白，脉沉弱。

【治法】温肾助阳，养血调经。

【方药】十补丸。

（4）脾虚证

【证候】月经停闭数月，肢倦神疲，食欲不振，脘腹胀闷，大便溏薄，面色淡黄，舌淡胖有齿痕，苔白腻，脉缓弱。

【治法】健脾益气，养血调经。

【方药】参苓白术散加当归、牛膝等。

（5）血虚证

【证候】月经停闭数月，头晕眼花，心悸怔忡，少寐多梦，皮肤不润，面色萎黄，舌淡，苔少，脉细。

【治法】补血养血，活血调经。

【方药】小营煎加鸡内金、鸡血藤等。若血虚日久，渐至阴虚血枯经闭者，症见月经停闭，形体羸瘦，骨蒸潮热，或咳嗽唾血，两颧潮红，舌绛苔少，甚或无苔，脉细数。治宜滋肾养血，壮水制火，方用补肾地黄汤。

（6）气滞血瘀证

【证候】月经停闭数月，小腹胀痛拒按，精神抑郁，烦躁易怒，胸胁胀满，嗳气叹息，舌紫暗或有瘀点，脉沉弦或涩而有力。

【治法】行气活血，祛瘀通络。

【方药】膈下逐瘀汤。若烦躁、胁痛者，酌加柴胡、郁金、栀子等；夹热而口干，便结，脉数者，酌加黄柏、知母、大黄等。

（7）寒凝血瘀证

【证候】月经停闭数月，小腹冷痛拒按，得热则痛缓，形寒肢冷，面色青白，舌紫暗，苔白，脉沉紧。

【治法】温经散寒，活血调经。

【方药】温经汤。若小腹冷痛较剧者，酌加艾叶、小茴香、姜黄等；四肢不温者，酌加制附子、淫羊藿等。

（8）痰湿阻滞证

【证候】月经停闭数月，带下量多，色白质稠，形体肥胖，或面浮肢肿，神疲肢倦，头晕目眩，心悸气短，胸脘满闷，舌淡胖，苔白腻，脉滑。

【治法】豁痰除湿，活血通经。

【方药】丹溪治湿痰方。若胸脘满闷者，酌加瓜蒌、枳壳等；肢体浮肿明显者，酌加益母草、泽泻、泽兰等。

2. 其他治疗

（1）针灸　主穴取长强，配穴取肾俞、三阴交、地机、八髎等。留针20分钟，隔5分钟行针1次。

（2）耳穴压丸　主穴取内生殖器、内分泌、皮质下等；配穴取肝、肾、心等。每次取2～3穴，双耳均选。嘱患者每日自行按压3～4次，3天换贴1次，一般3～5次为一个疗程。

（五）西医治疗

部分患者去除病因后可恢复月经，如神经、精神应激起因的患者，应进行有效的心理疏导；低体重或因过度节食、消瘦等所致闭经者，应调整饮食，加强营养；运动性闭经者，应适当减少运动量及训练强度；对于颅咽管肿瘤、垂体肿瘤（不包括分泌 PRL 的肿瘤）及卵巢肿瘤等引起的闭经，应予以手术去除肿瘤；含 Y 染色体的高 Gn 性闭经，其性腺具恶性潜能，应尽快行性腺切除术；因生殖道畸形经血引流障碍而引起的闭经，应手术矫正使经血流出畅通。

非药物治疗，如手术、放射治疗等。药物治疗主要采用激素补充疗法。

二、崩漏

崩漏是指妇女非周期性子宫出血，其发病急骤，暴下如注，大量出血者为"崩"；病势缓，出血量少，淋沥不绝者为"漏"。崩与漏虽出血情况不同，但在发病过程中两者常互相转化，如崩血量渐少，可能转化为漏，漏势发展又可能转变为崩，故临床多以崩漏并称。本病以青春期和更年期妇女多见。西医学的功能性子宫出血、女性生殖器炎症、肿瘤等所出现的阴道出血，皆属崩漏范畴。

（一）诊断标准

本病以妇女不在行经期间阴道突然大量出血，或淋沥下血不断为辨证要点。

（二）中医病因病机

1. 病因

本病主要是冲任损伤，不能制约经血。引起冲任不固的常见原因有肾虚、脾虚、血热和血瘀等。

2. 病机

（1）肾虚 先天肾气不足，少女肾气稚弱，更年期肾气渐衰，或早婚多产，房事不节，损伤肾气，若耗伤精血，则肾阴虚损，阴虚内热，热伏冲任，迫血妄行，以致经血非时而下；或命门火衰，肾阳虚损，封藏失职，冲任不固，不能制约经血，亦致经血非时而下，遂成崩漏。

（2）脾虚 忧思过度，饮食劳倦，损伤脾气，中气下陷，冲任不固，血失统摄，非时而下，遂致崩漏。

（3）血热 素体阳盛，或情志不遂，肝郁化火，或感受热邪，或过食辛辣助阳之品，火热内盛，热伤冲任，迫血妄行，非时而下，遂致崩漏。

（4）血瘀 七情内伤，气滞血瘀，或感受寒热之邪，寒凝或热灼致瘀，瘀阻冲任，血不循经，非时而下，发为崩漏。

（三）西医病因病理

1.病因

本病的病因在于神经内分泌轴功能异常、子宫内膜止血机制异常或器质性病变等。

2.病理

本病好发于所有年龄阶段的女性，但发病机制不完全相同。针对青春期异常子宫出血的女性患者，为未稳定、未发育成熟的生殖内分泌轴功能，不能很好相应地应答雌激素的正反馈刺激，出现低水平的促性腺激素，甚至呈现持续的状态，导致不能形成排卵前的 LH，排卵功能降低甚至不能排卵，卵泡逐渐闭锁发生。而针对围绝经期的女性患者，卵巢功能逐渐衰退，雌激素分泌不足，垂体的负反馈调节作用衰退。

（四）中医治疗

1.辨证论治

（1）肾阴虚证

【证候】经血非时而下，出血量少或多，淋沥不断，血色鲜红，质稠，头晕耳鸣，腰膝酸软，手足心热，颧赤唇红，舌红，苔少，脉细数。

【治法】滋肾益阴，固冲止血。

【方药】左归丸去川牛膝，加旱莲草、炒地榆等。若阴虚有热者，酌加生地黄、麦冬、地骨皮等。

（2）肾阳虚证

【证候】经血非时而下，出血量多，淋沥不尽，色淡质稀，腰痛如折，畏寒肢冷，小便清长，大便溏薄，面色晦暗，舌淡暗，苔薄白，脉沉弱。

【治法】温肾助阳，固冲止血。

【方药】大补元煎。酌加补骨脂、鹿角胶、艾叶炭等。

（3）脾虚证

【证候】经血非时而下，量多如崩，或淋沥不断，色淡质稀，神疲体倦，气短懒言，不思饮食，四肢不温，或面浮肢肿，面色淡黄，舌淡胖，苔薄白，脉缓弱。

【治法】健脾益气，固冲止血。

【方药】固冲汤。若出血量多者，酌加人参、升麻等；久漏不止者，酌加藕节、炒蒲黄等；若阴道大量出血，兼肢冷汗出，昏仆不知人，脉微细欲绝者，为气随血脱之危候，急宜补气固脱，方用独参汤。

（4）血热证

【证候】经血非时而下，量多如崩，或淋沥不断，血色深红，质稠，心烦少寐，渴喜冷饮，头晕面赤，舌红，苔黄，脉滑数。

【治法】清热凉血，固冲止血。

【方药】清热固经汤。若肝郁化火者，兼见胸胁乳房胀痛，心烦易怒，时欲叹息，脉弦数，宜平肝清热止血，方用丹栀逍遥散加醋炒香附、蒲黄炭、血余炭等以调气理血止血。

（5）血瘀证

【证候】经血非时而下，量多或少，淋沥不尽，血色紫暗有块，小腹疼痛拒按，舌紫暗或有瘀点，脉涩或弦涩有力。

【治法】活血祛瘀，固冲止血。

【方药】逐瘀止崩汤。

2. 其他治疗

针灸疗法实证主穴选三阴交、中极、次髎等单纯针刺，或针刺加艾灸；虚证主穴选三阴交、足三里、气海等。此外，还可选用耳针法、穴位注射法等。

（五）西医治疗

经典治疗异常子宫出血的方案多为药物治疗，以及安放宫内节育器、妇科手术等。

第二十五节　子宫肌瘤

子宫肌瘤是女性生殖系统中最常见的良性肿瘤，其患病率普遍较高，但不同人群及地区报告的患病率差异较大，在女性人群中总体发病率可达 21% ～ 32%。子宫肌瘤主要是由于子宫苗勒组织受到雌激素与其受体共同调节的多种生长因子的综合作用而发生，其确切发病机制尚未完全清楚，但在肌瘤的发生过程中各种危险因素都起到了重要作用。本病的恶变率极低，常引起异常子宫出血、继发性贫血及盆腔脏器压迫等症状，是导致子宫切除的主要疾病之一，严重威胁女性的身心健康和生活质量。

子宫肌瘤与中医学"癥瘕"相似，亦可归属于"石瘕""月经过多""崩漏"等范畴。

一、诊断标准

1. 诊断要点

本病一般根据病史与妇科检查即可诊断。子宫肌瘤的症状主要是月经过多、疼痛和压迫症状，与盆腔其他疾病的症状相似，必须通过影像学辅助检查排除子宫肉瘤、子宫腺肌病、子宫内膜癌和卵巢肿瘤等疾病。

2. 鉴别诊断

（1）妊娠　有停经史及早孕反应，尿或血 β-HCG 及 B 型超声可鉴别。

（2）卵巢肿瘤　一般无月经改变，B 型超声可鉴别，难以鉴别时可借助腹腔镜明确。

（3）子宫腺肌病　有继发性、渐进性痛经病史，子宫多呈均匀增大，但很少超过3 个月妊娠大小，质硬，亦可有经量增多等症状。B 型超声检查有助于鉴别，但有时两者可并存。

（4）子宫肥大症　多发生于经产妇，其子宫增大一般不超过两个月妊娠大小，外形规则，均匀，无结节，宫腔形态正常，B 型超声有助于诊断。

（5）盆腔炎性包块　子宫附件炎性包块与子宫紧密粘连，尤其是输卵管结核，有时也需与子宫肌瘤相鉴别。盆腔炎性包块往往有急性或亚急性生殖道感染史。妇检以双侧肿块为多，固定且有压痛，质地较肌瘤软，B 型超声有助于鉴别。

二、中医病因病机

（一）病因

本病形成的主要原因有寒致血结、经产失摄、情志致病及体质偏颇等。

1. 寒凝血结

女子属阴，故易伤于寒，导致气血凝滞，瘀血内结，变生癥瘕。

2. 经产失摄

经产调摄不当是本病的又一病因，多见于产后受寒、饮食不节、调养不及等。

3. 情志致病

女子以肝为本，易见情志不调，气机不畅变生癥瘕。

4. 体质偏颇

瘀血质和气虚质是子宫肌瘤的易发体质，其中多发性子宫肌瘤患者的体质差别更明显。

（二）病机

本病多因脏腑失和，气血失调，疲、郁、瘀等聚结胞宫，日久成癥。

1. 气滞血瘀

情志不遂，肝失疏泄，气机不畅，或暴怒伤肝，肝郁气滞，血行受阻，瘀滞胞宫，郁积日久而为癥

2. 寒湿凝滞

因产时、产后寒湿之邪乘虚入侵胞脉，或经期冒雨涉水，或过食生冷，致寒凝血

滞，瘀阻胞宫，日久渐增而成癥。

3. 痰湿瘀阻

饮食不节，嗜食肥甘，或肝郁犯脾，脾失健运，痰浊内生，痰湿阻滞冲任胞脉，痰瘀搏结，渐积成癥。

4. 肾虚血瘀

多产房劳，损伤肾气，肾虚则冲任不充，血海失司，瘀血阻滞胞宫，日久积而成癥。

5. 气虚血瘀

素体气虚，或大病久病耗伤气血，或劳倦过度耗伤中气，气虚血运无力，血行迟滞，瘀积胞宫，日久成癥。

6. 湿热瘀阻

经行、产后胞脉空虚，湿热之邪客于胞宫，与血搏结，或脾虚生湿流注下焦，湿蕴化热，湿热之邪阻滞气机，血行瘀阻，湿热瘀血互结于胞宫，日久发为本病。

综合以上病因病机认为，本病多因思虑伤脾而气结，郁怒伤肝而气郁，以致肝郁气滞，肝脾不调，进而冲任失和，痰瘀凝结成核。因此，基于中医学基础理论对本病的认识，临床辨证论治时对其病机分析当立足于脏腑失调为本，气滞、血瘀、痰凝等为主要致病因素。

三、西医病因病理

（一）病因

近年来，研究者从雌孕激素、遗传学、细胞因子、细胞凋亡、免疫细胞及硫酸基转移酶等方面对子宫肌瘤做了深入的研究，但是这些研究相对比较独立，相互间关系的研究情况并不明朗，而且细胞外基质对子宫肌瘤的具体作用机制研究还不够完善，这些因素虽然都与子宫肌瘤的发病都有一定关系，但各因素之间是如何通过相互作用，共同完成对子宫肌瘤调控的这一机制还尚不清楚。

（二）病理

子宫肌瘤是性激素依赖性肿瘤，绝经后随着性激素水平的下降，子宫血供减少，子宫及大部分肌瘤可萎缩，但有时由于子宫肌层和肌瘤萎缩不同步，使子宫肌瘤向宫腔或子宫外发展，同时绝经后易合并一些雌激素依赖性肿瘤，从而使肌瘤持续存在，并继续增大甚至发生恶变。常见的肌瘤变性有玻璃样变、囊性变、红色样变、肉瘤样变、钙化等。

四、中医治疗

（一）辨证论治

1. 气滞血瘀证

【证候】小腹包块坚硬，胀痛拒按，月经量多，经行不畅，经前乳房胀痛，胸胁胀闷，或心烦易怒，小腹胀痛或有刺痛；舌边有瘀点或瘀斑，苔薄白，脉弦涩。

【治法】行气活血，化瘀消癥。

【方药】膈下逐瘀汤加减。若乳房胀痛者，加郁金、橘核络、八月札、路路通；血瘀重而正不虚者，加三棱、莪术、夏枯草、瓦楞子以破瘀消癥散结。

2. 寒湿凝证

【证候】小腹包块坚硬，冷痛拒按，月经后期，经期延长，量少色暗有块，手足不温，带下量多、色白清稀，舌质淡紫，苔薄腻，脉沉紧。

【治法】温经散寒，活血消癥。

【方药】少腹逐瘀汤加艾叶、苍术、吴茱萸等。若血瘀重，加三棱、莪术、水蛭等以破瘀消癥；若经量过多，可用温经汤，炮姜易生姜，加益母草、香附炭等。

3. 湿瘀阻滞证

【证候】小腹有包块、胀满，月经后期，量少不畅，或量多有块，经质黏稠，带下量多，色白质黏稠，脘痞多痰，形体肥胖，嗜睡肢倦，舌胖质紫暗，苔白腻，脉沉滑。

【治法】化痰除湿，活血消癥。

【方药】开郁二陈汤加丹参、水蛭等。若食欲不振，加山楂、鸡内金等以助运消癥；眩晕者，加天麻、菖蒲等以化湿清窍；大便溏薄，加炒薏苡仁、炒白术等以健脾止泻；带下量多，加海浮石、制南星、海螵蛸等以化湿止带；经量过多可用四物汤合二陈汤加香附炭、益母草、党参、白术、仙鹤草、阿胶珠等，以健脾化痰，和血止血。

4. 肾虚血瘀证

【证候】小腹有包块，月经量多或少，色紫，有血块，腰酸软，头晕耳鸣，夜尿频多，舌淡暗，舌边有瘀点或瘀斑，脉沉涩。

【治法】补肾活血，消癥散结。

【方药】金匮肾气丸合桂枝茯苓丸。若经量多者，加花蕊石、三七粉等；腰骶酸痛者，加杜仲、桑寄生、狗脊等。

5. 气虚血瘀证

【证候】小腹包块，小腹空坠，月经量多，经期延长，色淡有块，神疲乏力，气短懒言，纳少便溏，面色无华，舌淡暗，边尖有瘀点或瘀斑，脉细涩。

【治法】益气养血，消癥散结。

【方药】圣愈汤加桂枝、茯苓、丹参、阿胶、山楂、山慈菇、益母草、煅龙牡等。若经血夹块者，加花蕊石、炒蒲黄等活血化瘀；出血量多，加田三七化瘀止血；出血量多伴头晕目眩者，加何首乌、熟地黄、阿胶等补益精血。

6. 湿热瘀阻证

【证候】小腹包块，疼痛拒按，经行量多，经期延长，色红有块，质黏稠，带下量多，色黄臭秽，腰骶酸痛，溲黄便结，舌暗红，边有瘀点瘀斑，苔黄腻，脉滑数。

【方法】清热利湿，活血消癥。

【方药】大黄牡丹汤加红藤、败酱草、石见穿、赤芍等。若小腹疼痛较重，加乳香、没药等活血止痛；带下量多，加贯众、土茯苓等清热利湿止带；发热不退，加蒲公英、紫花地丁、马齿苋等清热解毒；经量过多时去桃仁，加贯众炭、地榆、槐花、侧柏叶、马齿苋等以清热凉血止血。

（二）其他治疗

1. 针灸

针灸治疗子宫肌瘤常选取任督带脉及脾肾肝经相关穴位，疏通经络，温经通脉，促使机体气血平衡，脏腑功能平和，理补气血，理气化滞，最终起到活血化瘀的目的。气滞型选太冲、关元、归来、足三里、合谷等，再选取耳穴，如内分泌、皮质下、子宫等埋耳针。血瘀型选关元、归来、足三里、血海、膈俞、合谷、三阴交等，其中合谷用补法，三阴交用泻法，其余用平补平泻。艾条悬灸小腹部或子宫肌瘤所在腹部的对应区，再选取耳穴内分泌、皮质下、子宫等埋耳针。痰湿型选关元、归来、足三里、三阴交、脾俞等，再选取耳穴内分泌、皮质下、子宫等埋耳针。

2. 推拿

推拿治疗根据中医学经络理论，结合辨证分型，循经取穴，腹部腧穴与五脏、六腑等密切相关，有冲任二脉、足少阴肾经、足阳明胃经、足太阴脾经和足厥阴肝经等多条经脉循行腹部，且脏腑特定穴的募穴位于此，多分布在任脉、足阳明胃经、足少阴肾经这3条经脉上。在腹部颤法时，以右手掌做摩法以脐为中心，逐渐扩大至全腹，达到调和腹部气血之功效。推任脉从鸠尾至曲骨穴。颤腹法时，用右手掌根按于关元穴处，劳宫覆盖于神阙穴处，中指按于中脘穴，食指和无名指按于肾经，拇指和小指按于胃经，颤法时注意调整频率和力度，使所产生的功力深达脏腑。

五、西医治疗

子宫肌瘤的治疗以手术为主，药物作为辅助治疗，其目的是控制出血症状或使子宫体积缩小有利于手术治疗。药物治疗的适应证，如暂时缓解贫血症状，为手术前准备；围绝经期患者，希望改善子宫肌瘤相关症状后达到绝经状态；有特殊的医学因素不能耐受子宫切除或子宫肌瘤剔除手术；术前缩小肌瘤和子宫大小，为微创手术（经阴道或腹腔镜手术）做准备；缩小子宫体积和肌瘤体积，为妊娠做好准备。

（一）手术治疗

1. 手术指征

①肌瘤大于妊娠10周子宫；②月经过多，继发贫血，药物治疗无效；③有膀胱、直肠压迫症状；④宫颈肌瘤；⑤生长迅速，可疑恶性。

2. 术式

手术可选择经腹、经阴道或宫腔镜及腹腔镜下手术。①肌瘤切除术：适用于希望保留生育功能的患者，可经腹或腹腔镜下切除，黏膜下肌瘤可经阴道或宫腔镜下切除，术后有50%的复发率，约1/3患者需再次手术。②子宫切除术：不需保留生育功能，或疑有恶变者，可行子宫次全切除或子宫全切术，术前应行宫颈细胞学检查，排除宫颈恶性病变。

（二）药物治疗

1. 促性腺激素释放激素类似物（GnRH-a）

GnRH-a是下丘脑分泌的GnRH衍生物，大剂量连续使用后，可抑制垂体合成和释放促性腺激素及促黄体生成素，降低卵巢分泌的雌激素、孕激素等水平，从而达到缩小肌瘤的作用。适用于拟行肌瘤切除的术前准备，利于术中剥离肌瘤，并减少术中出血；对近绝经妇女，可提前过渡到自然绝经，避免手术；能缩小肌瘤以利于妊娠。一般应用长效制剂，每月皮下注射1次。常用药物有亮丙瑞林每次3.75mg，或戈舍瑞林每次3.6mg。用药期间肌瘤明显缩小，症状改善，但停药后肌瘤又可逐渐增大，用药时间大于6个月可引起围绝经期综合征、骨质疏松症等。

2. 抗孕激素制剂

抗孕激素制剂常用的药物为米非司酮，是一种孕激素受体拮抗剂，能够有效阻断孕激素（P）对肌瘤细胞的促进生长作用和扩大肌瘤血管作用，但不宜长期服用，以防抗糖皮质激素的副作用。

3. 芳香化酶抑制剂

来曲唑是第三代芳香化酶抑制剂，是一种人工合成的苄三唑类衍生物，能够有效消除雌激素对肌瘤生长的刺激作用。来曲唑对全身各系统及靶器官没有毒副作用、具有较好的耐受性、药理作用强等优点，与其他芳香化酶抑制剂相比较，具有更强的抗肌瘤作用。

第二十六节　乳腺小叶增生病

乳腺小叶增生是乳腺组织既非炎症也非肿瘤的良性增生性疾病，以周期性乳房胀痛、乳房肿块及乳头溢液等为临床特点的中青年妇女常见病。乳腺小叶增生在成年妇女中的检出率为 29.03%。该病变是以腺体小叶和乳腺导管末梢扩张、增生和囊性改变等为主的病理过程。它的发生和发展与卵巢内分泌功能紊乱有关，多由于孕激素分泌不足和雌激素相对或绝对过多，致使月经周期中乳腺组织的增生和复旧过程发生紊乱而罹患之病。

乳腺小叶增生在中医学中属"乳癖"范畴。癖者，痞也，中医学即指痞块，据其病理因素可分为寒、痰、饮、血、食癖等，具体是指乳房出现形状不规则、大小不一、数量不等的硬结肿块。

一、诊断标准

1. 诊断

患者多为中青年妇女，常伴有月经不调。乳房胀痛，有周期性，常发生或加重于月经前期，经后可减轻或消失，也可随情志的变化而加重或减轻。双侧或单侧乳房内有肿块，常为多发性，呈数目不等、大小不一、形态不规则的结节，质韧而不硬，推之能移，有压痛。部分患者可有乳头溢液，呈黄绿色、棕色或血性，少数为无色浆液。钼靶 X 线乳房摄片、B 超检查、活体组织病理切片检查等有助诊断。

2. 鉴别诊断

（1）乳腺纤维腺瘤　多为单个发病，少数属多发性，肿块多为圆形或卵圆形，表面光滑，边缘清楚，质地坚韧，活动，常在检查时的手指下滑脱，生长缓慢，多见于 20 ～ 30 岁妇女。

（2）乳腺癌　肿块多为单发性，质地坚硬，活动性差，无乳房胀痛，主要应依据组织病理切片检查进行鉴别。

二、中医病因病机

本病多因肝失疏泄，冲任失调而致气血运行不畅，气滞血瘀，痰瘀凝结而成乳癖。

1. 肝气不舒

乳头属肝，乳房属胃。由于情志不遂，久郁伤肝，或受到精神刺激，急躁恼怒，导致肝气郁结，气机阻滞于乳房胃络，经脉阻塞不通，不通则痛，而引起乳房疼痛；女子以肝为先天，经、带、胎、产常致肝血虚损，脏阴亏耗，阴不平而阳不秘，相火亢盛，肝火灼络，炼津为痰，所谓"木遇热未有不流脂"者，痰血凝结而致包块结节，乳癖乃成。

2. 冲任失调

女子二七而天癸至，任脉通，太冲脉盛，经血应之而月事以时下。冲任皆起于胞中，上属阳明，阳明乃后天水谷之海，化气取汁，变赤为血而化生于心，藏于肝而统于脾，随冲任以下合癸水。徐灵胎的《医学源流论》曰："凡治妇人，必先明冲任之脉……明于冲任之故，本源洞悉，而后其所生之病，千条万绪，可以知其所从起。"强调冲任在妇人病中的重要地位，并以冲任理论作为妇科疾病的诊治纲领。《圣济总录》则言："妇人以冲任为本，若失于调理，冲任不和，或风邪所客，则气壅不散，结聚乳间，或硬或肿，疼痛有核。"

三、西医病因病理

（一）病因

乳腺增生病的病因与发病机制目前尚未完全弄清，比较公认的观点是内分泌激素失调。一是体内雌激素过量或肝脏灭活雌激素功能异常，使过多的雌激素对乳腺组织进行不良刺激而使乳腺组织产生增生性变化。二是雌激素与孕激素平衡失调，使垂体、卵巢轴的分泌功能失调，雌激素分泌水平增高，使患者血浆中 E2（雌二醇）水平明显增高，以及孕激素水平低下，黄体酮分泌相对不足，使乳腺导管扩张和囊肿形成，发生周期性增生过度和复原不全，致乳腺导管、小叶及周围结缔组织等细胞增生，产生胶原性及淋巴细胞浸润而致病。三是催乳素的升高也是引起乳腺增生的重要因素之一，垂体分泌的催乳素的主要作用是促进乳房的生长、发育和维持泌乳功能，同时还影响下丘脑－垂体－性腺轴的功能。

（二）病理

1. 大体形态

一侧或双侧乳腺组织内有大小不等、软硬不均的囊性结节或肿块。囊肿大小不一，大囊肿直径可达 1 ～ 5cm，呈灰白色或蓝色，又称蓝色圆顶囊肿或蓝顶囊肿，小囊肿多见于大囊周围，直径仅 2mm，甚至肉眼见不到，只有在显微镜下可见。切开大囊肿可见囊肿内容物为清亮无色、浆液性或棕黄色液体，有时为血性液体。

2. 组织学形态

可见 5 种不同的病变，即囊肿性乳管上皮增生、乳头状瘤病、腺管型腺病、大汗腺样化生等；其中囊肿性乳管上皮增生、乳头状瘤病、腺管型腺病等所致的不典型增生，易导致癌变。

四、中医治疗

（一）辨证论治

1. 肝郁痰凝证

【证候】多见于青壮年妇女，乳房肿块随喜怒消长，伴有胸闷胁胀，善郁易怒，失眠多梦，心烦口苦，苔薄黄，脉弦滑。

【治法】疏肝解郁，化痰散结。

【方药】逍遥蒌贝散加减。胸闷胁胀，善郁易怒者，加川楝子、八月札等；失眠多梦，心烦口苦者，加合欢皮、黄连等。

2. 冲任失调证

【证候】多见于中年妇女，乳房肿块月经前加重，经后缓解，伴有腰酸乏力，神疲倦怠，月经失调，量少色淡，或闭经，舌淡，苔白，脉沉细。

【治法】调摄冲任。

【方药】二仙汤合四物汤加减。月经量少者，加益母草、鸡血藤等；经前乳痛明显者，加柴胡、川楝子等。

（二）其他治疗

1. 中成药

乳增宁，口服，每次 3 片，每日 3 次。小金丹，口服，每次 0.6g，每日 2 次。乳癖消，口服，每次 3 片，每日 3 次。逍遥丸，口服，每次 4.5g，每日 2 次。

2. 针灸

根据经络循行路线，与乳房相关的经脉，如足阳明胃经行贯乳中，足太阴脾经络胃上膈布于胸中，足厥阴肝经上膈布胸胁绕乳头而行，足少阴肾经贯肝而与乳联，正所谓"经络所过，主治所及"，故认为足阳明经、足厥阴经、足少阴经、冲任二脉等与乳房关系最为密切。针灸主穴取膻中、乳根、阿是穴、肝俞、期门、合谷等，肝气郁滞加太冲、行间等，痰湿阻络加丰隆、脾俞、阴陵泉等，气血亏虚加足三里、脾俞、膈俞、血海等，冲任不调加三阴交、关元、肾俞等。

3. 推拿

推拿疗法无创伤，无痛苦，疗程短，见效快，操作简单，且价格便宜，易被患者所接受。本病的治疗根据中医学经络理论，结合辨证分型，循经取穴，采用拿、揉、点、按、推等手法进行治疗。首先，术者以轻柔手法拿揉患者肩背部，放松颈部肌肉，并点按双侧肩井、天宗、中府、云门、屋翳、膻中、乳根、章门、期门等。然后，采用拿揉法围绕患乳周围，由外围向中心，由轻到重均匀施术，并对增生的结节处重点施术，力度适宜，以达到松解粘连，软坚散结的目的。最后，术者用手掌或多指对患者的胸胁部进行分推，以局部透热为度。推拿手法治疗每日 1 次，10 次为 1 个疗程。

五、西医治疗

西医尚无确切有效的治疗方法，由于少数病例可发生癌变，确诊后应观察随访。若疑有癌变可能者应及时采取手术治疗，同时在治疗过程中还应注意疏导患者情绪。

（一）药物治疗

他莫昔芬 10mg，1 日 2 次；或托瑞米芬 60mg，1 日 1 次，对乳腺增生病的治疗有效率为 80%～96%，但对子宫内膜等有不良反应，不宜久服。

（二）手术治疗

对可疑患者应及时进行活体组织切片检查，如发现有癌变，应及时行乳腺癌根治手术，若患者有乳腺癌家族史，且切片检查发现乳腺上皮细胞增生活跃，可考虑施行单纯乳腺切除手术。

第二十七节　不孕症

世界卫生组织将不孕症定义标准定为结婚后至少同居 1 年，有正常性生活，未采取任何的避孕措施而不能生育。婚后未避孕而从未妊娠为原发不孕，曾有过妊娠而未避孕连续两年不孕为继发不孕。不育症指女方有过妊娠，但未能生育，均以流产、早产、死胎或死产而结束。我国不孕症的发病率为 7%～10%，美国 20 岁左右的不孕率约 5%，35～40 岁为 31.8%，40 岁以上为 70%。不孕症是一种特殊的生殖健康缺陷，不同于其他疾病，由于其生理、心理等因素并存，故会给家庭、社会等方面带来影响。近年来，随着生活节奏加快、环境污染、饮食结构改变，以及人们生育观念转变等因素引起生育能力下降的问题逐渐显现出来。

中医学将原发性不孕症归为"全不产""绝产""绝嗣""绝子"等范畴，继发性不孕称为"断续"。历代医家对本病较为重视，在很多医著中设有求嗣、求子、种子等专篇。

一、诊断标准

（一）诊断要点

1.病史

注意患者的结婚年龄、健康状况、性生活情况、月经史、分娩史及流产史等。注意有无生殖器感染，是否采取避孕措施，有无结核病史、内分泌病变史以及腹部手术史等。

2. 临床表现

因引起不孕的原因不同，而伴随症状有别。如排卵障碍者，常伴有月经紊乱、闭经等；生殖器官病变，如输卵管炎引起者，常伴有下腹痛、带下量增多等；子宫内膜异位症引起者，常伴有痛经、经量过多，或经期延长；宫腔粘连引起者，常伴有周期性下腹痛、闭经等；免疫性不孕症患者可无症状。

3. 实验室及其他检查

（1）精液常规及质量分析　注意精液量、精子数量、活动度、畸形率等。

（2）卵巢功能检查　基础体温（BBT）测定、宫颈黏液（CM）检查、阴道细胞学检查、子宫内膜活组织检查等。

（3）内分泌学检查　根据病情择期做检查，如垂体卵泡刺激素（FSH）、黄体生成素（LH）、催乳激素（PRL）、雄激素（T）、雌二醇（E2）、黄体酮（P）、肾上腺皮质激素、甲状腺功能等检查。

（4）输卵管通畅检查　输卵管通液术、子宫输卵管造影或 B 型超声下输卵管通液术。

（5）B 型超声检查　监测卵泡发育及排卵情况，诊断子宫、附件及盆腔的占位病变。

（6）免疫试验　检测精子抗体、透明带抗体、子宫内膜抗体、封闭抗体和细胞毒抗体等。

（7）宫腔镜检查　了解宫腔及输卵管开口的情况。

（8）腹腔镜检查　直视子宫、附件及盆腔情况。

（9）染色体核型分析。

（10）CT 或 MRI 检查　对疑有垂体瘤时可作蝶鞍分层摄片，以及腹、盆腔等检查。

（二）鉴别诊断

本病主要与暗产鉴别。暗产是指有妊娠迹象但很快伴随月经而自然消失，类似现代所言生化妊娠。

二、中医病因病机

本病的病因有虚实之分，虚者为肾虚或脾虚使冲任虚衰，不能摄精成孕；实者多为肝郁、血瘀或痰湿使冲任气血失调，胞脉受阻，以致不孕。

（一）肾虚

先天肾气不足，或房事不节，久病大病，反复流产损伤肾气，或高龄肾气渐虚，肾气虚则冲任虚衰，不能摄精成孕；或素体肾阳虚，或损伤肾阳，命门火衰，生化失期，有碍子宫发育或不能触发氤氲之气，不能摄精成孕；或素体肾阴亏虚，或耗损真阴，天癸乏源，冲任血海空虚；或阴虚生内热，热扰冲任血海，均不能摄精成孕，发为不孕症。

（二）肝气郁结

素性抑郁，或七情内伤，情怀不畅，或久不受孕，继发肝气不舒，情绪低落，忧郁寡欢，气机不畅，二者互为因果，肝气郁结益甚，以致冲任不能相资，不能摄精成孕。又肝郁克脾，脾伤不能通任脉而达带脉，任、带失调，胎孕不受。

（三）痰湿内阻

素体脾肾阳虚，或劳倦思虑过度，饮食不节伤脾，或肝木犯脾，或肾阳虚不能温脾，脾虚健运失司，水湿内停，湿聚成痰；或嗜食膏粱厚味，痰湿内生，冲任被阻，难以摄精成孕；或痰阻气机，气滞血瘀，痰瘀互结，不能启动氤氲乐育之气而致不孕。

（四）瘀滞胞宫

瘀血既是病理产物，又是致病因素。寒、热、虚、实、外伤，以及经期、产后余血未净，房事不节等均可致瘀，瘀滞冲任，胞宫、胞脉阻滞不通导致不孕。

（五）湿热内蕴

手术、产后、经期将息失宜，导致湿邪乘虚入侵，蕴而生热，流注下焦，阻滞冲任胞脉，壅塞胞宫，不能摄精成孕。

三、西医病因病理

导致不孕症的原因中，女方因素约占 45%，男方因素约占 35%，不明原因约占 20%。在女性不孕中，输卵管因素约占 30%，排卵因素约占 30%，子宫内膜异位症及不明原因者约占 15%，另外 10% 为不常见因素，包括子宫因素、宫颈因素、免疫因素等。

（一）输卵管阻塞或粘连

各种原因所致的输卵管炎或盆腔炎都可造成输卵管性不孕。当女性生殖道感染后，可导致不孕、异位妊娠等严重后果，未经治疗的盆腔炎使输卵管留下瘢痕，或完全阻塞，或损伤功能所需的黏膜纤毛，盆腔炎再次发作，可使输卵管因素不育的风险成倍增加。盆腔结核继发感染致生殖器结核，结核病灶侵入输卵管管壁使输卵管僵直或形成瘘管，宫腔变狭窄或梗阻，伞端粘连固定，留有小孔或完全闭塞。子宫内膜异位症引起输卵管病变，异位病灶内出血和纤维化使输卵管扭曲、变形，或闭塞，或蠕动减弱，影响摄取卵子及孕卵运行，卵巢与周围组织粘连影响卵子的排出，从而影响受孕。

（二）排卵障碍

引起排卵障碍的疾病主要有多囊卵巢综合征（PCOS）和高泌乳素血症，最常见的是 PCOS，PCOS 的发病涉及下丘脑、垂体、肾上腺、胰岛素抵抗、肥胖等，卵巢的局部调节失衡也起到一定作用，如多囊性卵巢形态学的改变；垂体分泌的促卵泡生成素（FSH）减少，促黄体生成素（LH）增多，导致卵泡停留在小卵泡阶段，无优势卵泡发育，故无成熟卵泡及排卵。高泌乳素血症时，升高的泌乳素（PRL）可反馈性促进下丘脑多巴胺的释放，高水平的 PRL 抑制下丘脑 GnRH 脉冲，使垂体促性腺激素低下，影响卵泡的发育和雌激素的分泌，雌激素对 LH、FSH 的正反馈作用消失，引起无排卵或闭经。

（三）子宫内膜异位症

子宫内膜异位症是女性不孕症的又一大危险因素。子宫内膜异位症是由于子宫内膜组织生长到子宫外所引起的，异位的子宫内膜可造成输卵管阻塞或破坏排卵功能，亦可引起广泛的组织损伤和疼痛，导致不孕。严重的子宫内膜异位症可引起盆腔粘连、解剖结构扭曲、卵巢及输卵管损害，进而影响受孕能力。此外，也可影响排卵过程及输卵管的卵子捕获功能。

（四）生殖系统先天异常

生殖系统先天性生理结构异常包括处女膜闭锁、先天性无阴道、无子宫或阴道横隔、纵隔，以及双角子宫、宫颈延长、颈管狭窄等，先天性生理结构异常造成的阻塞，可使精液部分或完全受阻造成不孕。

（五）年龄因素

年龄是影响生育的重要因素，女性的生育能力随着年龄的增长而逐渐下降，生育能力的下降始于 20 岁后期，而不是原来所认为的始于 30 岁中期。年龄在 36 岁以上者的生育能力明显下降，40 岁以上者尤甚，同时流产率显著增加。

（六）精神心理因素

不孕症患者除了具体疾病外，大部分还承受着极大的精神压力，不孕症患者的排卵障碍可能与焦虑有关，如生活中发生的焦虑性事件可引起下丘脑性闭经。不孕症患者存在着复杂的生理和心理危机及情绪紧张，由于不孕涉及男女双方的特殊性，不孕夫妇存在着不同程度的心理障碍，而这种情绪变化又影响受孕。

（七）免疫因素

随着生殖免疫学的发展，人们开始从免疫学角度认识女性不孕，认为有两种情况影响受孕。一是同种免疫，使精子与卵子不能结合或受精卵不能着床。二是自身免疫，不孕妇女血清中存在抗透明带等自身抗体，可防止精子穿入卵子及受精。女性生殖免疫自身抗体可因生殖器官感染、子宫内膜异位、子宫内膜损伤以及一些不明因素导致卵巢内组织抗原改变，或体内存在与卵巢组织抗原相似的抗原和全身性疾病而诱发，从全身和局部多个生殖环节影响生育。

（八）遗传因素

遗传因素引起的不孕，主要涉及性分化过程中性染色体组成、性腺分化、性激素及功能等三种因素。

（九）生活和职业因素

长期接触有毒有害物质及酗酒、吸烟等，与不孕症的发生有一定的关系。相关研究发现，与清漆、硅、砷、汞、乙醇等有毒有害物质持续接触半年以上者，会显著增加妇女不孕症的发生率。饮食习惯、酒精、烟草、麻醉品、衣服和运动等对生育能力可能也有影响。工作中与钴、贡、铬等有接触的女性不孕症的发生率高，并且其中不明原因的不孕症较多，即使能受孕，初始的生育力也较低或出现延迟受孕。

（十）某些微量元素和细胞因子

人体中的微量元素，如硒、锌、铜、锰、铁等均参与生殖内分泌调节，不孕症的发生与某些微量元素的不足有关。例如，锌不足引起性功能低下，第二性征发育不全，表现为原发或继发性闭经，不排卵或少排卵；铜离子浓度降低时，输卵管蠕动受抑制，从而妨碍卵子的运行，影响受精卵的着床而致不孕。

四、中医治疗

（一）辨证论治

1. 肾气虚弱证

【证候】婚久不孕，月经不调或停闭，经量或多或少，经色暗，头晕耳鸣，腰膝酸软，精神疲倦，小便清长，舌淡，苔薄，脉沉细尺弱。

【治法】补肾益气，温养冲任。

【方药】毓麟珠。若子宫发育不良，应积极尽早治疗，加入血肉有情之品如紫河车、鹿角片（或鹿茸）、桃仁、丹参、茺蔚子等补肾活血，通补奇经；性欲淡漠者，加淫羊藿、仙茅、肉苁蓉等温肾填精。

2. 肾阴虚证

【证候】婚久不孕，月经先期，量少或量多，色红无块，形体消瘦，腰酸，头晕目眩，耳鸣，五心烦热，舌红苔少，脉细数。

【治法】滋阴养血，调冲益精。

【方药】养精种玉汤合清骨滋肾汤。若阴虚盗汗，手足心热，烦躁不安，失眠多梦，加入龟甲、知母、紫河车、牡丹皮、何首乌、肉苁蓉、菟丝子等以加强滋肾益精之功，稍佐以制火之品。

3. 肾阳虚证

【证候】婚久不孕，月经后期量少，色淡，或见月经稀发甚则闭经。面色晦暗，腰酸腿软，性欲淡漠，大便不实，小便清长，舌淡，苔白，脉沉细。

【治法】温肾养血益气，调补冲任。

【方药】温肾丸。若子宫发育不良，应及早治疗，加入血肉有情之品；性欲淡漠者，选加淫羊藿、仙茅、石楠藤、肉苁蓉等温肾填精。

4. 肝郁证

【证候】婚久不孕，经前乳房、小腹胀痛，月经周期先后不定，经血夹块，情志抑郁或急躁易怒，胸胁胀满，舌质暗红，脉弦。

【治法】疏肝解郁，养血理脾。

【方药】开郁种玉汤。若见乳胀有结块者，加王不留行、路路通、川楝子、橘核等破气行滞；乳房胀痛灼热者，加钩藤、蒲公英等清热泻肝；梦多寐差者，加酸枣仁、夜交藤等宁心安神。

5. 痰湿证

【证候】婚久不孕，经行后期，量少或闭经，带下量多质稠，形体肥胖，头晕，心悸，胸闷呕恶，苔白腻，脉滑

【治法】燥湿化痰，调理冲任。

【方药】启宫丸。若呕恶胸满甚者，加厚朴、枳壳、竹茹等以宽中降逆化痰；心悸甚者，加远志化痰宁心安神；痰瘀互结成癥者，加昆布、海藻、菖蒲、三棱、莪术等软坚化痰消癥；痰湿内盛，胸闷气短者，酌加瓜蒌、胆南星、石菖蒲等宽胸利气以化痰湿；经量过多者，加黄芪、续断等补气益肾以固冲任；心悸者，加远志以祛痰宁心；月经后期或经闭者，酌加鹿角胶、淫羊藿、巴戟天等以补益冲任。

6. 血瘀证

【证候】婚久不孕，月经后期，经量多少不一，色紫夹块，经行不畅，小腹疼痛拒按，或腰骶疼痛，舌质暗或紫，脉涩。

【治法】活血化瘀，调理冲任。

【方药】少腹逐瘀汤。若气滞血瘀，兼见胸胁、乳房、少腹等胀痛，可选用膈下逐瘀汤加减。本证下焦久瘀，易夹湿热，而致湿热瘀血交阻，应当在化瘀的同时兼清湿热，用血府逐瘀汤酌配苍术、黄柏、败酱草、红藤等。

7. 湿热证

【证候】继发性不孕，月经先期，经期延长，淋沥不断，赤白带下，腰骶酸痛，少腹坠痛，或低热起伏，舌红，苔黄腻，脉弦数。

【治法】清热除湿，活血调经。

【方药】仙方活命饮加红藤、败酱草等。若经行腹痛者，加香附、泽兰、土鳖虫等行气活血止痛；带下臭秽者，加蒲公英、椿根皮、土茯苓等清热利湿止带。

（二）调整月经周期的节律性

针对行经期、经后期、经间期、经前期等各自的特点分别选方用药，以调整月经周期的节律性，提高疗效。

1. 行经期

按照冲任、胞宫、气血、阴阳等的转化关系应为重阳转化期，此时以排泄月经为顺。

【治法】活血调经。

【方药】五味调经散。

2. 经后期

按照冲任、胞宫、气血、阴阳等的转化关系应为阴分增长期，重在阴分的恢复。

【治法】补益肝肾。

【方药】归芍地黄汤。

3. 经间期

按照冲任、胞宫、气血、阴阳等的转化关系应是重阴转化期，以排卵为第一要义。

【治法】益肾活血。

【方药】益肾促排卵汤。

4. 经前期

按照冲任、胞宫、气血、阴阳等的转化关系此期应是阳长期，药物应以助阳长为主。

【治法】温肾暖宫。

【方药】毓麟珠。

5. 中成药

（1）乌鸡白凤丸　口服，适用于气血亏虚，阴精不足证。

（2）定坤丹　口服，适用于气血两虚兼有瘀滞。

（3）逍遥丸　口服，适用于肝气郁滞证。

（三）其他治疗

1. 中药外治法

保留灌肠法，取丹参 30g，三棱、莪术、枳实、皂角刺、当归、透骨草各 15g，乳香、没药、赤芍各 10g。加水浓煎至 100mL，温度 37～39℃，保留灌肠，每 10 日为 1 疗程。用于盆腔因素包括输卵管梗阻、盆腔炎性疾病后遗症、子宫内膜异位症等所致的不孕。经期停用。

2. 针灸

根据经络循行路线，循经辨证取穴，达到补肾益精，调理冲任气血的作用。对于排卵障碍性不孕的患者，分别于患者月经前期针刺关元、中极、石门、子宫、水道、气海、归来、三阴交、太溪、足三里、血海等穴，加灸三阴交、太溪、关元、足三里等穴，电针连接水道、足三里等穴；月经中期针刺太冲、龈交、合谷、气海、三阴交、血海等穴，电针连接血海、太冲等穴；月经后期针刺腰阳关、命门、肾俞、次髎、中髎、白环俞、百会等穴，加艾灸百会。隔日 1 次，3～6 个月经周期为 1 个疗程。对于输卵管阻塞性不孕症的患者，取两组穴位，第一组为中极、关元、子宫、石门、水道、合谷、三阴交等，第二组为肾俞、肝俞、脾俞、膈俞、次髎等，两组穴交替使用，采用温针灸法，月经干净后隔日 1 次，10 次为 1 个疗程，共 3 个疗程。对于免疫性不孕，取合谷、肝俞、肾俞、阳陵泉、太溪、血海、太冲、三阴交、足三里等穴，每日 1 次，30 次为 1 个疗程。

3. 推拿

应用震颤法、揉法、摩法等传统推拿手法对不孕患者施以推拿，1 次 / 日，25～30 分钟 / 次，12 次为 1 个疗程。腹部推拿具有促进冲任二脉气血运行的作用，并能起到补益肝肾，调摄气血，疏肝解郁的功效，故能对脾肾两虚、肝郁气滞等患者有效。

五、西医治疗

（一）一般治疗

1. 排卵期性生活

掌握性知识，学会预测排卵，选择排卵期性生活，可增加受孕机会，选择排卵前 2～3 日或排卵后 24 小时内进行性生活。

2. 精神疗法

男女双方因不孕而过度紧张，从而影响精子的产生，以及排卵和输卵管功能，应解除思想顾虑

3. 矫正不良生活习惯

戒烟酒，增强体质，促进健康，有利于恢复生育能力。

（二）药物治疗

1. 输卵管性不孕的治疗

对于输卵管性不孕的患者，多选择卵泡早期行输卵管内药物注射疗法，常用庆大霉素4万单位，地塞米松磷酸钠注射液5mg溶于0.9%生理盐水20mL中，在150mmHg压力下，用输卵管通液导管经宫腔缓慢推注。

2. 内分泌性不孕的治疗

促排卵治疗是内分泌性不孕最常用的方法，应根据不同病情采取相应的促排卵治疗，选用药物如下。

（1）氯米芬（CC） 为首选促排卵药，适用于体内有一定雌激素水平者。

（2）尿促性素（HMG） 对氯米芬抵抗和无效的患者，可单独应用HMG也可与CC联合应用。

（3）卵泡刺激素（FSH） 用于HMG治疗失败者。

（4）促性腺激素释放激素（GnRH） 应用GnRH-a 200～500g皮下注射2～4周，可以降低患者的促黄体生成素和雄激素水平，再用HMG、FSH或GnRH脉冲治疗，可提高排卵率和妊娠率，降低不孕和流产率。

（5）溴隐亭 适用于无排卵伴有高催乳素血症者。

3. 免疫性不孕的治疗

对于免疫性不孕的患者，首先是避免抗原刺激，然后是应用免疫抑制剂。对抗磷脂抗体阳性者，采用泼尼松10mg，3次/日；阿司匹林80mg，1次/日。孕前和孕中期长期口服，防止反复流产和死胎的发生。其他方法如宫腔内人工授精、配子输卵管内移植及体外受精等。

［1］马烈光 . 中医养生保健学［M］. 北京：中国中医药出版社 . 2009.

［2］马烈光，蒋力生 . 中医养生学［M］. 北京：中国中医药出版社 . 2016.

［3］李灿东 . 中医诊断学［M］. 北京：中国中医药出版社 . 2016.

［4］王琦 . 中医体质学 2008［M］. 北京：人民卫生出版社 . 2009.

［5］孙涛 . 亚健康学基础［M］. 北京：中国中医药出版社 . 2009.

［6］何清湖 . 亚健康临床指南［M］. 北京：中国中医药出版社 . 2009.

［7］孙涛，何清湖 . 中医治未病［M］. 北京：中国中医药出版社 . 2016.

［8］何清湖，潘远根 . 中医药膳学［M］. 北京：中国中医药出版社 . 2015.

［9］张晓天 . 健康管理［M］. 北京：人民卫生出版社 . 2018.

［10］佚名 . 黄帝内经·素问［M］. 田代华，整理 . 北京：人民卫生出版社 . 2005.

［11］佚名 . 灵枢经［M］. 田代华，刘更生，整理 . 北京：人民卫生出版社 . 2005.

［12］孙思邈 . 备急千金要方［M］. 北京：人民卫生出版社 . 1982.

［13］程国彭 . 医学心悟［M］. 北京：中国书店 . 1987.

［14］朱丹溪 . 丹溪心法［M］. 田思胜，校注 . 北京：中国中医药出版社 . 2008.

［15］高学敏 . 中药学［M］. 北京：中国中医药出版社 . 2002

［16］张伯礼，吴勉华 . 中医内科学［M］. 北京：中国中医药出版社 . 2017.

［17］李冀，连建伟 . 方剂学［M］. 北京：中国中医药出版社 . 2018.

［18］郑洪新 . 中医基础理论［M］. 北京：中国中医药出版社 . 2016.

［19］张玉珍 . 中医妇科学［M］. 北京：中国中医药出版社 . 2017.

［20］张介宾 . 景岳全书［M］. 赵立勋，主校 . 北京：人民卫生出版社 . 1991.

［21］巢元方 . 诸病源候论［M］. 黄作阵，点校 . 沈阳：辽宁科学技术出版社 . 1997.